Les dépendances affectives

Aimer et être soi

Groupe Eyrolles
61, bd Saint-Germain
75240 Paris Cedex 05

www.editions-eyrolles.com

Ce titre a fait l'objet d'un reconditionnement à l'occasion
de son 3ᵉ tirage (nouvelle couverture). Le texte reste
inchangé par rapport au tirage précédent.

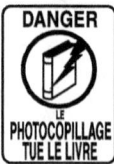

Véronique Berger

Les dépendances affectives

Aimer et être soi

Deuxième édition

Troisième tirage 2016

EYROLLES

© Groupe Eyrolles

IV

Micki Fine, *Aime-moi comme je suis*
Laurie Hawkes,
– *La Peur de l'Autre*
– *La Force des introvertis*
Steven C. Hayes, Spencer Smith, *Penser moins pour être heureux*
Jacques Hillion, Ifan Elix, *Passer à l'action*
Mary C. Lamia, Marilyn J. Krieger, *Le Syndrome du sauveur*
Lubomir Lamy,
– *L'amour ne doit rien au hasard*
– *Pourquoi les hommes ne comprennent rien aux femmes…*
Virginie Megglé,
– *Les Séparations douloureuses*
– *Face à l'anorexie*
– *Entre mère et fils*
Bénédicte Nadaud, Karine Zagaroli, *Surmonter ses complexes*
Ron et Pat Potter-Efron, *Que dit votre colère ?*
Patrick-Ange Raoult, *Guérir de ses blessures adolescentes*
Daniel Ravon, *Apprivoiser ses émotions*
Thierry Rousseau, *Communiquer avec un proche Alzheimer*
Alain Samson,
– *La chance tu provoqueras*
– *Développer sa résilience*
Steven Stosny Ph. D., *Les Blessées de l'amour*

Dans la collection « Les chemins de l'inconscient »,
dirigée par Saverio Tomasella :

Christine Hardy, Laurence Schifrine, Saverio Tomasella, *Habiter son corps*
Barbara Ann Hubert, Saverio Tomasella, *L'Emprise affective*
Martine Mingant, *Vivre pleinement l'instant*

V

Gilles Pho, Saverio Tomasella, *Vivre en relation*
Catherine Podguszer, Saverio Tomasella, *Personne n'est parfait !*
Saverio Tomasella,
– *Oser s'aimer*
– *Le Sentiment d'abandon*
– *Les Amours impossibles*
– *Hypersensibles*
– *Renaître après un traumatisme*
– *Les relations fusionnelles*

**Dans la collection « Communication consciente »,
dirigée par Christophe Carré :**

Christophe Carré,
– *Obtenir sans punir*
– *L'Automanipulation*
– *Manuel de manipulation à l'usage des gentils*
– *Agir pour ne plus subir*
– *Bienveillant avec soi-même*
Fabien Éon, *J'ai décidé de faire confiance*
Florent Fusier, *L'Art de maîtriser sa vie*
Hervé Magnin, *Face aux gens de mauvaise foi*
Emmanuel Portanéry, Nathalie Dedebant, Jean-Louis Muller,
Catherine Tournier, *Transformez votre colère en énergie positive !*
Pierre Raynaud, *Arrêter de se faire des films*

Dans la collection « Histoires de divan » :

Karine Danan, *Je ne sais pas dire non*
Laurie Hawkes, *Une danse borderline*

Dans la collection « Les chemins spirituels » :

Alain Héril, *Le Sourire intérieur*
Lorne Ladner, *Pratique du bouddhisme tibétain*

Remerciements

Je souhaite tout d'abord manifester ma très grande reconnaissance à Saverio Tomasella – à qui revient l'idée de ce livre – pour son amitié, sa grande générosité, son fidèle soutien ainsi que pour son accompagnement subtil, attentif et constant. Sans sa confiance et son appui, le projet de ce livre n'aurait pu parvenir à réalisation.

Je remercie avec sincérité et chaleur l'ensemble des patientes et patients pour la confiance qu'ils m'accordent et le cheminement très riche partagé avec eux.

Je désire exprimer ma profonde gratitude à celles et ceux d'entre eux qui témoignent, dans cet ouvrage, de leur vécu personnel et de leur expérience psychanalytique. Leur contribution généreuse, confiante et courageuse participe grandement à l'âme de ce livre. De même, leurs précieux témoignages peuvent servir à d'autres et les éclairer dans leur chemin de réflexion.

Je sais gré à Max Denes de notre discussion fructueuse sur le théâtre de Don Juan, ainsi que de m'avoir confié et donné à découvrir les œuvres de Lenau et Milosz qui ont nourri ma pensée.

J'adresse également mes remerciements les plus cordiaux à mes relectrices et relecteurs : à Francine Fèbvre pour sa lecture de la première heure ; à Pomme Balier et Gilles Berger pour leur concours dévoué et avisé. Ils furent mes indispensables « candides » veillant à la lisibilité et à la clarté de mes écrits.

Enfin, j'exprime un grand merci à mon mari et à mes enfants pour leur infinie patience et leur bienveillance ainsi qu'à tous mes proches pour leur constant soutien.

Ce livre est dédié :
À ma famille,
À mes amis.

« *L'indépendance fut toujours mon désir*
et la dépendance ma destinée »
Alfred de Vigny

Table des matières

Préface

Les livres de psychanalyse à destination du grand public sont maintenant très nombreux… Comment choisir un ouvrage qui puisse offrir une compréhension en profondeur, une conscience plus claire et plus large, ainsi qu'une transformation de son existence ?

Bien entendu, rien ne remplace l'expérience durable, régulière et exigeante d'une psychanalyse. Toutefois, voici quels pourraient être les critères d'un ouvrage de développement humain qui ne serait ni racoleur, ni trompeur :

- éviter toute forme d'*idéalisation*, en présentant l'existence dans toute sa complexité, à travers ses aspects à la fois favorables et défavorables, en ayant le courage de préciser les limites irréductibles qui caractérisent la vie et la condition humaine.

- maintenir une *exigence éthique*, du début à la fin de l'ouvrage, tant pour les éclairages conceptuels que pour les illustrations. Il est si facile de s'arranger avec la réalité, de s'accommoder des consensus en vogue, de justifier ses propres égarements en sombrant dans la complaisance.

- utiliser un *vocabulaire rigoureux*, pour partager chaque expérience au plus juste et au plus fin de ce qu'elle cherche à signifier humainement. Le respect du lecteur passe d'abord par la précision des mots employés.

Nous savons bien, nous praticiens ordinaires du quotidien, qu'un livre qui proposerait une lecture toute faite des comportements ou des événements, et qui fournirait des grilles d'évaluation, des méthodes et des recettes, serait pure forfaiture : un mensonge de plus dans le brouhaha ambiant.

Aucun système idéologique (même médical) ne saurait témoigner de la globalité et de la subtilité de la personne humaine. L'auteur, quel qu'il soit, ne peut que proposer le cheminement de ses méditations et de sa pensée, à partir de son expérience – seulement à partir d'elle –, pour apporter une coopération honnête et sincère à l'effort humain de compréhension et de création de la vie.

Telle est notre responsabilité infinie, sans cesse à soutenir : humaniser l'être jour après jour, du premier cri au dernier soupir…

Voilà ce que serait un livre fiable, nécessaire et utile. De ce livre nous aurions grandement besoin pour apporter de la lumière dans nos existences, cultiver la vie et grandir en sagesse. Ce livre, Véronique Berger, humble, intègre et sensible, l'a écrit : vous le tenez entre vos mains. Son travail de recherche et de rédaction est d'un sérieux irréprochable, tout en restant personnel et accessible. Je vous en souhaite une lecture attentive et créatrice !

Saverio Tomasella
Psychanalyste

Avant-propos

En écrivant cet ouvrage, mon souhait n'est pas d'établir un inventaire détaillé des multiples formes de dépendances affectives. Ce ne serait pas possible. Ce thème très large peut toucher chacun(e) d'entre nous à un moment de sa vie. Mon vœu est plutôt d'engager, à partir de mon expérience clinique, un ample tour d'horizon sur les liens de dépendance et une réflexion sur la liberté.

Seront en effet présentées différentes manifestations de dépendances affectives, les sources auxquelles elles s'abreuvent, mais aussi les potentialités dont chacun dispose pour transformer ces entraves et s'acheminer vers une plus grande liberté d'être soi, en présence et en l'absence de l'autre.

Au fil de ce livre, le lecteur pourra reconnaître des correspondances avec lui-même ou son entourage mais, peut-être aussi, se sentir frustré de ne pas y retrouver certaines manifestations qui pourraient s'apparenter à une forme de dépendance relationnelle, comme la jalousie.

Bien qu'elle puisse être signe d'un rapport de dépendance affective, j'ai en effet volontairement choisi de ne pas la traiter ici. De fait, elle me semble bien plus en rapport avec la rivalité. Certes, jalousie et dépendances affectives ont également trait à la peur de la perte. Cependant, cette peur, du point de vue de la jalousie, se relie en premier lieu à la crainte d'être dépossédé(e) par un(e) rival(e) alors que, sous l'angle des dépendances affectives, elle fait surtout écho au sentiment d'abandon.

Les contingentements liés à tout ouvrage et l'exigence de clarté imposaient donc de cerner et d'ajuster au mieux mon propos.

Ces quelques précisions données, je vous propose d'entrer dès à présent dans le corps du livre, en souhaitant que cela soit pour vous, chers lectrices et lecteurs, éclairant et fructueux.

Introduction

La dépendance affective, thématique vaste et sensible, fait résonance chez beaucoup d'entre nous : homme ou femme, enfant ou adulte, nourrisson ou vieillard. Cette particularité de toucher et de traverser le genre humain – quelles que soient les différences de sexe, d'âge ou de peau – lui confère un caractère d'universalité.

Au fond, rien de bien surprenant puisqu'il y est simplement question du cœur et de l'amour, c'est-à-dire de ce qui constitue, nourrit et anime notre humanité.

En ce sens, parler de dépendance affective s'inscrit dans un processus naturel. Le petit humain a tout autant besoin du lait que de la sollicitude maternelle, puis de la reconnaissance paternelle pour son bon développement. Plus tard, devenu adulte, aimer et être aimé demeureront une nourriture vitale au développement de sa vie intérieure ainsi que de sa relation aux autres et au monde.

Dans le langage courant nous parlons de « besoin d'affection » ou de « besoins affectifs », pour traduire cette dimension nécessaire à l'existence. Cela signifie-t-il que nous ne pouvons pas vivre sans amour alors même que beaucoup souffrent de carences affectives parfois graves ?

Si le défaut d'amour ne nous conduit pas physiologiquement droit à la mort[1], il porte incontestablement atteinte à la dynamique vivante qui habite et anime l'être humain, son souffle, sa psyché, son cœur, son âme et jusque dans les confins de son corps. Comme la sous-alimentation cause des carences préjudiciables à la santé de notre corps, le manque d'affection engendre lui aussi des effets carentiels sur notre être.

Considérer l'amour dans sa fonction vivante et humanisante[2], c'est identifier et reconnaître l'existence indubitable et naturelle de notre état de dépendance y compris dans sa réalité positive[3].

Il ne s'agit pas de faire l'apologie de la dépendance, mais il me paraissait néanmoins utile d'opérer ce recadrage avant d'analyser l'autre versant de la dépendance – tel que nous l'entendons dans l'acception courante –, celui de la soumission et de l'assujettissement. De ce point de vue, nous ne nous situons plus dans une dynamique vivante de la relation mais dans un rapport douloureux à l'autre qui dessèche, vide, annihile et déshumanise.

Qui d'entre nous, dans sa vie personnelle ou dans son entourage proche, professionnel ou autre, n'a pas connu certaines manifestations de cette souffrance ?

---

1. Encore qu'il est possible de mourir de chagrin ou de se laisser dépérir.
2. Dans ce sens, la loi d'Amour est posée dans la religion chrétienne comme la Loi entre toutes : « Tu aimeras le Seigneur ton Dieu (...) Tu aimeras ton prochain (...). Il n'y a pas de commandement plus grand que ceux-là » (Marc 12/29-31).
3. Cette réalité positive et vivante de la dépendance affective reste pour l'essentiel méconnue et même méprisée. Dans notre culture occidentale, où la performance et l'individualisme à outrance nient notre condition d'humains limités et dépendants y compris du point de vue affectif, on lui attribue souvent une certaine connotation négative ou pathologique.

Ma pratique de psychanalyste m'amène bien entendu à recevoir et accompagner des personnes en grande carence affective, blessées dans leur cœur et leur âme, paralysées dans leurs émotions et leurs pensées, fermées aux sentiments, coupées du vivant et du subtil en elles, fâchées dans et avec leur corps, recroquevillées dans la plainte, le cynisme, l'indifférence, l'absence ou le rejet, en rupture avec la vie, l'amour, les autres et elles-mêmes…

La liste est longue et les manifestations de dépendances affectives tout aussi diverses et multiples. Il m'a alors semblé plus humble et plus juste de ne pas les réduire à une nomenclature et de les aborder sous leur angle pluriel. Pour cela, j'ai choisi de parler *des* (plutôt que de *la*) dépendances affectives[1] et d'en appréhender la multiplicité à partir de différentes formes d'expression ou de figuration rencontrées dans ma pratique.

À partir d'exemples et de témoignages, je vous propose dans un premier temps de découvrir un nuancier, non exhaustif, mais, je l'espère, suffisamment éclairant, de manifestations affectives douloureuses.

Nous pourrons d'ailleurs observer, au fil de la première partie, combien certaines d'entre elles, diamétralement opposées, comme « Tout dépend de toi » et « Je ne dépends de personne », se teintent de la présence commune d'une souffrance relationnelle.

Vient alors la question : pourquoi tant de souffrances ? Je tenterai d'y apporter des éléments de réponses à partir de vécus très différents, parfois même contraires, mais qui convergent en un point, celui des carences affectives.

---

1. Cette terminologie permet aussi de les différencier de la dépendance affective en tant que besoin affectif.

Nous explorerons ainsi, dans la deuxième partie du livre, les origines familiales des dépendances affectives et leur part reçue en « héritage ».

Après en avoir sondé les sources, nous aborderons, dans un troisième temps, la question des destinées des dépendances affectives. Intervient ici notre part personnelle : que faisons-nous de ces héritages ? Décidons-nous de les transformer ? Persistons-nous au sens de l'obstination ou de la persévérance ?

Nous découvrirons alors « la part à soi » et ses diverses facettes : les attentes et résistances inconscientes, mais aussi les gisements féconds de nos ressources intérieures.

Les carences et vécus douloureux relatifs aux dépendances affectives placent souvent celui ou celle qui en souffre dans la position de subir. Cependant, en visitant les « coulisses » de la dépendance, nous constaterons que cette position – qui occupe généralement le premier rôle sur la scène – n'est ni seule en jeu ni inéluctable.

Dès lors, sommes-nous prêts à nous engager vers plus de liberté ? C'est dans cette voie/voix que je vous appelle à oser sentir, rêver, penser/panser et exister… puis dire :

Et par le pouvoir d'un mot
Je recommence ma vie
Je suis né pour te connaître,
Pour te nommer
Liberté[1].

---

1. Paul Éluard, « Liberté », 1942.

Première partie

Les multiples visages des dépendances affectives

Lorsque la dépendance affective s'installe dans un rapport à l'autre douloureux et annihilant, une forme de dépendance toxique apparaît alors et agit comme un poison au cœur de la personne et de la relation. S'y révèle également une dimension captive : l'individu se trouve à la fois captif – car emprisonné dans des liens assujettissants – et capté – car saisi dans une fascination effrayante ou enchanteresse – envers cet autre dont tout dépendrait.

Ces caractères de toxicité et de captivité/captation sont récurrents et communs à toutes formes de dépendances affectives pathogènes. Leurs manifestations sont variées, allant du surinvestissement extrême de l'autre au détachement total. S'y conjugue une gamme bigarrée de sentiments allant de l'adoration à la haine, en passant par la panique, la terreur, la perdition ou la froideur et la désaffection.

Je propose d'explorer leurs multiples visages dont les différentes configurations, isolées par chapitre pour plus de clarté, peuvent néanmoins dans la réalité s'intriquer.

Tout dépend de toi

Une première figuration de dépendances relationnelles est celle où la personne place un ou des êtres aimés au cœur de son existence et pense y faire reposer ses sources vives et sa colonne vertébrale. L'autre est ici investi comme une entité indispensable pour maintenir la vie en soi, voire pour sa propre survie.

De mon expérience clinique, j'ai dégagé quatre modes d'expression de ce type de dépendances qui ne sont pas exclusifs les uns des autres et peuvent même coexister ou alterner.

Quelle que soit l'expression prévalente, toutes portent en elles une problématique d'abandon, parfois au sens strict, mais le plus souvent au sens d'un abandon affectif et psychique[1].

---

1. Néanmoins, en raison de certaines caractéristiques propres au sentiment d'abandon, j'ai choisi de l'aborder de façon spécifique et séparée.

Le sentiment de ne pas exister en dehors de l'autre : tu es tout pour moi

Catherine et Patrick, mariés depuis huit ans, ont pris rendez-vous pour un entretien de couple.

Catherine et Patrick : un couple en dépendance

Dès notre première rencontre, Catherine me transmet son sentiment très fort et angoissant de dépendance totale à l'autre investi comme un sauveur. Grande, le visage aux traits carrés, cette femme de 43 ans dégage dans sa physionomie une apparence de solidité. Cependant, son regard tourmenté, sa voix étranglée, ses mains qu'elle ne cesse d'étreindre, l'appel désespéré qu'elle m'adresse me mettent en contact avec la petite fille en elle perdue et en pleine détresse. Dès ses premières paroles, Catherine me dit combien elle se sent noyée et démunie et combien elle mise tout espoir de salut sur l'autre : l'analyste, le mari, le médecin, ou sur un appui externe : le travail, les médicaments…

« Au secours, sauvez-nous ! Vous êtes notre bouée de secours ! Il n'y a plus de communication entre nous. Patrick est très pris par son travail. Je suis seule à la maison avec les enfants. Je voudrais reprendre un travail, mais toutes les démarches que j'entreprends se soldent par des échecs. Je le vis très mal. Je suis allée consulter hier un neurologue qui m'a prescrit du Prozac. »

Patrick, de son côté, confirme ce rapport de dépendance qui lui est insupportable et met leur couple en grande difficulté :

« Après la naissance de notre fille aînée, ma femme a arrêté de travailler. Elle s'investit beaucoup auprès des enfants et même trop. Son horizon de femme au foyer est trop limité. Elle attend beaucoup de moi et elle ne supporte pas mes absences.

Vous comprenez, je suis très pris par mon travail et souvent en déplacements professionnels. Il faudrait qu'elle retrouve un travail, ça la sortirait de l'enfermement de la maison. »

Pour Catherine, le problème n'est pas vraiment la présence ou l'absence de son mari, mais l'absence de soutien dont elle souffre. Selon elle, Patrick est devenu très distant, évite les contacts physiques : il a même voulu faire chambre à part.

En retour, Patrick exprime sa peur d'un lien de dépendance dans lequel il craint d'être « absorbé » et auquel il tente d'échapper par une mise à distance physique. Or, celle-ci accentue la détresse de Catherine ainsi que ses demandes d'être entourée et rassurée. Plus Catherine est demandeuse, plus Patrick prend la fuite ; et plus il s'enfuit, plus elle le poursuit de ses plaintes.

Ce mode invivable de relation place leur couple dans une impasse. Chacun se voit attribuer les traits d'une figure tyrannique et menaçante pour l'autre. Dans cette configuration, le ou la partenaire n'est plus l'alter ego des premières années, mais un personnage tout-puissant et déshumanisé. Pour Patrick, l'épouse prend le visage d'une mante dévoreuse ; pour Catherine, le mari, de sauveur, est devenu l'homme au cœur de pierre qui la fait sombrer.

Quelle que soit la facette – salut ou perdition – projetée sur l'être cher, l'autre (le partenaire amoureux, l'enfant, le parent, l'analyste…) est investi comme le *grand tout* à qui est octroyé fantasmatiquement un pouvoir de vie ou de mort, que dans la réalité il ne possède pas.

Catherine, enfermée dans cette construction psychique, est habitée par le sentiment profond de ne pouvoir exister sans le soutien de Patrick. Elle pense que tout dépend de lui, notamment la faculté de ranimer ou d'éteindre sa capacité à rester vivante. Ce surinvestissement de l'autre déshumanise la relation et la personne qui n'est plus reconnue ni dans sa réalité ni dans sa singularité.

De la même façon, le psychanalyste devient pour elle une « bouée de secours » (ou, de façon moins flatteuse, un « outil » ou une « rustine »). À travers ces mots, Catherine résume sa manière de percevoir et d'investir la psychanalyse comme une rédemption, et la psychanalyste que je suis sous les traits de la divinité et de la chose, mais aucunement dans sa réalité humaine.

L'éclairage orienté plus particulièrement sur Catherine, alors en grande dépendance à son mari, ne doit pas pour autant mettre dans l'ombre la part du conjoint dans ce mode de relation. En effet, même si Patrick n'exprime pas explicitement une souffrance de cet ordre, son attrait des premiers temps pour cette femme, alors célibataire et indépendante, ainsi que son évitement quasi phobique de tout rapprochement avec elle, devenue si fragile et dépendante, laisse supposer la présence en lui d'une fragilité semblable, dont sa femme est à la fois le précieux dépositaire et l'insupportable reflet.

Marthe ou l'angoisse de la dépendance : ni avec toi ni sans toi

Se vivre comme dépossédé(e) de soi et s'en remettre entièrement à l'autre pour le meilleur et pour le pire sont des constantes que l'on retrouve aussi chez Marthe, envahie et paralysée par un sentiment très ancré d'assujettissement aux personnes chères.

Marthe est une jolie femme de la cinquantaine, vive, très active, et dont émane une distinction naturelle. De brillantes études commerciales l'ont amenée à des postes à responsabilité, et elle s'est engagée de surcroît dans la défense des droits de l'homme. Après de nombreuses années comme cadre supérieur dans un groupe pharmaceutique, elle a accepté une proposition de préretraite, et saisi cette occasion pour s'engager dans le tissu associatif de son département. Elle se consacre alors à l'intégration sociale et culturelle des étrangers en grande difficulté. Comme dans tout ce qu'elle entreprend, Marthe s'engage corps et âme dans sa nouvelle activité, qui la touche et la passionne. Cependant, face à la récurrence de cas familiaux lourds, elle a le sentiment, malgré son ardeur et son dévouement, de « labourer dans le sable ». Elle se ressent de plus en plus « fragilisée et déprimée ». Sur le conseil d'une amie, elle prend alors contact avec moi.

Malgré sa vivacité et sa finesse d'esprit, Marthe reste confuse dans la demande qu'elle m'adresse : elle souhaite à la fois « soigner des blessures anciennes et profondes » toujours présentes et investir ses séances comme outil d'analyse des familles en difficulté qui lui sont confiées.

Marthe communique une immense attente à l'égard de l'analyste, qui se double, dans les séances suivantes, d'une angoisse énorme de dépendance totale à l'autre.

« J'étais bouleversée après notre premier rendez-vous. J'ai ressenti une grande peur. J'ai pensé à ma mère qui est devenue Alzheimer. J'ai peur de devenir comme elle, j'ai peur de perdre la tête (elle pleure). Et puis, j'ai repensé lorsque j'avais une vingtaine d'années, j'avais envisagé d'aller voir quelqu'un, mais je n'ai pas pu. J'avais trop peur de tomber dans une relation de dépendance, ou d'être entre les mains de quelqu'un d'incompétent. J'ai préféré ne pas donner suite. »

Finalement, lors de notre troisième rencontre, Marthe me dit en riant :

« J'ai réfléchi, je suis prête à m'engager dans une analyse. Je me suis dit que, de toute façon, rien ne m'empêche de m'enfuir à toutes jambes si nécessaire. »

11

Pendant de longs mois, Marthe est hantée par ses peurs et revit très intensément dans son analyse sa terreur de l'emprise[1] en écho à son grand sentiment de dépendance. Dans certaines séances, elle ose s'abandonner à ses émotions et à son chagrin. Arrivent alors en retour un état d'intense agitation et un véritable sentiment de panique.

Ainsi se relève-t-elle brutalement du divan, s'épouvante à l'idée de ne plus retrouver son agenda ou encore d'être sujette à des oublis.

Ces réactions et agissements incontrôlés, épidermiques et hors du champ de la pensée et de la parole, me communiquent son effroi et sa hantise de « perdre la tête ». Ce que Marthe exprime là traduit en image la présence intériorisée d'un état d'aliénation au sein de la relation[2].

En corollaire à cette représentation se profile la figure inquiétante de la « toute-puissance » attribuée à ceux dont elle se sent dépendre. Au plus profond d'elle-même, cette figure posséderait un pouvoir de vie et de mort sur elle : sa vie, son existence, son sort seraient intimement conditionnés et liés au bon vouloir de ces autres.

---

1. Relation d'emprise : relation d'assujettissement où l'un cherche à exercer une mainmise sur la pensée et les désirs d'un(e) autre qui, dès lors, se trouve nié(e) dans sa réalité et sa singularité de sujet à part entière.
2. La psychanalyste Marie-Claude Defores souligne l'importance de l'accueil, de l'écoute et de la mise en sens des images, notamment celles utilisant le corps comme support (perdre la tête, avoir un cœur de pierre, l'avoir en travers de la gorge, se sentir vide, etc.) : « L'image est l'occasion de reprendre, pour la remettre en symbole et en sens, une information traumatique qui a imprégné fortement l'être, mais qui a été niée », in *La croissance humaine est une lente incarnation : l'image inconsciente du corps peut-elle en rendre compte ?*, Gallimard, 1999. Saverio Tomasella se réfère également aux images du corps dans *Faire la paix avec soi-même*, Eyrolles, 2004.

Les deux versants vie/mort dans lesquels la relation est circonscrite enferment Marthe dans une intime et confuse conviction de ne pouvoir exister ni avec ni sans l'autre.

Cette représentation de la relation, inscrite dans les tréfonds de son être et réapparue dans la relation analytique[1], était depuis longtemps omniprésente dans sa vie amoureuse.

À la suite d'un premier mariage désastreux qui s'est soldé par un divorce, Marthe a traversé une longue période de désert affectif avant de rencontrer l'être cher. L'attachement profond et sincère qui les unit amène un nouveau souffle dans sa vie et dans son cœur, mais réveille tout aussi fort les grondements inquiétants de la dépendance.

Ainsi Marthe résiste pendant plusieurs années à la demande de mariage de son compagnon, chez qui, pourtant, elle perçoit une fidélité et une sincérité vraies qui, en retour, nourrissent en elle un sentiment d'attachement de plus en plus fort. Tiraillée entre ses craintes d'être piégée dans les liens du mariage et sa frayeur de perdre son compagnon lassé par ses refus, Marthe finit par prendre une décision.

« Je me suis résignée au mariage la mort dans l'âme. Nous nous sommes mariés dans la plus stricte intimité. J'étais très angoissée, je tremblais de tous mes

---

1. Réapparition par la voie du *transfert*, qui dans le langage psychanalytique désigne le processus par lequel se répètent dans la relation patient/analyste des désirs, *scénarios* et vécus infantiles inconscients. Cette répétition inconsciente où se rejouent pour le patient, de manière très actualisée, d'anciens conflits encore actifs, est un processus fondamental et précieux. Il permet en effet à l'analyste et à l'analysant de peu à peu les repérer et les identifier, de saisir comment et combien ils se réincarnent, pour le patient, dans ses relations d'aujourd'hui et aux autres, ainsi que d'expérimenter un dénouement nouveau et vivant de ce qui jusqu'alors n'était pour lui qu'un perpétuel et désespérant recommencement.

membres, je n'arrêtais pas de me tromper dans les formulaires à remplir et, pendant la cérémonie, j'ai éclaté en sanglots. Vous comprenez, me marier c'était comme signer mon arrêt de mort ! »

En écoutant Marthe, son angoisse d'un lien mortel à l'autre, sa voix effrayée et étranglée par les pleurs, je mesure l'ampleur de sa détresse et de sa terreur face à tout ce qui évoque pour elle un lien de dépendance affective.

Si Marthe associe son union à « un arrêt de mort », l'idée de perdre B., son conjoint de onze ans son aîné, lui est tout aussi insupportable. Envisager leur différence d'âge, franchir le cap d'une nouvelle année, percevoir une fragilité ou une défaillance chez son mari suscitent en elle une grande anxiété.

Cette anxiété est à son comble lorsque, à la suite d'examens médicaux, on découvre chez lui un début de cancer. Durant les quelques mois du traitement, Marthe vit un véritable état de panique et de désarroi.

« S'il mourait, ce serait pour moi basculer dans un gouffre, dans la mort. J'ai fait un rêve, je ne me souviens que de quelques bribes : B. et moi sommes attirés dans un fond, B. meurt, puis je meurs à mon tour. »

Marthe exprime son sentiment terrifiant de ne pouvoir vivre sans l'être cher ni lui survivre. L'idée d'être séparée de lui éveille des sensations de vertige et de glissement dans les abîmes du néant. Pour cette femme, s'engager avec son compagnon ou le perdre sont comme l'avers et le revers d'une même pièce, dont la tranche commune les relie en un point : dépendre de l'autre au point de ne plus exister.

« C'est vrai, je suis dépendante affectivement de ceux que j'aime. Ils donnent des couleurs à ma vie. Sans eux, je ne suis plus rien, je ne suis plus qu'un mannequin ou une morte-vivante. »

Pour lutter contre l'angoisse qu'un tel sentiment de dépendance fait naître en elle, Marthe met en place des stratégies de protection : s'assurer une indépendance matérielle solide, se surcharger d'activités, tenter de garder le contrôle sur ce qui pourrait émotionnellement la déborder ou encore mettre à distance ce qui peut aviver son sentiment d'insécurité.

Pendant les deux premières années de sa psychanalyse, Marthe revit très intensément dans la relation analytique son sentiment et son angoisse d'une dépendance totale à moi, investie comme une figure salvatrice mais tout aussi inquiétante.

Marthe, si attachante par sa noblesse d'âme et sa vitalité, si écorchée vive et si effrayée, sollicite l'analyste au plus profond de ses ressources d'écoute, de présence vivante à elle, d'enveloppement, de patience, de douceur et d'inventivité, jusqu'à enfin s'établir dans un sentiment de sécurité et de confiance plus assuré.

Des femmes sous influence

Ni Catherine ni Marthe ne manquent de ressources ni de capacités à s'assumer. La réalité de leurs richesses intérieures est incontestable ; pourtant, cette réalité en elles reste désertée et même récusée.

Profondément fragilisées dans leur identité de sujet à part entière et atteintes dans leurs sentiments de sécurité intérieure et de confiance, elles sont sans cesse sur le qui-vive, doutent d'elles-mêmes, de la fiabilité des autres et de la vie.

Envahies par un sentiment prégnant d'impuissance et de perdition, elles se vivent comme incapables de faire face ; mais de faire face à quoi ? Toutes deux sont pourtant en mesure de se confronter aux difficultés de la réalité extérieure !

À l'écoute de leurs peurs et de leurs douleurs, c'est l'immense et terrible détresse du petit enfant en chacune d'elles que j'entends. Ce n'est pas en effet la réalité extérieure et actuelle dont il est véritablement question, mais de ce qu'elles ont intériorisé au plus profond de leur être de la relation première à leur environnement proche, dont elles étaient alors – comme tout nourrisson ou petit enfant – très dépendantes. C'est bien de cette relation originaire, vitale et si douloureuse qu'il s'agit réellement, avec tout son cortège de carences et de terreurs qui imprègnent en profondeur un monde intérieur dans lequel elles se sentent noyées ou englouties.

Leur vécu des temps jadis demeure présent en elles, tapi dans l'ombre et comme intact. À la faveur d'une rencontre, d'un événement, d'une sensation ou d'une émotion étrangement familiers, la mémoire inconsciente des expériences anciennes refait surface de façon diffuse et opaque. Tels des bancs de brouillard qui recouvrent le paysage et en transforment la perception, la mémoire inconsciente des origines se superpose à l'expérience actuelle et nouvelle, trouble son appréhension et parfois s'y substitue[1].

Que Catherine ou Marthe s'agrippent désespérément à l'être cher, ou qu'elles se sentent submergées par la terreur d'un vide abyssal, c'est, en toile de fond, ce douloureux passé encore à vif et brusquement réveillé

---

1. Cette mémoire inconsciente des origines s'inscrit au plus profond de notre psyché mais aussi de notre corps qui est notre mémoire première. Dans cette voie, F. Dolto parle de « l'image inconsciente du corps » comme « la trace structurale de l'histoire émotionnelle d'un être humain ». F. Dolto, *L'image inconsciente du corps*, Seuil, 1984.

qui fait écho. Resté omniprésent car jamais vraiment reconnu ni écouté, y compris par le sujet lui-même devenu adulte, le petit enfant en lui pleure, crie, appelle au secours et réclame le droit d'être entendu.

En cela, une psychanalyse est précieuse car l'analysant(e) (re)donne la parole à cet enfant fantomatique, revisite et resitue peu à peu les différents temps et lieux intérieurs de sa vie, découvre et expérimente dans la relation analytique un mode nouveau et plus vrai de relation aux autres et au monde, et peut ainsi prendre place dans sa vie d'aujourd'hui.

« Tu es tout pour moi » exprime une forme de dépendance affective où, comme Catherine et Marthe le communiquent si intensément, la personne se sent incapable de vivre sans l'appui et la présence indéfectibles de l'être cher.

Tout se passe comme si le sujet ressentait ses ressources propres comme inexistantes ou bien trop insuffisantes pour pouvoir accéder à sa propre autonomie. Ce défaut de reconnaissance et d'ancrage équivaut psychiquement chez la personne à un danger de mort, en écho à son monde intérieur ressenti comme vide, inconsistant, éteint. Se profile ici l'image, exprimée par Marthe, de « mort-vivant ».

Je constate d'ailleurs dans ma pratique que ces personnes ont souvent été, dès les débuts de la vie, en contact avec la mort physique et/ou psychique, soit lors de la vie fœtale soit à la naissance[1]. L'enjeu fondamental pour elles est alors de (re)trouver et d'intégrer l'existence réelle de leurs propres sources vives dans lesquelles s'ancrer. Dans le cadre d'une psychanalyse, l'expérimentation d'une relation humaine, dense et vraie, peut constituer le socle sur lequel arrimer et ériger cet ancrage.

© Groupe Eyrolles

---

1. Ce constat n'est pas exclusif à ce premier mode de dépendances affectives, mais se recoupe avec d'autres manifestations présentées plus loin.

L'angoisse de la perte : j'ai trop peur de te perdre

Être hanté(e) par l'angoisse de perdre l'autre, envers qui on se sent très lié, constitue une autre forme de dépendance captive et toxique. Sous certains aspects, elle se rapproche du sentiment de ne pas exister en dehors de l'autre, mais s'en différencie radicalement sur deux plans essentiels.

Tout d'abord, la personne n'est pas tant aux prises avec le sentiment de l'inexistence de ses sources vives qu'avec un interdit souverain et inconscient d'y accéder et de s'en nourrir. Tout se passe comme si elle était coupable, non d'une attente ou d'une aspiration illégitimes, mais d'un droit à être[1]. C'est le désir même, en tant qu'énergie vitale et créatrice de l'être, qui se trouve ici frappé d'interdit[2].

La seconde différence, étroitement liée à la première, tient au mode même de la relation. On ne se situe plus ici dans une relation bilatérale de l'un *et* l'autre (toi *et* moi), mais dans un rapport unilatéral de l'un *ou* l'autre (toi *ou* moi).

La construction psychique inconsciente qui prévaut est celle d'une coexistence impossible et inconciliable : l'existence vivante de l'un condamne celle de l'autre, ou, en d'autres termes, la vie de l'un suppose la non-vie de l'autre.

Les origines de cette inscription psychique semblent, là aussi, s'enraciner dans les premiers temps de la vie fœtale ou natale. Ainsi, cela a pu résulter d'une mise en danger de la vie soit de la mère, soit de l'enfant (parfois des deux) ou de la grossesse vécue par la mère comme catastrophique (parce

---

1. Voir A. Green, *Narcissisme de vie. Narcissisme de mort*, Éditions de Minuit, 1983.
2. S. Tomasella offre une définition éclairante de la notion de désir dans son ouvrage *Faire la paix avec soi-même, op. cit.*

TOUT DÉPEND DE TOI

que, par exemple, honteuse). Cela peut enfin se relier à un contexte très douloureux tel que la mort d'un proche plongeant la mère dans une dépression profonde.

Quelles que soient les causes ou les circonstances, elles ont pour trait commun le télescopage du jaillissement de la vie avec le souffle de la mort[1]. Le sujet associe ainsi, au plus profond de son être, ces deux représentations. Dès lors, garder l'être cher reste toujours incertain, de même que s'impose l'impérieuse nécessité de n'être point trop vivant pour préserver l'être aimé et, surtout, ne pas le perdre.

Jeanne ou le fantôme de la perte

Voici l'histoire de Jeanne, femme aux contrastes saisissants. De petite taille, elle n'en impose pas moins par sa grande intelligence. Sa vivacité et sa perspicacité d'esprit ne cessent de surprendre, voire de troubler son entourage, et cela depuis sa plus tendre enfance.

Sa physionomie frêle et l'impression de fraîcheur qui émane de sa personne laissent poindre, en contrepoint à l'adulte qu'elle est, une image d'enfant alerte, espiègle et sagace.

Femme de tempérament, Jeanne a développé très tôt le sens des responsabilités. Jeune adolescente, c'est elle qui est en charge de différentes démarches administratives pour le compte de la famille. À 20 ans, suite au décès rapproché de ses deux parents, elle prend le relais auprès de ses deux jeunes sœurs. La même année, elle se marie avec Édouard, rencontré un an auparavant, et pour qui elle éprouve un grand attachement. Parallèlement,

---

1. Mort physiologique mais aussi mort psychique au sens de la disparition de la présence vivante de la mère à son bébé, devenue une « figure lointaine, atone, quasi inanimée », A. Green, *op. cit.*

© Groupe Eyrolles

19

Jeanne poursuit ses études et obtient son diplôme d'orthophoniste, puis s'installe à son compte. Quelle énergie et quelle force de caractère !

Pourtant sa détermination et sa ténacité sont à la mesure de son manque de confiance et d'assurance en elle et en ses réalisations. Derrière les apparences, ce *petit bout de femme* si forte est habitée par un désarroi indicible, envahie par le sentiment de son incapacité absolue à vivre sans la présence de l'être cher : sa mère dès son plus jeune âge ; puis, jeune adulte, son compagnon.

Jeanne est littéralement hantée par la peur de perdre l'être aimé. Cette peur se manifeste tout particulièrement lorsqu'elle n'est plus en présence de ce dernier. Son absence physique fait naître en elle tout un cortège de sentiments de panique et de détresse.

Tout au long de son enfance, la séparation prolongée ou simplement momentanée d'avec sa mère éveille chez Jeanne une énorme angoisse de perte. Ce vécu se reproduit plus tard dans son couple. Grandement fragilisée par la mort de ses parents et surtout de sa mère, Jeanne vit très difficilement les absences de son conjoint.

Durant les premiers mois de sa psychanalyse, Jeanne revient souvent sur sa grande difficulté à vivre d'abord l'absence de sa mère, puis celle de son mari et combien leur absence, pour elle, se plaçait sous les funestes augures de leur disparition. C'est l'image d'un gouffre, d'un néant dans lequel l'être aimé est avalé.

Perte et absence

Le lien indissociable entre absence et disparition établi par Jeanne au plus profond de sa psyché trouve son origine dans le contexte de sa conception et de sa venue au monde.

Enceinte de Jeanne, sa mère est depuis plusieurs mois absorbée et accablée par la leucémie de sa fille aînée. Elle se consacre tout entière à cette enfant dont elle sait l'issue fatale proche.

L'aînée décède trois mois après la naissance de Jeanne. Celle-ci grandit au sein d'une famille profondément affectée par ce drame et auprès d'une mère brisée par ce deuil indépassable, mais que tous taisent pendant de longues années. Jeanne, en contact avec cette sœur dans les premiers temps de sa vie, n'en entendra pas parler jusqu'à ses 8 ans, où le secret lui sera révélé.

Au cours de séances d'une grande intensité, Jeanne, allongée sur le divan, retrouve des sensations et des images très anciennes au travers desquelles elle ressent la présence de sa sœur auprès d'elle nourrisson.

« J'ai l'impression que ma sœur me prenait dans ses bras, j'ai même la sensation qu'elle me parlait. Elle était là avec moi et puis elle a disparu. Plus personne ne me parlait d'elle... (silence). C'est comme si sa mort et son existence même avaient été niées ! »

Dans les premiers temps de sa vie, Jeanne a ainsi expérimenté la présence accaparante d'un être proche (sa sœur malade), qui a soudainement disparu de ses sens et de son environnement, et a laissé place à une inconcevable absence, à un vide sans nom : le vide de la sœur disparue, de la mère endeuillée et de la parole tue.

De cette sœur connue mais restée inconnue, apparue et disparue, Jeanne portera longtemps le fantôme. Au cours de sa thérapie, elle en identifie le spectre et donne sens à des sensations anciennes et récurrentes : celles d'une dualité en elle, de « faire comme un robot », d'« être dans un brouillard » ou encore de ne pouvoir s'appartenir pleinement.

Mais, pour Jeanne, cette première perte se prolonge dans une autre tout aussi insaisissable : la présence absente de sa mère accablée de malheur et de chagrin. Ainsi parle-t-elle d'une photo de sa mère, penchée sur son berceau :

> « Quand je regarde cette photo, je ressens un chagrin incommensurable. Je la vois comme une étoile perdue au loin, inaccessible. C'est comme si elle était là et en même temps ailleurs, et que je ne pouvais ni la capter ni la réparer. »

Très tôt, Jeanne est aux prises avec le terrible dilemme immortalisé par Shakespeare : *Être ou ne pas être ? Telle est la question.*

En effet, comment laisser sa propre richesse, sa vitalité et ses ressources incontestables se libérer et prendre leur essor au regard de cette sœur modèle qui n'avait pu lui survivre, et aux côtés d'une mère fragile et malheureuse sur laquelle elle veillait sans relâche de peur de la perdre ? Jeanne oscille sans cesse entre donner vie et corps à ses sources vives ou les condamner à la réclusion. En miroir à cette oscillation se profile son tiraillement entre le droit et l'interdit d'être et, en écho, le sentiment, jusqu'alors inconscient, d'une coexistence impossible avec l'être cher : la vivacité de l'un(e) reflétant le sursis de l'autre, ou pire, sa disparition.

À de nombreuses reprises, elle évoque sa sensation de dualité inconciliable. En voici une illustration.

> « Je me souviens de moments de vraies joies avec mes grands-parents ou avec ma meilleure amie d'école ; et puis, brutalement, je pensais à ma mère. Alors ma joie s'évanouissait brusquement, je m'en voulais d'être heureuse sans elle et l'angoisse me prenait qu'il lui soit arrivé quelque chose. »

Durant une grande partie de sa vie, Jeanne sera en lutte entre donner libre accès à ses forces vives, au risque de perdre l'autre, et le devoir de préserver cet autre au risque de s'asphyxier. Elle tentera de concilier ces deux voies soit sous la forme de défis (mettre en jeu ses talents en s'exposant à de vrais risques), soit sous forme de compromis. Ainsi en est-il de sa vie professionnelle, où elle a fait le choix d'une spécialité sans pourtant aller jusqu'au bout de son vrai désir et de ses compétences.

Grâce à sa psychanalyse, Jeanne a pu expérimenter une relation où chacun des protagonistes est et reste vivant quoi qu'il en soit et, plus encore, où la vitalité de l'une, loin de la mettre en danger, dynamise celle de l'autre[1].

Si la perte recèle une dimension de radicalité et d'irréversibilité plus extrême que le manque, les effets nocifs de ce dernier n'en sont pas moins destructeurs, et parfois même pervers lorsqu'il est de l'ordre d'une privation carentielle grave. Se profile ici une nouvelle facette de dépendance affective à l'autre, considéré comme indispensable au point de ne pouvoir *s'en passer*.

Le manque : je suis « accro »

Le manque est intimement lié au vivant. Il se fait connaître dès notre venue au monde et nous accompagne jusqu'à notre dernier souffle. Jamais pleinement ni définitivement comblés, nous sommes tous en manque de quelque chose ou de quelqu'un.

---

1. Dans ce sens, pour celui ou celle qui a fait très tôt l'expérience traumatique d'une mère psychiquement morte, André Green souligne combien il lui est essentiel d'éprouver la capacité de son thérapeute d'être « toujours vivant, intéressé, éveillé par son analysant et [de lui témoigner] de sa vitalité », *op. cit.*

Du manque fondateur...

Cette absence de complétude totale ouvre une brèche et crée un espace à conquérir, tel un territoire vierge. Le manque – quand son intensité reste tolérable et ne nous met pas en danger – vivifie notre désir et agit en nous comme moteur de nos recherches. Il nous met en route dans une quête d'apaisement de nos faims et soifs de vie, d'amour, de joies, de connaissances, de croissance, d'essor.

Ainsi en est-il de l'espace-temps créé entre la faim de lait ou de bras du nourrisson et la réponse de son entourage – ni prématurée ni trop tardive – qui ouvre un entre-deux à partir duquel le bébé va mettre en marche ses propres ressources. Il va pouvoir, peu à peu, recourir à des moyens de substitution lui permettant de pallier en partie l'attente, ainsi que de trouver et de développer en lui de nouvelles facultés : chercher son pouce, créer son « doudou », explorer les différents registres de sa voix et la gamme des sensations et émotions qui l'accompagne ; ou encore recréer en lui l'image connue et apaisante de la mère.

C'est précisément grâce à cet entre-deux, dont le manque a ouvert la voie, que peuvent advenir les découvertes et expériences nouvelles qui, à leur tour, participent au développement moteur, psychique et affectif du petit humain. Toutefois, l'accès à cette voie créatrice et structurante passe par une condition *sine qua non*, celle d'un manque supportable[1].

... au manque destructeur

Or, si le bébé n'a pu expérimenter une présence suffisamment satisfaisante de sa mère ou de son entourage, il lui sera bien plus difficile de faire face au manque et d'accéder aux bénéfices qui peuvent en résulter.

---

1. En cela, Winnicott parle de « mère suffisamment bonne », capable de répondre de façon suffisamment aimante et adaptée aux besoins et attentes de son bébé.

Lorsque la réponse de l'environnement est trop inadéquate, tardive ou brutale, le manque ne donne plus accès à cette dynamique vivante et peut basculer dans un versant violent et traumatique. Nous rejoignons ici l'acception courante : « être en manque de » au sens de « ne pouvoir se passer de ». Cette expression donne à entendre un besoin jamais assouvi, par défaut d'intériorisation, de ce quelque chose ou ce quelqu'un qui vient à manquer.

Ce vide d'absence place la personne dans un état douloureux de dénuement et de détresse et, bien souvent, suscite en elle des comportements compulsifs destinés à apaiser les effets douloureux du manque.

Nous savons combien certaines formes d'addiction sont lourdes, et combien ceux et celles qui en souffrent sont « accros » aux drogues, au tabac, à l'alcool, à la nourriture, aux antidépresseurs et autre pharmacopée. Mais ce peut être également une addiction à une personne, élue entre toutes : un parent, un enfant, un(e) amant(e) ou un(e) ami(e) dont on ne peut *se passer*.

Ainsi en est-il de cette jeune femme « accro » à sa mère, et qui la met au centre de sa vie au point de mettre en péril son couple. Woody Allen, de son côté, nous conte dans *Match Point* l'histoire de Christopher, « accro » à la belle Nola, dont il n'aura de cesse de solliciter les faveurs, puis qu'il « consommera » chaque jour, comme le toxicomane prend sa dose, jusqu'à ce que mort s'ensuive. Dans cette logique du manque, il n'est d'ailleurs pas surprenant que cette mort soit finalement mise au compte… d'un drogué en état de manque[1] !

___

1. W. Allen, 2005.

Iris : la peur d'être accro

Iris, allongée sur le divan, témoigne elle aussi de ce lien de dépendance captif et toxique :

> « Ce dont j'ai peur c'est d'être accro... d'être comme ces personnes sous l'emprise de l'alcool, de la drogue ou du tabac et pour qui, même si elles ont décroché, la tentation reste forte. Même si c'est fini entre Alexandre et moi, j'ai peur de rester accro. »

Sensible, délicate, élégante et généreuse, Iris est une femme de 42 ans qui ne manque pas d'attraits. Pourtant, ses différentes expériences amoureuses depuis sa jeunesse furent toutes douloureuses et, pour certaines, désastreuses au point de la laisser dans un profond sentiment de solitude abandonnique et de désespérance.

À l'image de Jeanne, Iris semble poursuivie par un interdit à être et, plus particulièrement, à exister, non pas comme mère, sœur, collègue ou amie, mais en tant que femme réellement aimée d'un homme avec qui partager sa vie.

Comme Jeanne, elle semble sous le coup d'une impossible et inconciliable coexistence avec l'être cher.

Toutefois, même si Iris a connu également très tôt l'angoisse de perdre sa mère, puis, à la puberté, a été confrontée à cette tragique et cruelle réalité, l'enjeu de la coexistence pour elle se situe différemment. Il semble en effet qu'il s'agisse surtout et avant tout, pour Iris, d'assurer sa propre survie au sein de la relation amoureuse.

Dans mon écoute et mon accompagnement, ce qui me frappe en elle est l'existence d'une empreinte puissante, inscrite au plus profond de sa psyché, et reposant sur une conviction insistante que survivre passe par l'être aimé et ce qu'il consent à lui accorder.

La force de cette empreinte semble s'enraciner dans les tout premiers temps de sa vie intra-utérine et, lorsqu'elle en parle, ce n'est pas uniquement au travers des mots, mais avec tout son corps qui se raidit, se vrille et se recroqueville.

« Ma mère m'a dit que, lorsqu'elle était enceinte de moi, elle avait alors décidé d'avorter. Mon père était fou de rage et l'accusait de l'avoir trompé. Je suppose que pour ma mère se retrouver enceinte tardivement, alors que ses fils aînés entraient dans la vie adulte, était une catastrophe, un fardeau lourd et honteux. Selon ma tante, c'est mon père finalement qui n'a pas voulu qu'elle avorte... Je l'ai échappé belle ! Je suis sûre que j'ai eu très peur, je le sens. »

En disant ces mots, Iris pleure ; tout son corps est en tension et en torsion.

Lorsque je lui demande de préciser ses ressentis, elle reprend :

« Je sens que j'ai cherché à me faufiler le plus loin possible et à me réduire au point de disparaître. Je le sens dans mon corps... je me sens rétrécir et me recroqueviller. »

Ce vécu des temps anciens reste ainsi omniprésent et toujours actif ; à la fin de la séance, Iris note :

« C'est fou, je me suis tellement ratatinée dans mon corps que je flotte littéralement dans mes vêtements[1] ! »

Ainsi, dès les premières semaines de sa vie fœtale, Iris a enregistré au plus profond de ses cellules une image-sensation à la fois terrifiante et

---

1. Ce témoignage nous donne à saisir la puissance des émotions et des sensations sur nos vécus psychiques et corporels étroitement imbriqués.

paradoxale des figures parentales qui peuvent tout autant donner que retirer la vie.

Parallèlement, Iris a bâti une construction psychique inconsciente à la mesure de sa terreur originelle, et dont elle prend conscience peu à peu. Au fil de ses séances, elle en explore l'omniprésence et la profondeur :

« Il y a toujours eu entre ma mère et moi une sorte de contrat. Je crois bien qu'il s'est mis en place lorsque j'étais dans son ventre. J'ai promis d'être sage, de ne pas la déranger, de me faire toute petite en échange de la vie. Comme un pacte... Oui, ça ressemble à un pacte. C'est l'histoire de Faust, n'est-ce pas, qui conclut un pacte avec le diable ? »

La différenciation qui émerge ici n'est pas des moindres, car avec elle commence à poindre la représentation d'une figure diabolique. Au cours de son analyse, Iris évoque et délaisse alternativement cette notion de pacte, dont il lui est difficile d'accepter la connotation démoniaque au regard d'une mère prématurément perdue. L'entrevoir ainsi sous un visage monstrueux et agressif est douloureusement pensable.

Malgré ses craintes et ses réticences à explorer cette voie, Iris ose peu à peu contester l'image de « sainte » décernée à sa mère par ses tantes. Elle nomme et même dénonce les manques dont elle a profondément souffert ; elle identifie des communautés de souffrances dans ses différentes relations amoureuses, petit à petit reliées à son propre vécu infantile, et dont elle repère un dénominateur commun : le manque.

Ce long cheminement s'ancre tout d'abord dans la prise de conscience d'un état omniprésent d'attente douloureuse.

> « Ma mère était enfermée dans sa bulle, à la fois tout le temps là et jamais disponible. Lorsque j'avais besoin d'elle ou que je lui demandais quelque chose, je devais attendre, toujours attendre... Elle était là mais tout le temps absorbée, et moi je me retrouvais en permanence suspendue dans cette attente de ma mère... C'est cette position constante d'attente qui me rendait dépendante d'elle... (silence). Finalement, c'est ce que j'ai revécu avec mon ex-mari, puis avec Alexandre : être toujours dans l'attente et dépendante de leur bon vouloir, de leurs réponses, de leur attention... C'est terrible, c'est comme si, dans cet état d'attente, je ne m'appartenais plus et que je devenais la possession de l'autre ! »

Pour Iris, prendre conscience de ce lien entre la mise en attente et l'état de dépendance est quelque chose de très important : « C'est comme avoir la clé d'un mystère. »

Ce vécu d'attente renvoie à un état de manque qui déshumanise, vide, désertifie. Il y est bien entendu question du défaut de réponse à une attente ou à un besoin, mais aussi, et de façon prégnante, de l'absence de reconnaissance et d'attention envers sa personne véritable, de sujet à part entière et différent de l'autre avec qui elle faisait couple : sa mère puis ses partenaires amoureux.

Iris a souffert de la « présence absente » de sa mère, de réponses souvent inadéquates, trop tardives ou brutales de son entourage, et surtout du manque d'amour vrai.

La déficience d'amour place l'enfant dans un état de manque et le « laisse [...] dans une situation d'hémorragie psychique constante, dans l'attente inassouvissable d'une réponse mieux adaptée à ses attentes, à ses besoins[1] ».

---

1. M. Berger, « Violence et échec de l'emprise », *Dialogue*, n° 117.

L'enfant devient alors « accro » et n'aura de cesse de remettre en jeu les retrouvailles avec l'être manquant, mû par le désir très cher d'établir et vivre avec lui un lien d'amour.

Au fil de son cheminement, Iris identifie ce défaut d'amour vrai.

> « Tous les hommes que j'ai aimés étaient des hommes au cœur de pierre. C'est ce que j'ai de nouveau vécu avec Alexandre. Je l'aimais, mais lui restait enfermé dans son cœur de pierre. Je l'aime toujours... (silence).
>
> Je dis que je l'aime, mais je ne sais pas si c'est vraiment de l'amour... je crois que c'est plutôt une attirance très forte... de la fascination. C'est le cœur de pierre qui me fascine et que je tente par tous les moyens de réanimer, pour y insuffler de la chaleur et de l'amour. Quand je pense à ma relation avec Alexandre, je vois un tas de pierres auquel j'essayais d'insuffler de la vie... (silence).
>
> Tout au fond, je crois que c'est toujours de moi enfant qu'il est question et de mon désir si fort de redonner vie et humanité à ma mère et à mon père ! »

Rompre le pacte

Dans la suite de ces séances, Iris discerne amour et attrait, et en vient au terrible constat d'être « accro ».

> « Je sais maintenant qu'Alexandre m'est nocif et que reprendre une relation avec lui me ferait du mal. Pourtant, je me surprends à attendre qu'il m'appelle. Parfois, je suis tentée de l'appeler... c'est comme la tentation de replonger du toxico ou de l'alcoolique. J'ai honte. C'est comme être tentée par la bouteille planquée dans le placard. »

Iris a accompli de grandes avancées mais reste encore en partie captive. Un lien mortifère n'est pas encore dissous : celui du pacte et, probablement, d'un double pacte.

Il s'agit tout d'abord du pacte fantasmatique qui la lie au « monstre » à qui elle a livré ses parts vivantes en échange de sa survie. Pour passer de la survie à la vie, il faut rompre le pacte et, de ce fait, s'exposer à la terreur des représailles. Cet obstacle n'est pas des moindres, car, d'imaginaire, cette terreur est venue se télescoper avec la réalité, notamment avec les colères violentes et terrorisantes de son père durant sa prime enfance, puis avec la mort de sa mère survenue à une période où Iris commençait à se rebeller et, en quelque sorte, à s'opposer au « contrat ». C'est comme si Iris avait inconsciemment interprété la perte de sa mère comme la sanction suprême à sa désobéissance.

Cette construction psychique vécue au pied de la lettre a longtemps poursuivi Iris, pour qui, adolescente puis adulte, toute manifestation de bonheur, notamment amoureux, devenait annonciatrice de catastrophes. Dès lors, choisir inconsciemment pour partenaires des hommes « au cœur de pierre » était en quelque sorte faire allégeance, se mettre à l'abri des représailles et préserver sa survie.

Toutefois et heureusement, Iris est détentrice de vraies et solides ressources vivantes. Après avoir pendant longtemps usé de subterfuges pour tenter de s'en dégager, elle lutte désormais pour se défaire de ce pacte mortifère.

> « Au fond, ce contrat n'est signé que de moi et je veux désormais le déchirer. »

La jouissance en échange de la liberté

Au cours d'une séance, Iris raconte un rêve dans lequel elle s'introduit par la ruse dans un château fermé et bien gardé et « comparable au château de Versailles », pour y dérober une enveloppe.

31

Dans ses associations, elle imagine que l'enveloppe contient le fameux contrat, qu'elle veut reprendre afin de retrouver sa liberté. Mais comme le rêve l'indique, elle ne pourra la recouvrer pleinement qu'après avoir quitté ce lieu séduisant par ses fastes, mais ressemblant à un univers clos dont elle risque de se retrouver prisonnière. Nous retrouvons la question de l'aliénation et, par analogie, du pacte aliénant.

Ce lieu à la fois si royal et si risqué apparaît alors comme le royaume de la jouissance qui enivre par son éclat mais asservit tout autant. En effet, la jouissance produit le soulagement d'une tension très forte en même temps qu'un plaisir intense par l'obtention d'une satisfaction directe et immédiate d'une puissante envie. Cependant, l'intensité de la satisfaction est à la mesure de sa brièveté, ses délices appartiennent au règne de l'éphémère et ne peuvent être convoqués à nouveau qu'au prix de l'asservissement. C'est ici, comme je le suggère plus haut, que se situe l'autre volet du double pacte, celui de la jouissance en échange de la liberté.

Comme l'indique le rêve d'Iris, retrouver sa liberté passe par se délivrer de cette geôle dorée. Cela implique le rude et difficile renoncement à cette jouissance compulsive comme seule voie d'accès à une satisfaction vraie et profonde.

Enfin, il n'est pas neutre que l'objet du rêve soit une enveloppe : au fil de sa psychanalyse, Iris récupère son enveloppe psychique, perforée par le manque. Elle la rétablit dans sa fonction contenante et protectrice[1] afin d'y faire circuler des contenus plus vivants et d'un autre ordre que ceux régis par la tyrannie du pacte.

---

1. L'enveloppe psychique a des fonctions comparables à celles de la peau, notre enveloppe corporelle : contenante et protectrice, assurant et régulant les échanges entre intérieur et extérieur. *Cf.* D. Anzieu, *Le moi-peau*, Dunod, 1995.

Pour cela, elle prend appui sur le cadre et la relation psychanalytiques qui constituent, eux aussi, une enveloppe contenante et protectrice dont Iris teste et expérimente la fiabilité. La qualité de cette enveloppe passe par la capacité de son « parent » analyste à accueillir, supporter et contenir les différentes formes d'agressivité qu'elle lui adresse, souvent de manière inconsciente.

Ainsi vais-je, par exemple, me trouver convoquée en rôle et place de « mauvais parent » qui malmène son enfant/patient : Iris revit alors à travers moi une dureté, une sécheresse ou une incrédulité qui remettent en scène dans le transfert la figure du « monstre ». C'est toutefois en accueillant cette figure peu gratifiante qu'elle peut, petit à petit, en transformer les représentations massives et accéder à une réalité plus juste et partagée.

Winnicott parle ici d'« utilisation » par le patient de son psychanalyste et de l'importance que ce dernier « survive aux attaques », c'est-à-dire qu'il reste ancré dans une dynamique vivante et n'exerce pas de « représailles »[1]. Cette « utilisation » de son thérapeute est fondatrice dans la mesure où elle offre la possibilité à Iris de découvrir chez l'autre – son analyste en l'occurrence – une substance, non plus délétère, mais suffisamment saine et nourrissante dont elle était en manque, ainsi que d'expérimenter de nouvelles voies relationnelles.

Accueil, contenance, accompagnement, présence vraie et vivante aux côtés d'Iris sont aussi des réponses à son attente si grande de n'être plus, cette fois, abandonnée par le « parent » sous les traits de l'analyste.

---

1. D. Winnicott, *in* « La haine dans la position dépressive »,
   C. Podguszer, www.psychanalyse-in-situ.fr, novembre 2005.

Le sentiment d'abandon : je me sens tout(e) seul(e)

L'abandon reste une problématique de fond pour toutes les relations de dépendances douloureuses. Ainsi en va-t-il des états de dépendance reconnus par les personnes qui en souffrent, mais aussi pour d'autres où le lien de dépendance est ignoré ou nié, comme l'isolement ou l'indifférence.

Le sentiment d'abandon

Lorsqu'on parle du sentiment d'abandon, il peut s'agir de l'abandon *stricto sensu* (naissance sous X, par exemple), mais également le cas de l'abandon psychique et affectif. Il s'agit ici d'un état de délaissement, d'indifférence, de carence, voire de maltraitance, infligé à la personne par son entourage. Cette forme insidieuse d'abandon devient particulièrement douloureuse quand rien de matériellement repérable ne vient signifier la réalité de l'abandon.

Le film *Virgin Suicides* illustre admirablement cette situation. Sofia Coppola présente ici l'histoire de cinq sœurs, menant une vie recluse mais en apparence heureuse, entourées d'un père quelque peu absent mais finalement assez sympathique et d'une mère possessive et coercitive, mais agissant par « amour » de ses filles et dans le souci de les protéger.

Tout au long du film, le spectateur assiste désespéré et impuissant à l'implacable agonie psychique et affective des cinq jeunes filles. Ignorées dans leur réalité profonde d'êtres vivants et désirants, cloîtrées dans l'univers familial asphyxié et asphyxiant, livrées à la désolation de cet intérieur vide et desséché ; chacune, rapidement ou à petit feu, se meurt de n'être réellement ni reconnue ni aimée[1].

---

1. *Virgin Suicides*, S. Coppola, 1999.

Dans de telles situations, les apparences trompeuses et l'absence d'éléments tangibles masquent l'existence d'un véritable abandon. La difficulté est alors grande pour l'enfant et son environnement plus large d'identifier la réalité de cet état. Dans ce désert sans réels repères, l'enfant est profondément seul et aux prises avec un double abandon, celui des siens et celui de l'entourage ignorant ou sourd.

De ces différents vécus résultent des angoisses et ressentis multiples et douloureux comme la perdition, la détresse, la désolation, le chagrin, la colère, la rancœur, l'isolement et la solitude abandonnique[1].

Antoine ou l'enfant radié

Le vécu d'abandon, présent dans toutes formes de dépendances affectives, traduit un défaut de reconnaissance de la personne « abandonnée ». Ce peut être une absence manifeste de reconnaissance. Mais le déni peut aussi s'exercer soit sous la forme d'une indifférence, d'une ignorance ou d'un mépris marqués envers ce que la personne est et vit réellement, soit en l'investissant comme une partie de soi − ce qui peut être le cas dans « l'amour » possessif d'un parent ou d'un conjoint par exemple.

Quelles que soient les formes de négation de son altérité, le sujet n'est ni accepté dans ses différences, ni reconnu dans sa qualité de semblable à part entière.

---

1. Parler ici de solitude renvoie à une solitude vide, froide, inanimée, à la différence d'une solitude qualifiée par Didier Anzieu de « peuplée » où la personne, physiquement seule, reste intérieurement habitée et animée. Cette solitude paisible est précieuse et féconde. Elle permet de préserver et de développer en nous une intimité structurante et favorise l'élaboration d'un travail créateur. Cf. D. Anzieu, « Les antinomies de la solitude », *Revue française de psychanalyse*, n° 36.

35

L'histoire d'Antoine illustre particulièrement cette souffrance. Jeune architecte de 28 ans, Antoine a le sentiment depuis longtemps de ne pas vivre réellement sa vie ni de se réaliser tant sur les plans personnel qu'amoureux. Après une longue période d'hésitation, il se décide à consulter un psychanalyste.

Lorsque je rencontre Antoine, je perçois chez lui beaucoup de charme, d'esprit et de cœur, mais aussi la présence diffuse d'une tristesse insondable. Il n'en exprime rien ouvertement et semble même s'en défendre. Pourtant, j'en devine l'existence dans son regard ou ses sourires, qui éveillent en moi l'image d'un enfant malheureux et seul, n'ayant trouvé comme unique et solide rempart contre l'effondrement que celui d'ignorer son chagrin.

Au fil de ses évocations, Antoine exprime combien, enfant, il fut placé au centre de la mésentente parentale et, tout à la fois, éternellement oublié.

> « Lorsque mes parents vivaient encore ensemble, c'était l'enfer... les disputes, la violence, les plaintes de ma mère. Quand elle a décidé de quitter mon père, elle m'a demandé de choisir entre les deux. J'étais incapable de répondre. Plus tard, quand elle est partie m'emmenant avec elle, ils se sont livré une véritable guerre pour obtenir la garde parentale, comme si l'enjeu était de remporter une victoire sur l'autre en le dépossédant de ma personne. Après le divorce, je leur ai servi d'intermédiaire et d'exutoire à leur rancœur. »

Durant une grande partie de sa psychanalyse, Antoine témoigne de l'absence de reconnaissance de ses parents à l'égard de l'enfant puis de l'adolescent qu'il fut. Peu ou pas ménagé lors des scènes conjugales, il ne le sera pas plus après le divorce de ses parents. De plus, ses rares tentatives de manifester son désaccord et de se rebeller se soldent par de terribles fins de non-recevoir.

« J'en avais tellement marre de leurs règlements de comptes par moi interposé qu'un jour j'ai éclaté de colère et j'ai dit à mon père que, si ça continuait, je préférais ne plus le voir...

Il m'a ramené au pied de l'immeuble où j'habitais avec ma mère, et je ne l'ai plus revu. Il a pris au mot les paroles du gamin de 11 ans que j'étais ! Il ne s'est plus jamais manifesté auprès de moi et, plus tard, il a refusé toute reprise de contact...

J'ai vu chez un de mes oncles paternels un arbre généalogique fait par mon père il y a deux ou trois ans : je n'y figure pas, et ma mère non plus. Comme si cette partie de sa vie et moi n'avions jamais existé ! Sur le moment, je suis resté sidéré. C'était vraiment violent de visualiser concrètement sa haine et son reniement. »

Une telle haine et un tel déni portent en eux une dimension meurtrière ; elles constituent une destruction active de l'existence même et de l'identité de la personne[1].

Chantage maternel

Renié par son père, Antoine a été à l'inverse grandement sollicité par sa mère ; mais, dans les faits, celle-ci l'a tout autant ignoré dans sa réalité d'être vivant, pensant et différent.

Durant toute son enfance, Antoine se montre dévoué et loyal envers ses attentes démesurées. Il est l'enfant lisse, sage, obéissant et surtout le fils qui console et soutient sa mère. L'essentiel pour lui est d'éviter tout risque

---

1. J. Cooren, « L'inconscient et la chose meurtrière », *in La contrainte : une écriture de l'insolvable ?*, édition personnelle ; je remercie Karin Trystram de m'avoir fait connaître ces textes.

d'un nouvel abandon. Pour cela, il se plie sans mot dire aux exigences maternelles, et répond fidèlement à la demande implicite de se comporter en parent de sa mère malheureuse. Ce mode de relation fonctionnera tout au long de l'enfance d'Antoine.

« J'aimais ma mère plus que tout et j'avais terriblement peur de la perdre. Je ne lui disais rien de mes peines ni de ma détresse. La préserver importait par-dessus tout. J'étais interne dans un pensionnat. C'est une période de ma vie où je me sentais très seul et malheureux. Là encore, je n'en disais rien pour ne pas l'importuner. Tous les dimanches en fin d'après-midi, la tristesse me gagnait à l'idée de retourner là-bas. Je faisais semblant d'aller rejoindre des camarades au pied de l'immeuble et je me réfugiais dans un petit recoin du local à vélos. Là, je pouvais pleurer à l'abri des regards. Elle ne s'en est jamais rendu compte. »

Au cours de son adolescence, Antoine ressent de plus en plus un vrai désir de vivre. Le monde clos de son enfance docile et soumise lui devient insupportable. Il cherche et trouve son oxygène auprès de ses copains et de ses petites amies. Il revendique son propre espace de vie et de liberté. Ses rapports avec sa mère prennent alors une tonalité de plus en plus conflictuelle.

« Elle attendait de moi que je reste le petit garçon bien policé, aux ordres de Sa Majesté, mais au fond, ce n'était pas mon vrai tempérament. J'étouffais, je me sentais ligoté et bâillonné. Je crois qu'elle n'acceptait pas que je sorte de sa mainmise. »

Ce qu'Antoine exprime ici a trait à l'emprise exercée par sa mère sur lui. Le terme de « Sa Majesté » éclaire ce mode de relation où l'un, ici la mère, tente de régner sur les désirs, les pensées et les comportements de l'autre. Dans cette configuration, celui sous emprise se trouve nié dans sa véritable personne ; ainsi, la relation d'assujettissement d'un enfant par un de ses parents équivaut pour lui à un réel vécu d'abandon.

Ce pan de la relation mère-fils, silencieusement à l'œuvre durant l'enfance docile d'Antoine, se manifeste dans toute sa brutalité et sa tyrannie au cours de son adolescence.

« Peu à peu, en grandissant, je me suis rendu compte que quelque chose clochait dans sa façon d'être avec moi. Elle disait souvent se sacrifier pour moi, mais ce que je constatais dans les faits était tout autre... Je devais sans cesse rogner sur moi, mes désirs, mes projets pour préserver sa tranquillité : ne pas sortir pour ne pas la laisser seule, ne pas choisir selon mes goûts pour ne pas la contrarier, ne rien exprimer ou défendre qui soit en opposition avec ses opinions ou ses désirs. À mon insu, elle fouillait dans mes affaires et lisait mes courriers. Je ne sais pas comment, mais elle savait en son absence à quelle heure je rentrais et qui j'invitais. La moindre incartade tournait au scandale et les accusations pleuvaient. C'était délirant et infernal. Je devenais le fils mauvais et ingrat qui rendait sa mère malheureuse. J'ai fini par comprendre qu'elle manipulait la vérité pour exercer un véritable chantage affectif, et que des deux ce n'était pas elle la plus sacrifiée. »

Face à l'interdit d'être qui lui est signifié, Antoine « se rebiffe », triche, cache, ment, mais aussi se fait prendre. Les représailles sont alors à la mesure de l'interdit transgressé : privations, isolement, enfermement et menaces lourdes.

« Un soir où j'étais seul à la maison, j'ai rejoint ma petite copine. Quand je suis rentré, à ma grande surprise, ma mère était déjà là, blême de rage. Elle m'est tombée dessus. Le lendemain soir, nous étions invités à dîner chez un de ses frères. De toute la journée elle ne m'a pas adressé un mot ; et puis brusquement, alors que nous étions en route, elle a arrêté la voiture sur le bas-côté et m'a ordonné de sortir. Nous étions en plein bois, il devait être sept ou huit heures du soir. La nuit tombait. J'étais stupéfait, je ne comprenais pas comment elle pouvait m'abandonner là sans se soucier de ce qui pouvait m'arriver. Bien sûr, j'ai refusé de descendre, mais elle n'en démordait pas. J'étais terrifié. Heureusement, au bout d'un moment, une voiture de flics est passée et s'est arrêtée pour nous demander s'il y avait un problème. Moi j'étais muet de stupeur ; ma mère leur a répondu que tout allait bien et nous sommes repartis. »

Cette scène d'une grande violence révèle la démesure des représailles, le lien de coercition et de servitude implacable dans lequel Antoine était enserré ainsi que l'aveuglement et le déni maternels meurtriers.

Antoine parle de « stupeur » et de « terreur » face à cette scène, où l'abandon psychique et affectif, voilé jusqu'alors, était ainsi brutalement matérialisé. Ignoré et méprisé dans sa qualité d'être humain, exposé au danger, Antoine s'est trouvé confronté à une violence impensable, celle d'un abus de pouvoir exercé par sa mère, chez qui il découvrait avec effroi un visage d'une violence inouïe.

Une relation délétère

Plus Antoine grandit et prétend à une autonomie, plus il se heurte à l'interdit et aux reproches maternels. Le climat d'hostilité, de chantage et de représailles s'intensifie au long de ses années d'adolescence.

Vers 16 ans, il cherchera une autre issue en reprenant contact avec son père. De nouveau, la riposte – cette fois paternelle – sera sans appel et d'une grande violence. Empoigné et éjecté *manu militari* par son père chez qui il s'était rendu, Antoine se retrouve hagard et honteux sur le trottoir, abasourdi par les accusations insensées et le rejet haineux reçus de plein fouet lors de cette brève entrevue.

Meurtri, blessé, nié, envahi par un sentiment d'injustice et un chagrin incommensurable, Antoine « surnage » dans sa détresse.

> « Enfant, j'aimais ma mère plus que tout au monde. J'étais prêt à tout pour elle. Elle a détruit cet amour inconditionnel que je lui portais. Mon adolescence a été un enfer. C'était fou.
> C'était une relation complètement destructrice... comme si l'un ou l'autre devait y laisser sa peau. J'ai décidé de sauver la mienne ; dès que j'ai pu, je suis parti. »

Grâce à un puissant instinct de survie et à un solide bon sens, Antoine ne renonce pas à sa liberté d'être et de vivre et se saisit de l'opportunité de sa majorité pour quitter, baccalauréat en poche, le domicile maternel. Débrouillard et courageux, il poursuit ses études tout en travaillant comme gardien de nuit dans un parking jusqu'à l'obtention de son diplôme d'architecte.

Il traverse alors une longue période d'errance intérieure, de solitude affective et de tristesse sans nom. Ses expériences sentimentales, peu concluantes, réveillent en lui, chacune à leur manière, son sentiment de solitude et d'abandon. Enfin, la rencontre d'Annabelle va transformer sa vie.

> « Ce fut un vrai coup de foudre. Je l'ai tout de suite aimée et j'ai senti que c'était réciproque. Pour la première fois de ma vie, je rencontrais une femme que j'aimais et qui m'aimait vraiment, quelqu'un sur qui compter et avec qui partager ma vie. C'était comme si j'avais enfin trouvé mon port d'attache. Je n'étais plus tout seul et je pouvais enfin poser mes valises pour m'installer dans une vraie relation ! »

Un passé prégnant

Pour autant les expériences douloureuses du passé ont laissé des traces, et malgré la présence d'un véritable amour, Antoine n'en est jamais suffisamment convaincu. Il n'a de cesse de tester, de façon envahissante et despotique, la fiabilité de l'amour d'Annabelle au point de lui rendre la vie difficile. Il se montre jaloux, suspicieux, exigeant et capricieux.

À son insu, il reproduit la relation d'emprise dont il a souffert. Cette fois, il occupe le rôle du parent tyrannique et donne à vivre à sa compagne sa souffrance d'enfant nié et maltraité.

Cependant, et en écho aux contestations d'Annabelle, Antoine sent qu'il joue un jeu malsain et dangereux qui le mène vers une impasse. De plus en plus conscient du mal-être profond qui l'habite, il décide de franchir le pas. C'est à ce moment de sa vie qu'il s'engage dans sa psychanalyse.

Antoine y revisite les lieux de désolation de son enfance, dénonce les liens mortifères dans lesquels il était ligoté, identifie la réalité de l'abandon et de la violence subis et mesure l'ampleur de sa solitude abandonnique ainsi que l'immense tristesse dont il a dû se couper pour se préserver. Il s'abandonne à son cœur d'enfant empli de chagrin. Il pleure le flot intarissable de ses larmes. Il reconnaît et accueille en lui l'enfant malheureux, en manque d'amour et de reconnaissance. Il repère son angoisse d'abandon, ses stratégies de défense contre tout lien de dépendance et, néanmoins, la réalité de sa dépendance à Annabelle qu'il ne cessait inconsciemment de pousser à la rupture.

Le retour de l'agressivité

Après le temps des larmes vient celui de la colère et de la vérification de la fiabilité de l'analyste. Antoine remet en jeu dans sa relation avec moi son sentiment d'abandon et toute la violence qu'il éveille en lui.

> « J'en ai vraiment ras le bol de venir ici et je me demande si je vais continuer. J'ai la nette impression de parler dans le vide ! Vous ne m'écoutez pas, vous ne comprenez rien et vous n'entendez ni ce que je dis ni ce que je ressens ! Je me demande si vous êtes vraiment compétente et si je peux me fier à vous ! »

Antoine revit, dans le transfert et à son insu, son ancien vécu d'abandon encore actif ainsi que l'impact violent qu'il a produit sur lui et qu'il me donne à connaître. Parallèlement se joue un autre élément essentiel : mettre à l'épreuve ma capacité à recevoir son agressivité. Il est en effet vital pour lui d'expérimenter un retour à sa colère et sa révolte autre que celui des représailles, ainsi que d'éprouver la capacité de son « parent » analyste à survivre à ses attaques[1].

Dans la suite de ces séances (éprouvantes pour tous deux), Antoine rapporte un rêve.

> « J'ai rêvé que j'étais dans un avion. À un moment, l'avion traverse des turbulences. Nous sommes secoués dans tous les sens. J'ai très peur et je pense que nous allons nous écraser. Je regarde le pilote, je le vois agrippé aux commandes. Je pense qu'il ne contrôle rien du tout. Je me dis que ce n'est pas l'avion qui a une défaillance, mais le pilote qui nous met en danger de mort par son incompétence...

---

1. Selon D. Winnicott, la capacité du petit enfant à intégrer et transformer son agressivité dépend de celle de son entourage proche à « survivre » à ses attaques agressives. Y « survivre » suppose que l'entourage, notamment la mère, n'en soit ni trop atteint ni répressif. Cette survivance à l'agressivité première du petit humain lui permet alors de se différencier réellement de ses proches – et donc d'ouvrir la voie à son autonomie –, de ressentir amour et reconnaissance envers eux, de différencier amour et haine ainsi qu'agressivité destructrice et créatrice.

Mais en me montrant plus attentif, je réalise que le pilote n'est pas dangereux ;
au contraire, il concentre tous ses efforts pour contrôler les secousses de l'avion
et maintenir le cap. Finalement, grâce à sa dextérité, l'avion se pose. Nous sommes sains et saufs. (Silence)

Je suis en train de me rendre compte que le pilote c'est vous... et que les secousses et turbulences, c'est toute ma colère de ces derniers temps ! »

Lors de cette séance, Antoine prend conscience de la reviviscence puissante de son angoisse d'être entièrement dépendant d'un(e) autre profondément défaillant au point de se sentir en grave danger.

« C'est incroyable !... J'étais tellement convaincu de votre nullité... Pardonnez-
moi. J'étais vraiment persuadé que vous n'entendiez rien de ce que je vous
disais ! »

Je lui fais alors remarquer qu'il s'organise parfois de manière à ne pas être
entendu. Après un long silence, il reprend :

« En vous écoutant, je me suis revu en train de parler à Annabelle, moi dans
une pièce et elle dans une autre. Souvent je lui reproche de ne pas m'entendre...
Je réalise avec vos paroles qu'il m'arrive souvent de lui parler de telle façon
qu'elle ne peut pas m'entendre ! »

Cette période de sa psychanalyse correspond à un tournant décisif pour
Antoine. Il prend conscience de ses propres parts actrices dans son mal-
être et de ce qu'il rejouait, à son insu jusqu'alors, dans sa relation avec
moi, mais aussi avec Annabelle et l'autre en général.

Lors de sa dernière séance, avant de nous séparer, Antoine me dit :

> « Quelle aventure nous avons vécue ensemble ! Je veux vous remercier de votre vraie présence à mes côtés durant toutes ces années. Grâce à vous, je sais ce qu'est un bon parent... c'est précieux ! Cela m'a permis de grandir, de me sentir exister et d'être libre de vivre ma vie. »

Je lui suis aussi très reconnaissante d'avoir partagé ce parcours avec moi.

★★★

Jean Cooren écrit : « Certaines formes d'emprise sont tellement serrées [...] qu'elles interdisent à l'enfant de devenir "autre". Certains enfants en meurent physiquement ou psychiquement. D'autres, grâce au social, et à la psychanalyse, parviendront quand même à transgresser l'interdit de vivre, à s'affranchir de cette contrainte et à se réaliser[1]. »

Au fil de ce premier chapitre, Catherine et Marthe, puis Jeanne, Iris et Antoine, témoignent de la singularité de leur vécu respectif et, tout à la fois, de souffrances communes. Les sentiments de ne pas s'appartenir, d'aliénation au sein de la relation ou de ne pas exister sans l'autre, tout comme les expériences de *lâchage* et de non-reconnaissance de leur identité et de leur statut de personne à part entière, instituent et alimentent un état de détresse affective et psychique d'une vive acuité.

Ces défaillances et les carences qui en résultent fragilisent la personne dans ses sentiments d'identité et de sécurité. En outre, l'accès à ses propres sources vives s'en trouve entravé parce que ressenties soit comme

---

1. J. Cooren, *op. cit.*

manquantes, soit comme interdites, soit comme s'épuisant car contenues dans une enveloppe qui fuit de partout. Tel le petit humain dépendant de son entourage pour survivre, le sujet investit l'autre comme indispensable à sa survie. Ainsi, une des caractéristiques principales de ces modes de dépendance douloureuse tient ici au surinvestissement de cet autre dont tout dépendrait.

Or le lien de dépendance forte, ici ouvertement reconnu, peut ne pas être énoncé comme tel dans d'autres types de relations. L'accent ne sera plus mis sur le besoin d'étayage sur l'autre, mais porte sur les sentiments nourris envers cet autre. Les bons ou mauvais sentiments peuvent en effet masquer un lien ou une angoisse de dépendance ; c'est ce nouveau volet que nous allons aborder au chapitre suivant.

Je t'aime à la folie...
pas du tout

2

L'univers des sentiments offre bien entendu un éclairage sur les liens de dépendances affectives. J'ai retenu plus particulièrement dans cette approche deux registres diamétralement opposés qui, cependant, de façon latente, se rejoignent en certains points. Je veux parler ici des manifestations, d'une part, ouvertement et exclusivement positives, et celles, d'autre part, résolument négatives.

Un amour inconditionnel tout comme une haine implacable ont en commun l'annulation de l'ambivalence des sentiments[1]. Point de demi-mesure, de nuance ni de pluralité dans la gamme des sentiments, nous sommes ici convoqués sur la scène de l'absolu, de l'exclusif et de l'unicité.

---

1. Ambivalence : « Présence simultanée dans la relation [...] de tendances, d'attitudes et de sentiments tendres et hostiles » ; voir Laplanche et Pontalis, *Vocabulaire de la psychanalyse*, PUF, 1984.

L'ambivalence fait partie de nous et de notre relation aux autres. Sa présence peut néanmoins être gommée ou annulée, permettant ainsi de mettre à distance l'agressivité ou, à l'inverse, l'attachement éprouvés pour l'autre. Comme nous le verrons, ce mode de défense signe la présence d'angoisses, parfois massives, qui ont pour dénominateur commun un lien de dépendance affective prégnant.

Au cours de ce chapitre, je présenterai deux volets du sentiment d'amour absolu, à savoir fusion et idéalisation. Puis, nous nous tournerons vers son expression opposée, le sentiment d'une haine inexpugnable illustré sous deux formes : l'impossibilité d'investir un lien d'amour, et ne pouvoir ni supporter l'autre ni s'en séparer.

La fusion à l'autre : nous ne faisons qu'un

La relation fusionnelle consiste en une symbiose unissant deux êtres dans une combinaison et une interpénétration de leurs vécus psychiques, affectifs et émotionnels. Le prototype de ce lien est celui de la relation du fœtus, puis du nourrisson, à sa mère non encore reconnue comme distincte de lui.

Une fusion nécessaire...

D. Winnicott a mis en relief l'importance fondatrice de la relation fusionnelle mère-bébé dans laquelle la mère pense, imagine, interprète pour son enfant. Elle donne ainsi à son bébé « l'image de ce qu'il éprouve et l'assure de son existence[1] ». La symbiose entre la mère et son bébé permet l'instauration d'un « nous psychique » qui établit les bases d'un sentiment de

---

1. S. Ferrières-Pestureau, « L'abandon comme révélation de la passion et de la fragilité narcissique », *Dialogue*, n° 129, 1995.

continuité pour le bébé. À partir de ce lien fusionnel originaire, le petit être va peu à peu opérer une différenciation entre lui et sa mère, comme entre ce qui est intérieur et extérieur à lui, préparant ainsi l'accès à sa propre individualité.

En effet, « on ne parvient au *je* qu'après être passé par un *nous*[1] ».

Dans une relation dite « fusionnelle », ce premier lien des origines est réinvesti dans une recherche inconsciente d'un retour à l'unité originelle perdue. La rencontre amoureuse, particulièrement le *coup de foudre*, et les premiers temps de la relation s'apparentent souvent à des retrouvailles avec la symbiose des origines. Jean-Georges Lemaire souligne à ce propos le « rôle structurant » de la fusion comme « force organisante [et] constituante » de la relation amoureuse[2]. Dans une interview, il précise : « Un minimum de fusion est toujours nécessaire pour qu'un couple puisse se former [...]. Une nécessité conduit tout amoureux à écouler en l'autre une part de soi, dans le même temps qu'il le colonise et qu'il possède une part en lui. Il s'agit d'une captation réciproque grâce à laquelle se constitue un "nous" psychique[3]. »

... mais qu'il faut dépasser

La fusion apparaît ainsi comme une étape inaugurale et structurante du lien. Toutefois, pour que ce lien se développe et s'enrichisse, il faut que les individualités qui le constituent puissent également prendre place et s'épanouir. L'individuation constitue donc elle aussi un élément déterminant

---

1. J.-G. Lemaire, « Du Je au Nous, ou du Nous au Je ? Il n'y a pas de sujet tout constitué », *Dialogue*, n° 102, 1988.
2. J.-G. Lemaire, *Le couple : sa vie, sa mort*, Payot, 1986.
3. *Idem.* « Passer du je au nous... et vice versa », *Psychologies*, n° 245, octobre 2005.

de la relation permettant à chacun d'exister en tant que sujet du et dans le couple[1]. Plus les partenaires entretiennent une relation étroite entre eux, plus leur individuation rend leur proximité vivante et durable.

Être ensemble ne signifie pas se perdre dans l'autre. Pourtant, le rapport fusionnel dans une relation de couple, amicale ou parent-enfant, peut occuper l'essentiel de l'espace relationnel. Les fantasmes de ne faire qu'un, d'être tout pour l'autre, d'avoir l'autre tout à soi, de se comprendre sans se parler, de se fondre dans l'autre, etc., sont autant de modes d'expression d'un lien fusionnel particulièrement serré laissant peu ou pas de place aux individualités de chacun.

Dans cette configuration, l'individuation s'efface et même disparaît pour laisser place à « une identification mutuelle extrêmement dense et généralisée », au point où soi et l'autre sont confondus en un même[2].

Ce phénomène d'indifférenciation entre soi et l'autre est particulièrement récurrent dans les différents témoignages de dépendances douloureuses présentés au chapitre précédent.

Ainsi, lors d'une séance, Catherine exprime son souhait de parler avec Patrick de leurs prochaines vacances. Cependant, et malgré mon invitation à préciser ce dont elle souhaite parler, Catherine reste confuse, vague, et s'exprime par sous-entendus.

---

1. Individuation : évolution au cours de laquelle l'être humain va s'autonomiser et exister en tant que personne à part entière, distincte et différente de ses semblables. L'individuation se caractérise par l'existence du « Je » au sein du « Nous ». Ainsi, dans l'enquête citée, une femme, mariée depuis 30 ans et partageant son activité professionnelle avec son conjoint, dit : « *On est ensemble, mais on est chacun.* » Son partenaire poursuit : « *C'est une grande liberté de faire route ensemble. Ça ne veut pas forcément dire se fondre dans l'autre, mais plutôt se rejoindre pour créer un accord.* » *Ibid.*

2. J.-G. Lemaire, *op. cit.*

Je leur fais part de ma difficulté à comprendre. Catherine me dit alors :

« Oui, c'est vrai, ce que je dis n'est pas très clair, mais mon mari comprend. Il sait à quoi je pense. »

Les propos de Catherine illustrent ce fonctionnement d'indifférenciation où l'on se comprendrait sans avoir à se parler, où l'autre – confondu avec soi – devinerait et même saurait nos propres pensées.

Iris, de son côté, a peu à peu pris conscience du vécu d'indistinction entre sa mère et elle. Elle réalise l'existence en elle d'une confusion entre ses propres émotions et celles de sa mère.

« Je garde l'image de ma mère et moi, derrière la fenêtre, attendant le retour de mon père. J'étais envahie par l'angoisse de son retour. Je me rends compte maintenant que ce n'était pas mon angoisse à moi, mais celle de ma mère, anxieuse de l'humeur et des colères de mon père. Ces ressentis n'étaient pas réellement les miens.
– Qu'est-ce qui était réellement vôtre ?
– Ma joie d'enfant ! Ma joie de retrouver mon père et qu'il me prenne dans ses bras ! (silence)... Cette angoisse diffuse recouvrait ma joie, ce n'est que maintenant que je le réalise vraiment. »

Iris témoigne ici de l'absence de délimitation des vécus émotionnels, affectifs et psychiques entre soi et l'autre, ainsi que de leur extrême confusion conduisant à une perte de la réalité des ressentis propres à chacun.

Lorsque le parent n'a pas suffisamment reconnu son enfant comme un être distinct de lui, il est alors difficile et parfois impossible pour cet enfant de sortir du vécu d'indifférenciation qui l'unissait à son parent, et notamment à sa mère dans les tout premiers temps de sa vie. L'enfant s'installe dans une relation de collage à son parent que, bien souvent, il reproduira dans sa vie amoureuse d'adulte. En outre, plus l'enfant ressentira son parent fragile, malheureux ou absent, plus le collage sera intense. C'est le vécu d'Iris, tout comme celui de Marthe et de Jeanne avec leur mère.

Il en va de même dans des situations de violences physiques et/ou psychiques. Plus un parent est violent, plus l'enfant est collé à lui. C'est ici « l'image [...] du boxeur fatigué qui [...] s'agrippe au bras de son adversaire et se colle ainsi à lui. Plus il est proche de son adversaire, moins les coups de ce dernier auront d'allonge et de force[1] ».

Camille et Laure : une attente fusionnelle étouffante

Outre le phénomène d'indifférenciation, le rapport fusionnel entre deux êtres éveille donc des images de collage, d'agrippement, d'adhésivité. Ces représentations sont étroitement liées à la pulsion d'emprise et, parallèlement, traduisent une lutte contre l'angoisse de la perte de l'autre[2]. Le sujet colle ou s'agrippe à l'être cher pour éviter tout risque de le perdre. Pour cela, comme dans les mécanismes physiques de la fusion, il se combine à l'autre dans l'espoir de se fondre en lui. Devenir fantasmatiquement une partie de la substance de cet autre nourrit l'illusion de se prémunir contre sa perte. Mais cette défense primitive contre la perte agit également comme un boomerang ramenant en retour des angoisses très fortes de perte des limites de soi, de dilution ou d'absorption dans l'autre.

---

1. M. Berger, *op. cit.*
2. Pulsion d'emprise : nécessité pour tout individu, à commencer par le bébé, d'avoir prise sur son environnement.

« Ne faire qu'un » rassemble ces différentes facettes du lien fusionnel. C'est l'histoire du couple de Camille et Laure. Ces deux jeunes femmes de la trentaine, en raison de disputes incessantes, pénibles et parfois violentes, prennent rendez-vous avec moi et s'engagent dans une thérapie de couple.

Dans un premier temps, la demande fusionnelle est ouvertement exprimée par Laure. À l'inverse, Camille manifeste son malaise face à cette attente ressentie comme « étouffante ». Laure parle de son souhait d'être « tout le temps ensemble » et de « faire un maximum de choses toutes les deux », alors que Camille se plaint de ne pouvoir envisager de sorties ou d'activités seule de son côté sans que cela éveille peine ou agressivité chez son amie.

Une répartition tranchée des rôles semble s'établir au sein de leur couple : Laure défend et soutient le versant symbiotique de la relation, Camille milite pour la cause de l'indépendance au sein du couple. Ainsi est-il question du « Je » et du « Nous », vécus comme antagonistes et inconciliables.

Depuis le début de la relation, le climat d'hostilité est omniprésent et chacune lutte pour préserver le territoire de ses revendications et assurer la défense des positions. Au fil de leur thérapie, Camille exprime de plus en plus clairement l'angoisse que le lien fusionnel du couple éveille et même réveille en elle.

« Je me sens très angoissée. J'ai la sensation d'étouffer et de me perdre. J'ai l'impression de retrouver quelque chose de ma relation avec ma mère... Je fuyais ses angoisses, qui m'envahissaient, et je ressentais le besoin de sauver ma peau. C'est ce que je revis en ce moment avec Laure. »

Lors des séances suivantes, Camille poursuit :

> « Je ne veux plus de ce lien fusionnel. J'ai l'impression d'être engloutie et de m'éteindre à l'intérieur de moi. Sous la pression constante de Laure, j'ai fini par renoncer à ma propre individualité... Je me sens comme vidée de moi-même. »

Camille exprime combien la part fusionnelle dans leur couple suscite en elle des sensations d'envahissement, d'étouffement et d'absorption, des sentiments de perte d'identité et d'aliénation ainsi qu'un état de confusion. Camille est au plus mal et, dans un sentiment de panique et d'urgence, envisage de rompre.

Faire émerger une parole vraie

Dans les séances qui suivent, trois éléments nouveaux émergent et insufflent un nouvel élan à la thérapie et au couple.

Tout d'abord, au fil des associations d'idées, Camille et Laure prennent conscience d'une reviviscence très forte dans le transfert de leur vécu infantile et de couple : sentiment de n'être « pas rassurées ni aidées » par le « parent » thérapeute mais, au contraire, d'être mises à mal par leurs échanges et élaborations en thérapie qui les « remuent ». Émerge ensuite la question du *parler vrai* – objet de toute psychothérapie ou psychanalyse – jusqu'alors confusément vécu comme « dangereux » et « nocif ». Cet éclairage leur permet alors de discerner *parole vraie* qui libère et *fausse vraie parole* qui aliène et égare.

À la séance suivante, Camille rapporte que, pour la première fois, Laure a reconnu la réalité de ses sollicitations envahissantes et que cela leur a enfin permis de se parler vraiment.

JE T'AIME À LA FOLIE... PAS DU TOUT

Laure confirme :

> « Oui, c'est vrai, je ne laissais pas Camille avoir son propre espace personnel...
> (silence) Finalement, le reconnaître n'est pas si terrible que ça... et ça me per-
> met même de me dire que je pourrais moi aussi avoir mon propre espace et
> l'apprécier. »

L'émergence de cette nouvelle prise de position va à son tour favoriser une ouverture pour chacune d'elles et pour leur couple. Camille se sent désormais plus légère et plus libre. Elle s'autorise à entrer plus en profondeur dans l'analyse de son propre fonctionnement en couple. Elle prend conscience de l'origine véritable de son angoisse cristallisée sur Laure, mais en réalité rattachée au lien conjugal et, plus précisément, au couple haï et proscrit de ses parents.

Camille peut alors réinvestir sa relation avec sa compagne. De son côté, Laure découvre elle aussi une nouvelle liberté. Voici ce qu'elle en dit :

> « Camille est partie seule en vacances la semaine dernière. Finalement, j'ai très
> bien vécu cette semaine de séparation. J'ai découvert et même apprécié des
> temps hors couple. C'est quelque chose de très nouveau et de profondément
> bon. Je me suis même découvert un vrai désir de faire des choses, seule et pour
> moi ! Je vais m'inscrire à des cours de sculpture et je pense reprendre le piano. »

Cependant les « changements heureux » chez Laure, et tant espérés par Camille, suscitent chez cette dernière une ambivalence. Elle dit en être heureuse et inquiète à la fois. Elle craint un phénomène de bascule dans lequel les rôles s'inverseraient : Laure plus autonome et elle-même plus dépendante de sa compagne.

Ce renversement des positions, déroutant pour Camille, éclaire le mouvement d'oscillation entre deux pôles d'angoisses, significatifs de la fusion, à savoir les angoisses de perte et d'absorption. Ces angoisses partagées sont vécues alternativement par chacune, comme dans un mouvement de balancier.

Dans sa grande demande fusionnelle, Laure prenait entièrement à son compte l'angoisse de perte propre à chacune. Camille s'en trouvait ainsi provisoirement délestée mais, en retour, portait dans le couple l'angoisse d'absorption éveillée par le lien fusionnel.

La recherche d'individuation de Laure bouscule cette première répartition des rôles : elle commence à percevoir des sensations d'envahissement alors que Camille ressent une angoisse de perte.

> « Maintenant que Laure est plus indépendante, j'ai peur qu'elle ne soit plus attachée à moi et de la perdre. »

Si les prises de conscience et changements au sein du couple produisent des perturbations et des peurs, ils vont cependant redonner du souffle et de l'espace à la relation. Laure note sa capacité et son plaisir à vivre des moments « hors couple » sans la crainte de perdre Camille.

Camille, quant à elle, constate une nouvelle perception d'elle-même au regard du couple :

> « Avant c'était moi d'un côté et le couple de l'autre, maintenant je me sens moi dans le couple. »

Le « Je » et le « Nous » peuvent mieux se côtoyer et faire bon ménage !

De l'agressivité à l'échange

Dans cette nouvelle configuration, un autre aspect de la relation va se transformer, celui des disputes, qui ont motivé à l'origine leur prise de rendez-vous avec moi. Laure et Camille constatent qu'elles peuvent désormais parler ensemble sans que les disputes viennent envahir tout l'espace de la parole. Au fond, cela n'a rien de surprenant.

L'agressivité occupe en effet une place particulière et paradoxale dans le lien fusionnel. Elle est souvent ressentie comme une menace d'éclatement du lien. La fusion permet alors d'annuler les sentiments agressifs et de les déplacer sur ce qui est extérieur à la relation. Mais chassés d'un côté, ils reviennent tout aussi fortement de l'autre, en raison des effets de mise à distance qu'ils produisent. Les phénomènes d'indifférenciation propres à la fusion suscitent en effet des angoisses d'envahissement ou de dilution. Conflits et disputes deviennent alors le rempart contre ces angoisses en occupant une fonction de distanciation entre les membres du couple[1].

Bien évidemment, ce recours inconscient à l'agressivité comme moyen de mise à distance de l'autre est peu satisfaisant, douloureux et parfois destructeur. Camille et Laure ont souhaité en sortir. Grâce à ce sursaut, à leur ténacité et à leur amour respectif, elles cherchent une autre voie qui ouvre à la différenciation et au partage.

---

1. Ces angoisses apparaissent de façon manifeste dans les couples homosexuels, en ce qu'elles peuvent être particulièrement activées par le choix amoureux lui-même. Le choix d'un même, du point de vue de l'identité sexuelle, est en effet propice au surgissement de ressentis d'indifférenciation dont la présence suscite ou ravive les angoisses d'absorption ou de dilution.

Le rapport d'indifférenciation lié à une insuffisance d'individuation des personnes place celles-ci dans un lien de dépendance d'autant plus forte que l'indistinction psychique entre elles est dense.

Lorsqu'elle perdure au-delà des premiers temps de la relation, l'illusion de *ne faire qu'un* révèle donc un rapport de dépendance lourde, souvent masqué derrière l'apparence d'une félicité enchanteresse. Le maintien prolongé de cette chimère d'autosuffisance court-circuite certes le repérage angoissant d'un état de dépendance, mais se fait au prix du sacrifice des individualités et du lien relationnel vivant.

L'idéalisation – elle aussi « normalement » présente dans les débuts de la relation – peut, lorsqu'elle devient persistante, recouvrir également l'existence d'un lien de grande dépendance.

L'idéalisation : je t'adore

L'idéalisation est un « processus psychique par lequel les qualités et la valeur [d'une personne] sont portées à la perfection[1] ». « Adorer » un enfant, un parent, le ou la partenaire, une célébrité, etc., relève du processus d'idéalisation. Au sens premier du terme, adorer signifie rendre un culte à une figure divine. Adorer quelqu'un équivaut ainsi à l'idolâtrer, à le percevoir comme un être de perfection, et non plus sous les traits de sa réalité ambivalente d'humain avec ses qualités et ses défauts.

Sans l'ombre d'un doute

Le phénomène d'idéalisation se retrouve tout particulièrement dans la rencontre amoureuse correspondant au temps enchanteur de la *lune de*

---

1. Laplanche et Pontalis, *op. cit.*

miel. L'autre devient cet être merveilleux, transcendé, qui nous subjugue et nous ravit. La réalité prosaïque est désertée pour des cieux plus exaltants, royaume du Prince charmant et de sa Belle.

L'idéalisation et le ravissement qui l'accompagne ne sont cependant pas exclusifs aux amoureux. Nous les retrouvons chez les parents éperdus d'admiration devant leur nouveau-né : *le plus beau bébé du monde !* De même, et plus systématiquement, chez les enfants envers leurs parents : *il est grand, mon papa, il est fort, mon papa !* Ou bien encore : *ma maman, c'est la plus belle !* Les stars, des chefs religieux, politiques, de clan et autres leaders connaissent aussi ces phénomènes d'idolâtrie.

Toutefois, quelles que soient les qualités de l'idole, elle n'en est pas moins une personne lestée de ses imperfections, ses travers, ses fragilités, ses défaillances, ses lourdeurs, ses inepties… Comme nous le savons tous, « personne n'est parfait[1] ». Dès lors, par quelle prouesse psychique parvenons-nous à faire fi de tous ces avatars pour ne retenir chez l'élu(e) que des vertus, souvent plus imaginaires que réelles ? Cela procède du recours à deux modes concomitants de défense psychique.

Le premier mode – appelé « clivage » – consiste, d'une part, à séparer les bons et les mauvais côtés de la personne idéalisée ; d'autre part, à ne percevoir comme réels que ses bons côtés, et à maintenir hors du champ de la conscience les côtés déplaisants. Ceux-ci sont tout simplement niés, et lorsqu'ils font retour dans la réalité, la cause en est attribuée à un événement ou une entité extérieurs à la personne.

---

1. Sujet et titre du livre de mes confrères C. Podguszer et S. Tomasella, *Personne n'est parfait !*, Eyrolles, 2005.

En cela, le clivage fait appel à un autre mécanisme de défense, celui du déni de la réalité, qui consiste à refuser de reconnaître un élément frustrant, décevant ou déplaisant[1].

Dans son film *L'ombre d'un doute*[2], Alfred Hitchcock donne un exemple édifiant du processus d'idéalisation. Charlotte, jeune femme pleine d'allant, éprouve une admiration sans borne pour son oncle maternel Charles, hautement idéalisé, et auquel elle s'identifie grâce à leur surnom commun, « Charlie ». Après un premier temps d'adoration absolue (malgré la présence de quelques indices troublants), le doute sur la personnalité de cet homme – en réalité manipulateur, pervers et assassin – va s'insinuer en elle. Lorsque finalement la vérité éclate à ses yeux, la jeune femme bascule dans un sentiment d'horreur. Cependant, elle ne dénonce pas son oncle. Au risque de sa vie, elle tait l'effroyable secret sur la personnalité de celui-ci, dans le seul but de protéger sa mère d'une terrible désillusion sur son jeune frère.

Incarnée dans un premier temps par l'héroïne, cette idéalisation extrême habite en réalité pleinement la mère, naïvement et imperturbablement enfermée dans le déni de la personnalité réelle de son frère adoré et idéalisé.

De l'idéalisation à la désidéalisation

L'idéalisation, lors des premiers temps de la relation, est un phénomène relativement courant et ne relève pas d'un fonctionnement pathologique. Ce processus permet d'affirmer l'attachement à l'autre et participe à

---

1. Selon J.-G. Lemaire (*op. cit.*), l'idéalisation consiste ainsi à « scinder chez [l'autre] un aspect favorable, rassurant, hautement satisfaisant qui lui est attribué, et un autre frustrant, défectueux ou hostile qui ne lui est pas attribué en propre, mais est renvoyé sur des tiers auxquels il a été soumis (sa famille, son origine, son travail, ses amis, etc.) ».
2. Alfred Hitchcock, 1942.

l'arrimage de la relation. C'est d'ailleurs un ingrédient non négligeable du lien fusionnel où tant l'autre que la relation elle-même, investis comme source de pleine et entière satisfaction, sont idéalisés. En cela, l'idéalisation est féconde et aiguillonne notre désir.

Après le temps, plus ou moins prolongé, de la *lune de miel*, une évolution se dessine au cours de laquelle un processus de désidéalisation va peu à peu (ou parfois brusquement) s'opérer. L'être adoré quitte son statut d'idole et reprend, en quelque sorte, figure humaine.

Bien sûr, ces changements inaugurent des temps de trouble, de frustration et de déception, et cela d'autant plus que l'idéalisation a été intense. Cependant, ce rééquilibrage permet à chacun de se réancrer dans une réalité plus juste et plus vraie, et offre des possibilités d'enrichissement de la relation.

À l'inverse, le maintien forcené de l'idéalisation rigidifie les mécanismes défensifs de clivage et de déni, déconnecte de la richesse subtile et véritable de l'autre et de soi, et appauvrit la relation, réduite à un ersatz d'idéal parce qu'empêchée de toute transformation et évolution possibles.

La désidéalisation ouvre sur un temps de deuil, mais non sur la mort de la relation. Bien au contraire, elle est le passage obligé et fructueux à une relation plus subtile, plus dense et plus vraie. Pourtant, il arrive que la personne reste enfermée dans un fonctionnement d'idéalisation et semble même s'y accrocher désespérément.

C'est le cas par exemple d'un enfant ou d'un adulte victime de maltraitance qui, malgré la violence du proche, maintient celui-ci dans une figure idéalisée et impute la cause de ses « mauvais » côtés à lui-même, à un tiers ou à une situation dont le proche serait victime (l'alcool, la maladie, le chômage...). À l'inverse, ce peut être aussi le cas d'un parent ou d'un partenaire envers un enfant ou un(e) conjoint(e), peu considéré de son vivant et sacralisé après sa mort.

Quel que soit le cas de figure, la personne paraît « accro » à cette idéalisation de l'être cher, parfois disparu depuis longtemps. Mais alors, de quoi demeure-t-elle si dépendante ?

Bénéfices de l'idéalisation

La force de l'idéalisation semble être en corrélation étroite avec les bénéfices inconscients recherchés en retour. Plus l'attente de ces bénéfices est forte, plus le sujet se cramponne à l'idéalisation. Ces bénéfices se situent principalement sur deux registres, l'un narcissique, l'autre défensif.

Sur le plan narcissique, être reconnu(e) et, plus encore, choisi(e) et aimé(e) par la personne idéalisée comble, valorise hautement et fortifie la confirmation de soi. Comme le note Freud, l'autre idéalisé est aimé pour « ce que l'on voudrait être soi-même », pour la qualité qui manque pour atteindre l'*Idéal du Moi*[1]. Le sujet devient en quelque sorte le personnage de Narcisse, et l'être idéalisé l'eau dans laquelle il se contemple et s'aime.

L'idéalisation comme aiguillon puissant des sentiments d'estime de soi, de valorisation et de confirmation est un aspect également présent dans le film *L'ombre d'un doute*. Alfred Hitchcock nous fait ressentir combien la jeune nièce (avant sa terrible déconvenue) tout comme sa mère éprouvent une grande fierté et une intense satisfaction, auprès de leurs connaissances

---

1. Sigmund Freud, « Pour introduire le narcissisme », in *La vie sexuelle*, PUF, 1985. Dans ce texte, Freud identifie et décrit l'Idéal du Moi comme une instance psychique porteuse du modèle auquel le Moi du sujet tente de se conformer. Être aimé(e) d'un autre sur lequel la personne projette son propre Idéal du Moi comble son Moi dont la différence avec l'Idéal tend alors à s'estomper.

respectives, de vivre aux côtés de l'oncle adoré. Hitchcock ne manque d'ailleurs pas de pointer le phénomène de réflexion en miroir, pour la jeune femme, de son *Idéal* projeté sur son oncle. Ce phénomène est tout particulièrement mis en relief par la similitude de leur surnom, utilisée par la jeune Charlie comme trait d'identification à son aîné, et confortée par ce dernier qui n'hésite pas à jouer de cette identité en miroir.

Jeanne ou la petite Cendrillon

L'histoire de Jeanne témoigne elle aussi du phénomène d'idéalisation en lien à une recherche désespérée de reconnaissance et d'amour. Comme nous l'avons déjà indiqué, Jeanne a grandement souffert de l'absence psychique de sa mère, perçue comme « *une petite étoile inaccessible* ». Mais elle a tout autant souffert de la désertion de son père de sa place et de son rôle de parent. Homme aux comportements troubles et inquiétants, habité par une sexualité perverse et animé par des désirs incestueux, il incarne pour la petite Jeanne une figure monstrueuse, profondément insécurisante.

> « Je sentais chez mon père quelque chose de pas normal, de malsain. Il y avait en lui un côté monstrueux qui me faisait peur. Parfois, il retrouvait son visage de père, par exemple quand nous jouions avec un animal. Mon père et moi aimions beaucoup les animaux. Dans ces moments-là, je retrouvais son côté humain et aimant. Mais ça me laissait dans un sentiment de trouble parce que je ne savais pas réellement à qui j'avais affaire. »

Aux côtés d'un père effrayant et d'une mère qu'elle craint sans cesse de perdre, Jeanne reste en alerte constante, scrutant les moindres signes annonciateurs d'un danger. Sa relation à ses grands-parents paternels sera pour elle son *sauve-qui-peut*. Très gâtée par eux durant son enfance, Jeanne investit en eux une figure secourable auprès de qui elle aimait à se sentir en sécurité, écoutée et chérie. Durant la première année de sa psychanalyse, elle met en avant cette relation privilégiée. Elle semble pétrie d'adoration pour eux et pour les moments magnifiés de son enfance partagés avec eux.

> « Mes souvenirs les plus merveilleux sont ceux avec mes grands-parents ! Avec eux, j'étais vraiment heureuse ! »

Cependant, reste soulevée la question de ce qui rendait réellement ces moments si *merveilleux*. Au fil de ses évocations et de son cheminement, il apparaît de plus en plus nettement que la représentation de son bonheur auprès de ses grands-parents fut directement en lien avec la satisfaction immédiate de ses souhaits.

> « Ils me traitaient comme une princesse en répondant à toutes mes demandes, et même en les devançant. Si je voulais telle ou telle chose, il me suffisait de manifester mon intérêt pour qu'ils me l'offrent sans avoir à le leur demander. »

En contraste à son vécu auprès de ses parents, imprégné de sentiments d'avilissement et d'abandon, Jeanne se sent transformée avec ses grands-parents. Telle Cendrillon, sa condition misérable se métamorphose en une place filée d'or et de soie. Les faveurs grand-parentales la comblent et la confirment dans un grand sentiment de valorisation qui la ravit. Les bénéfices narcissiques résultant de cette relation apparaissent d'évidence, et ont très certainement servi à Jeanne de support sur lequel prendre appui pour lutter contre un vécu d'anéantissement.

Malgré la conscience de comportements despotiques et manipulateurs de sa grand-mère envers son entourage, du manque de générosité et d'empathie des grands-parents à l'égard de ses sœurs et de la famille en général, puis de leur absence de soutien lors et dans la suite de la perte de ses parents, Jeanne persiste. Elle exalte leurs bons côtés et laisse sous silence et dans l'impensé leurs aspects déplaisants, décevants et abandonniques à son endroit.

Pourquoi un tel cramponnement aveugle en contraste avec sa vivacité et sa subtilité d'esprit ?

Un aveuglement narcissique

Peu à peu, au fil de ses avancées, Jeanne se rapproche de la réalité de cette part plus sombre de ses grands-parents et de la désidéalisation douloureuse qui en découle. Elle repère alors les motivations inconscientes de son idéalisation obstinée et, à travers celle-ci, ce à quoi elle était tant « accro ».

« Je ne supportais pas qu'on attaque mes grands-parents. Je suis en train de comprendre que ces attaques, c'était envers moi-même que je les ressentais. C'était comme si reconnaître leur côté obscur signifiait pour moi ne pas être digne d'être aimée... Le plus douloureux, c'est de voir qu'ils ne m'aimaient pas réellement. Je croyais qu'ils m'aimaient, mais j'étais pour eux une poupée avec laquelle jouer et se faire plaisir. »

Idéaliser l'image grand-parentale – confortée par l'éclat des ors et des paillettes qui la ravissait – lui donnait en retour un sentiment de considération et de pouvoir, contrepoids salutaire aux vécus dégradants et insécurisants dont elle était imprégnée. Désinvestir cette image idéalisée ramenait à la surface le sombre reflet de « ne pas être digne d'être aimée ». En outre, comme Jeanne le découvre, cette blessure profonde en ramenait une autre, plus douloureuse encore, celle d'avoir été *chosifiée* et non pas « réellement aimée ».

S'agripper à l'idéalisation prend ici les traits d'une tentative désespérée de revalorisation narcissique en lutte contre un effondrement. La désillusion est une potion amère et parfois mortifiante. En cela, son évitement peut être activement entretenu. Pour autant, le coût du subterfuge devient fort élevé car il implique de se couper de la réalité présente et de l'accès à une relation renouvelée et vraie à soi et aux autres. La désidéalisation passe ainsi par un incontournable et douloureux travail de deuil ouvrant ensuite la voie à un réancrage dans des liens bien plus réels et vivants.

Idéalisation défensive

Parallèlement à cette forme de dépendance reliée à la recherche de bénéfices narcissiques, l'idéalisation peut relever d'un registre défensif. Dans ce cas de figure, elle devient alors un mode de protection contre les sentiments agressifs ainsi évités ou annulés. Mais pourquoi cette nécessité de s'en protéger ?

Les origines de cette grande difficulté à intégrer les pulsions agressives remontent aux premiers temps de la vie, à une période où le bébé ne se perçoit pas encore comme distinct de son entourage et notamment de sa mère. Il peut alors se montrer « impitoyable » envers ceux qui l'entourent : cris, colères, morsures[1]…

---

1. Selon Winnicott, « le petit enfant est d'abord impitoyable. Il n'a pas d'inquiétude à l'égard des conséquences de l'amour instinctuel. Cet amour est à l'origine une forme d'impulsion de geste, de contact, de relation. L'enfant ne se sent pas impitoyable mais dans la régression, l'individu peut se dire "j'étais impitoyable" ». D. Winnicott, « La position dépressive dans le développement affectif normal », in *De la pédiatrie à la psychanalyse*, Payot, 1968.

La réponse des parents aux attaques agressives va favoriser ou, à l'inverse, entraver les capacités du bébé à surmonter ses vécus chaotiques et angoissants. Lorsque la réponse s'exprime sans représailles et dans la continuité des soins et de l'attention, le bébé peu à peu tolère et intègre ses pulsions agressives. Mais, à défaut de réponse suffisamment adaptée, l'agressivité première se trouve confinée dans des représentations de destruction et des sentiments persécutifs. Pour s'en protéger, l'enfant, y compris devenu adulte, inhibe sa part agressive. Lorsque celle-ci ressurgit, le cortège des angoisses destructrices et persécutives fait retour.

L'idéalisation se présente alors comme un moyen de se protéger de ces angoisses en préservant l'être cher des sentiments agressifs, vécus comme trop menaçants. C'est le cas, notamment, de Marthe enchaînée dans un attachement et un dévouement indéfectibles à sa mère.

L'enfance de Marthe

Marthe, elle aussi, a connu une enfance très douloureuse. Séparée dès sa naissance de sa mère, atteinte de tuberculose, Marthe est placée en nourrice durant de longues années et n'intègre le foyer parental qu'à son entrée en école primaire. Là, elle découvre et assiste impuissante à la haine conjugale qui déchire ses parents. Marthe grandit dans cette ambiance délétère et tente de survivre tant bien que mal à cette guerre meurtrière. Ignorée par ses parents dans ses souffrances et la réalité de sa personne, elle a le devoir de se taire, de *filer doux* et de *marcher droit*. De cette ambiance lourde et explosive, elle garde un souvenir particulier lors du huis clos des repas familiaux :

« Mon père était assis à un bout de la table, ma mère à l'autre, et moi au milieu. Soit personne ne parlait, mon père écoutant la radio, ma mère, tendue, s'affairant à la cuisine ; soit les hostilités étaient déclenchées et les attaques fusaient.

- Que se passait-il en vous ?
- Je ne sais pas... rien...
- Y a-t-il des sensations que vous pouvez retrouver ?
- Des sensations ? (silence) Oui... J'avais la sensation de ne pas exister et de boulets de canon qui me passaient au-dessus de la tête ! »

Au fil de sa psychanalyse, Marthe égrène des souvenirs de son enfance et de son adolescence qui tous témoignent de l'extrême dureté de ses conditions de vie. Un père cruellement indifférent à son sort, méprisant et rejetant les rares demandes qu'elle lui adressait ; une mère aveuglée par sa rage et ses rancœurs, et un couple parental qui ne semblait uni que par la haine qu'ils se vouaient et l'espoir vengeur d'être celui qui enterrerait l'autre.

Ignorée par son père et investie par sa mère comme son propre prolongement, Marthe fut réduite à un statut d'enfant chose. Écorchée vive et contrainte à une position de soumission, elle est habitée par des sentiments haineux, ingérables et indicibles. Menacée par des vécus proches de la folie, Marthe se réfugie dans un fonctionnement de clivage et d'idéalisation, seule échappatoire qui s'offre alors à elle. Elle concentre sur son père toutes les parts haïssables et mauvaises du couple de ses parents. Son animosité profonde devient ainsi pensable et trouve une cible vers laquelle se diriger.

« Je détestais mon père. J'ai passé une partie de mon enfance à imaginer différents scénarios possibles pour le tuer. Je ne suis pas passée à l'acte, non par remords, mais par peur de me faire prendre. »

À l'inverse, elle protège sa mère de tout sentiment agressif en lui vouant un attachement indéfectible et un véritable sentiment de dévotion. Sacralisée, sa mère devient intouchable, inattaquable.

Lorsque la conscience de la grande dureté de sa mère affleure trop à son esprit – au risque d'endommager son sentiment de dévotion –, Marthe s'empresse d'annuler les aspects néfastes en invoquant, telle une incantation, la vie d'enfant et de femme sacrifiée de sa mère. Elle ponctue alors ses propos, réprimés de toute virulence, de qualificatifs compassionnels : « Ma pauvre maman n'a pas eu de chance » ou : « La pauvre, la vie a été dure pour elle. »

Réellement compatissante des malheurs de sa mère, Marthe s'y engouffre comme si seul ce lien était recevable dans son cœur et ses pensées. Réhabilitée dans le statut de victime, la figure maternelle redevient intouchable et inattaquable. Colère et agressivité sont par là même neutralisées, protégeant Marthe d'une crainte de représailles dévastatrices et d'une angoisse catastrophique d'abandon.

« Je n'osais pas me rebeller contre ma mère, ni exprimer ma colère... j'avais bien trop peur qu'elle ne s'occupe plus de moi, qu'elle me laisse. [*Elle pleure.*] Je n'avais qu'elle et sans elle je me serais retrouvée complètement seule. »

Marthe adulte : une idéalisation nocive

Si le recours à l'idéalisation et à une loyauté sans faille a été, durant la jeunesse de Marthe, le seul moyen de lutter contre une angoisse de mort, la perpétuation de ce positionnement dans sa vie d'adulte a eu en revanche des effets nocifs.

Sa loyauté indéfectible à l'image idéalisée de sa mère a notamment condamné à une longue réclusion toute forme d'agressivité en elle, y compris son agressivité saine et créatrice. Le contenu d'un de ses rêves est éclairant à cet égard.

« Je suis hors de chez moi avec mon vieux chien, mais j'ai aussi un jeune chien, genre fox-terrier. Le jeune chien agresse le vieux chien. J'essaie désespérément de l'en empêcher et de les séparer, mais sans y parvenir. Je me réveille sans avoir trouvé de solution. »

L'analyse de son rêve permet à Marthe d'en identifier le sens. Au fil de ses associations d'idées, elle relie « hors de chez moi » à « hors de moi », « le vieux chien » à sa « part soumise et résignée », « le jeune chien » au « mordant qui [l']effraie » car confondu avec l'agressivité destructrice. Elle repère ainsi l'inhibition de son agressivité (sous les traits du vieux chien), l'indifférenciation des formes d'agressivité dont le « mordant » assimilé à la violence, l'angoisse qui en résulte, et sa tentative de neutraliser sa part mordante qui néanmoins et heureusement résiste.

Dans la suite de son rêve et de sa compréhension, Marthe note l'émergence en elle d'un « côté mordant qui prend le dessus », sa sensation d'« aller mieux » et son « impression de réorienter [sa] façon de vivre ».

Dans les mois qui suivent, Marthe ose reconnaître et exprimer ses sentiments de colère, notamment envers son conjoint. Ébranlée, dans un premier temps, par son agressivité audacieuse, elle constate, dans un second temps, l'absence de représailles et d'effets destructeurs en retour, et note même la survenue d'effets bénéfiques.

Bien que la perception en elle de sentiments agressifs l'inquiète encore, Marthe est cependant parvenue à se réconcilier avec le minimum vital de son agressivité, nécessaire à tout humain pour affronter et surmonter les épreuves, pour innover et aller de l'avant.

Accepter l'agressivité

Le passage par un temps de désidéalisation, processus pénible mais fécond, réintroduit à la réalité de l'ambivalence de nos sentiments. L'accès à l'ambivalence permet à l'individu de se réapproprier son agressivité et d'en différencier les divers registres allant du « mordant » (sain et constructif) à la violence. Intégrer cette différenciation est d'une grande richesse, celle de nous dégager d'une représentation tyrannique et réductrice de l'agressivité et, par là même, de nous rendre bien plus libres d'en faire bon usage.

L'examen des liens fusionnels et d'idéalisation a mis en lumière l'existence sous-jacente d'une recherche de confirmation de soi ainsi que des tentatives d'évitement ou d'annulation de ressentis perçus comme trop négatifs. S'y cramponner activement signe la présence d'un état de dépendance excessive, non pas à l'être cher en tant que tel, mais aux bénéfices recherchés auprès de lui.

Si dans ce type de liens l'agressivité est apparemment absente, elle peut à l'inverse dans d'autres modes de relation occuper tout l'espace relationnel au point d'apparaître comme le seul lien réellement investissable par les partenaires. Nous ne nous situons plus ici dans le registre vivant de l'agressivité mais dans celui de l'agression et/ou des sentiments haineux.

La haine : je te hais, mon « amour »

Le caractère implacable et dévastateur de la haine en trace une figure sombre, effrayante et coupable. La plupart d'entre nous tentent de s'en protéger en évitant ou en fuyant son contact. Pourtant, tel n'est pas le cas de tous, et l'on constate même que « certains sujets, habituellement gênés par d'importantes difficultés relationnelles, se comportent comme s'ils

LES DÉPENDANCES AFFECTIVES

avaient besoin d'un partenaire à haïr[1] ». L'histoire d'Armand, homme de la soixantaine, en témoigne.

Armand ou la haine ordinaire

Dès son plus jeune âge, Armand perçoit sa grande difficulté à être en relation avec ses camarades d'école. Solitaire, silencieux et introverti, il reste le plus souvent à l'écart des autres et ne participe à des jeux que si on l'y invite. La constance de sa réserve et de son apparente placidité lui offre en retour une certaine neutralité bienveillante et explique probablement pourquoi Armand reçoit, plusieurs fois et toujours à son grand étonnement, le prix de camaraderie.

À l'adolescence, puis jeune adulte, son inhibition relationnelle ne fait que croître, particulièrement dans le domaine sentimental. Sa première et unique liaison avant son mariage est pour lui une véritable torture. Tiraillé par un attrait qu'il ne peut accepter pour une jeune femme, et tourmenté par une angoisse irrépressible de ne plus s'appartenir dès l'émergence d'un lien affectif, Armand se sent profondément désemparé ; finalement, il fuit la relation en rompant tout contact.

Il reproduit ce schéma dans sa vie professionnelle, où il veille à maintenir le plus de distance possible avec ses collègues et ses supérieurs hiérarchiques. La qualité de son travail lui vaut une reconnaissance professionnelle certaine ; cependant, sa frilosité relationnelle épidermique lui ferme l'accès à toute véritable promotion à la hauteur de ses compétences.

Comme au temps de l'enfance, sa grande distance ne suscite cependant pas d'animosité et, parfois même, ne parvient pas à décourager la sympathie

---

1. J.-G. Lemaire, *op. cit.*

© Groupe Eyrolles

72

que certains lui manifestent. Mais dès qu'il est sollicité dans un lien positif à l'autre, Armand se sent à nouveau envahi par ses angoisses ; et, lorsque la fuite s'avère impossible, il provoque alors le mécontentement, l'incompréhension ou le rejet.

« Lorsque je me suis retrouvé en longue maladie, mon supérieur hiérarchique m'a fait parvenir une belle grande boîte de chocolats. J'ai été incapable de lui transmettre mes remerciements ou de lui donner de mes nouvelles. À mon retour, il a essayé de comprendre les raisons de mon silence, mais j'étais paralysé et je n'ai rien pu lui répondre. Il s'est vexé et, de ce jour, il a cessé de m'accorder sa sympathie. »

Au cours de la décennie de sa vingtaine, Armand mène une vie solitaire et ascétique dans laquelle il reste reclus. Son isolement, cultivé à des fins protectrices, ne lui procure cependant ni soulagement, ni plaisir, ni paix. Armand reste tourmenté par sa grande difficulté à être en relation avec la vie et les autres.

Dans un sursaut vital et désespéré, il entreprend une psychanalyse. Mais, face à son thérapeute d'abord, souvent installé dans un silence mutique, sa grande difficulté à penser et à dire en présence de l'autre, loin de décroître, s'intensifie.

« Il arrivait souvent que la séance se termine sans que je n'aie rien pu dire. C'était terrible ! J'étais paralysé. Les idées me fuyaient, ma tête se vidait. Je ne savais plus rien. Souvent, une fois sorti du cabinet, les idées me revenaient ou je me souvenais d'une chose dont j'aurais voulu parler. Puis, la séance d'après, ça recommençait : mon esprit ne parvenait à rien accrocher et le silence de mon analyste me tétanisait. Il est arrivé parfois qu'il me dise quelque chose que je n'avais pas bien entendu ; je lui demandais alors de bien vouloir répéter, mais il ne le faisait jamais et je me sentais désemparé. »

À son tour, la relation psychanalytique devient une torture. Incapable de dire sa détresse et de reconnaître comme légitime son désir d'arrêter cette relation mortifiante, Armand prend la fuite. Gravement malade, il profite de sa longue convalescence pour couper tout contact avec son psychanalyste aussi bien qu'avec son entourage familier et professionnel. Son retrait du monde et son confinement dans un univers clos recèlent alors pour Armand des vertus bienfaisantes et réparatrices.

« J'étais comme dans une bulle, à l'abri de l'extérieur et soulagé de tout ce qui me préoccupait... surtout en ce qui concernait mes relations avec ma mère, mon ex-amie et mon travail. Je pouvais enfin me poser et récupérer. »

À son retour dans le monde, Armand reprend son travail. Quelque temps plus tard, il est muté dans un nouveau service, où il fait la connaissance d'une femme envers qui il éprouve la plus grande méfiance, en particulier quant à ses qualités de cœur et d'esprit. Malgré tout, il se marie avec elle.

Bien des années plus tard, lorsqu'il reprend sa psychanalyse avec moi, Armand s'interroge sur les motivations inconscientes de son choix conjugal. Voici, dans un premier temps, ce qu'il note :

« Très vite, j'ai remarqué qu'elle ne semblait pas appréciée par ses collègues. Elle était désagréable et assez agressive avec tout le monde. Les autres l'évitaient ou l'ignoraient et, finalement, elle était assez isolée. Je sentais qu'elle avait des problèmes et j'ai eu envie de l'aider.

Je ressentais un attrait pour elle, mais je ne me sentais pas amoureux. Elle non plus n'était pas amoureuse de moi : elle m'avait même déclaré avoir le béguin pour un de ses collègues !

Je sentais confusément qu'avec cette femme j'allais au-devant des problèmes, que je ne pouvais pas me fier à elle, et que tout cela pouvait se retourner contre moi. Son père m'avait même déconseillé de me marier avec elle, en me disant qu'en cas de coup dur je ne pourrais pas compter sur elle ! »

En dépit de ces sombres présages, Armand persiste... et signe.

Dès leur première année de vie commune, les pronostics de la mésalliance se confirment. Les motifs de disputes et de mésentente se succèdent et s'accumulent. L'arrivée des enfants n'y change rien, bien au contraire. L'animosité et les attaques s'intensifient au point d'installer une ambiance particulièrement exécrable. Désormais, plus aucun compromis ni concession n'est accordé à l'autre, et tous les moyens d'agression sont bons pour se nuire : dénigrement, mauvaise foi, accusations, manipulations, détournements, vols, etc. Les hostilités deviennent permanentes et la vie conjugale un enfer. Malgré le climat vicié et les rapports détestables et invivables du couple, la vie commune perdure pendant plus de trente ans.

Force est de constater que la haine conjugale, loin de désunir les époux, fut le ciment du couple. L'obstination aveugle d'Armand à se marier avec une femme qu'il n'aimait pas, pressentie comme « dangereuse », et de vivre si longtemps à ses côtés une existence aussi détestable parle de ce « besoin d'un partenaire à haïr ».

Entré dans le temps de la retraite, Armand n'envisage plus de poursuivre ainsi sa vie. C'est à ce moment qu'il prend contact avec moi.

Durant une grande partie de sa psychanalyse, Armand ne cesse de stigmatiser les comportements odieux de son épouse, et en dresse un portrait particulièrement dépréciatif de femme sans scrupule, manipulatrice, usurpatrice, égocentrique, envieuse et simulatrice.

En écoutant Armand, j'étais saisie par la figure machiavélique et haïssable qu'il dépeignait et qu'il dénonçait inlassablement, dans l'attente, reconnaissait-il, que « justice [lui] soit rendue ». Il s'agissait bien ici d'un procès, procès qu'il engagera finalement en demandant le divorce après plus de trois décennies de haine implacable.

Si le cabinet du psychanalyste ne peut se confondre avec le palais de justice, il n'en est pas moins vrai qu'y sont aussi rapportées des plaintes, soutenues des plaidoiries et menés des procès, ceux des cœurs et des âmes meurtris. Il s'agissait donc pour Armand et moi d'identifier le véritable objet et le réel destinataire du procès intenté par lui dans sa psychanalyse.

Ses lapsus récurrents et insistants ont ouvert la voie[1]. Ainsi, régulièrement, Armand, parlant de sa femme, prononce « ma mère », et réciproquement dit « ma femme » au sujet de sa mère. Au fil de son cheminement émerge le constat du choix de sa femme à l'image de sa mère, non pas dans la similitude de leurs défauts ou vices, mais dans la part détestable de leur personne.

Le dénominateur commun qui les lie inexorablement toutes deux réside en la représentation inconsciente, chez Armand, d'une seule et même figure

---

1. Selon Freud, les actes manqués – dont les lapsus – constituent des « voies d'accès à l'inconscient », parallèlement au rêve qualifié par lui de « voie royale ». Ces ratés du langage ou des actes représentent une sorte de compromis entre l'intention consciente de la personne et ce qui est refoulé dans son inconscient. *Cf.* S. Freud, *Psychopathologie de la vie quotidienne*, Payot, 1967. Jacques Lacan disait à leur propos, non sans humour et pertinence : « Tout acte manqué est un discours réussi. »

haïssable et honnie. Le personnage abhorré de sa femme en masquait un autre, celui de sa mère. Son exécrable femme était en quelque sorte le support externe de l'image détestée et intériorisée de sa mère. Ainsi Armand avait-il déplacé sur son épouse sa haine originaire et indicible. J.-G. Lemaire note à ce propos : « Tout se passe comme si le Sujet, encombré d'une telle charge de haine d'origine archaïque, profondément inconsciente, […] avait un besoin absolu de son couple pour y décharger cette haine[1]. »

Haïr pour exister

Deux questions se posent alors : pourquoi cette haine envers sa mère, et pourquoi l'avoir si longtemps gardée intacte dans le secret de son inconscient ?

La haine d'Armand plonge ses racines dans le sentiment très douloureux de n'avoir jamais réellement existé aux yeux de sa mère.

Officiellement aîné de sa fratrie, Armand ne l'est cependant pas réellement puisque précédé par un premier garçon mort-né dont il ne découvrira l'existence que jeune homme, lors d'une révélation faite par son père à l'insu de sa mère. Le silence absolu de celle-ci sur ce petit frère mort et les circonstances de la révélation scellèrent définitivement, entre Armand et sa mère, ce secret.

Ainsi, endeuillée d'un premier enfant, elle met au monde un second fils, Armand, qu'elle semble avoir investi comme le simple prolongement du premier fils perdu, dont probablement elle n'avait jamais fait le deuil.

Né dans sa réalité de fils distinct et différent de son aîné, Armand, dès sa petite enfance, vit une grande blessure, celle de ne pas se sentir exister

---

1. J.-G. Lemaire, *op. cit.*

pour ce qu'il est. Cette perception perdure et s'installe inexorablement au fil de son enfance, puis de son adolescence et de sa vie de jeune homme.

À de nombreuses reprises, Armand témoigne de cette ignorance maternelle dont il a souffert :

« Ma mère n'exprimait jamais rien à mon égard : ni tendresse, ni mécontentement, ni intérêt. Petit, lorsque je lui posais des questions, elle ne me répondait pas ou à côté, comme pour me signifier sa volonté de m'ignorer. Je vivais son indifférence envers moi comme du mépris. J'ai fini plus tard par ne plus rien lui demander, sauf pour le strict nécessaire.

Je me souviens d'une fois où j'étais terrorisé par un chien qui me tournait autour. Je la suppliais de faire quelque chose, mais elle continuait de parler avec une voisine sans prêter attention à moi. C'est finalement cette dame qui est intervenue.

Le plus terrible pour moi a été le jour où ma mère est revenue de la maternité avec ma petite sœur. J'étais trop petit pour voir le bébé dans le landau. Je n'arrêtais pas de poser des questions à ma mère et de lui demander de me montrer ma sœur. Elle m'ignorait complètement, continuant de parler à ma tante qui était là aussi. C'était comme si ma mère ne me voyait pas, comme si elle ne m'entendait pas, comme si je n'existais pas. C'est une scène qui m'a beaucoup marqué et qui est restée gravée en moi. »

Cette terrible absence de la mère à son fils, indifférente à ses appels, se redouble par le déni de son individualité.

« J'ai toujours éprouvé une véritable aversion pour le lait et tous les produits lactés. Cela me lève le cœur. Malgré ça, ma mère s'entêtait à mettre du beurre dissimulé sous les tartines de confiture ou du lait dans mon café. Résultat, bien souvent, je partais à l'école sans avoir rien pu avaler de mon petit-déjeuner. C'était insupportable. Je ressentais le même genre d'exaspération quand, à l'âge de 20 ans, elle me préparait encore des bouillies ! À peu près à cette même époque, une dame qui me gardait parfois étant enfant m'a confié le souhait de ma mère que je ne me marie pas et que je devienne son bâton de vieillesse. Cette révélation m'a figé sur place ! »

Face à cette mère imperturbablement cloîtrée dans le déni de son fils et de sa réalité – mère sur qui tout glissait et sur laquelle il n'avait aucune prise –, Armand a intériorisé une figure maternelle toute-puissante, tyrannique et monstrueuse.

Par ailleurs, peu rassuré ni soutenu par un père colérique, parfois violent, souvent maladroit ou puéril, Armand se détourne de la présence paternelle ressentie comme non fiable, s'isole et se renferme de plus en plus.

La haine, comme seule véritable force d'opposition et de lutte pour exister, sera son principal rempart face aux menaces d'effondrement et d'implosion psychiques. La stratégie d'Armand pour résister et combattre s'est ainsi inconsciemment formulée : je hais donc je suis.

Une séparation impossible

Si la haine a permis à Armand de *rester debout* et de maintenir à distance l'inquiétante figure maternelle de toute-puissance, elle s'opposait en revanche à toute vraie séparation d'avec sa mère.

Par vraie séparation, on entend une séparation psychique qui permet au sujet de se différencier et de s'éloigner de ses proches, sans pour autant éveiller en lui des sentiments d'insécurité, d'abandon, de frustration ou de manque. Pour cela, le sujet doit avoir fait, particulièrement durant l'enfance, l'expérience d'une relation suffisamment satisfaisante avec les siens lui permettant de garder vivante en lui la présence de ce bon. À défaut, la personne reste dans une recherche incessante et insatiable de l'apaisement de ses attentes et de ses besoins inassouvis.

L'amour libère et ouvre aux différents registres de la séparation nécessaires à la croissance et à l'autonomie de tout individu. À l'inverse, la haine enferme et ligote dans des décomptes sans fin de rancœur et de dépit. Elle empêche toute véritable séparation et débouche sur des ruptures fracassantes qui figent le passif et le passé dans une sorte d'intemporalité.

Par le truchement de sa femme, substitut de la figure maternelle, Armand a perpétué sa haine originaire et l'a maintenue intacte en son for intérieur. Pourquoi alors tant préserver ses sentiments haineux malgré l'inconfort et les tourments qu'ils causent ?

S'établir dans la haine a permis à Armand, au temps de sa jeunesse, de faire acte de résistance et de défendre son droit à être. La perpétuer lui évitait de reconnaître son attachement, indéfectible, douloureux et angoissant, à sa mère.

Au cours de sa psychanalyse, Armand repère l'existence d'indices signant la présence masquée de son attachement malgré son exécration manifeste. Il constate notamment sa grande difficulté à quitter sa mère, et son attrait pour des femmes semblables à elle. Il en conclut :

« Oui, c'est vrai, je lui suis resté très fidèle ! »

Renoncer à haïr sa mère signifiait renoncer à son désir, très cher et enfoui au plus profond de lui, de recevoir l'amour et la reconnaissance maternels attendus depuis toujours. Ne pouvoir la quitter ou se tourner vers des femmes à son image maintenait intacte cette attente et évitait de faire le deuil de cette mère secrètement recherchée.

« L'amour est toujours incertain, la haine toujours sûre[1]. » Ainsi, dans les représentations inconscientes d'Armand, valait-il mieux encore garder sa mauvaise mère que de risquer de la perdre à jamais et de se retrouver définitivement seul au monde.

Haïr la figure maternelle a permis à Armand de nier son attachement et d'éviter la prise de conscience de son angoisse de perte et d'abandon. Par le biais de la haine, il a mis à distance le lien de dépendance omniprésent à sa mère.

La haine représentait ainsi un puissant mode de protection opérant à différents niveaux. Tel un terrain constitué de différentes strates sédimentaires, elle préservait aussi Armand de son amour meurtri d'enfant et, dans les profondeurs de son être, du sentiment désintégrant de la honte.

La froideur, l'impassibilité et le mutisme maternels l'avaient convaincu du profond mépris de sa mère pour lui. La honte qui en résultait avait ainsi imbibé tout son être. Afin de se prémunir des effets dévastateurs qui en découlaient, haïr lui permettait de tenir debout, à la différence de la honte productrice d'un effondrement intérieur.

Cette solide défense a coupé Armand de ses émotions, dont il avait perdu la clé, et de tout véritable contact avec l'autre. Haine et honte avaient figé son angoisse massive de dépendance. Plus rien n'était accessible ni transformable.

Au fil de son analyse, Armand est parvenu à dégager et à identifier la présence enfouie en lui du sentiment, lourd et mortifiant, de honte. Cette

1. A. Green, *La folie privée*, Gallimard, 1990.

81

remise en contact lui a permis de renouer avec le monde de ses émotions et de ses sentiments, puis d'accéder enfin au sens profond de ses comportements d'isolement.

En mesure désormais de se séparer psychiquement de sa mère, de quitter sa femme, puis sa psychanalyste, Armand a réintégré le monde des vivants et de ses semblables.

L'histoire émouvante d'Armand apporte un éclairage précieux sur la haine et certains de ses soubassements. Ce sentiment, en apparence particulièrement agressif, apparaît ici sous un visage essentiellement défensif. Haïr pour se préserver, tel fut le mode de défense d'Armand contre la honte, le chagrin, l'interdit d'exister et – pour ce qui nous concerne plus particulièrement – contre son angoisse de dépendance affective perçue comme éminemment dangereuse et nocive.

À partir du sentiment de haine, d'autres mécanismes défensifs peuvent être en jeu : haïr pour annuler tout sentiment de culpabilité (tout est la faute de l'autre), haïr pour se protéger de sentiments envieux, ou haïr comme moyen de distanciation. C'est ce dernier aspect que nous allons explorer avec la présentation d'une nouvelle expression de dépendances masquées et, pourtant, très prégnantes.

Évitement du rapprochement et angoisse de séparation : être ensemble est invivable, nous quitter est inconcevable

Les rapports haineux peuvent parfois occuper tout l'espace de la relation, au point que vivre ensemble devient insoutenable. Cela est notamment repérable auprès de couples où rien d'heureux ni de bon ne semble partageable. Si d'aventure une telle expérience advient, l'instant heureux se trouve très rapidement sabordé au bénéfice des ressentiments et des attaques. Tout se passe comme si seule la haine était partageable et l'amour indéfendable. Un climat délétère et invivable règne en maître et, pourtant, les protagonistes demeurent inséparables, enchaînés à des liens tout aussi destructeurs qu'indestructibles.

Le cinéaste Pierre Granier-Deferre a magistralement décrit ce type de rapports dans son film *Le chat*[1]. Nous est contée ici l'histoire d'un couple uni dans la haine jusqu'à la mort. Tout les oppose. Tout devient sujet à suspicion et agression. Tout ce que l'un affectionne, l'autre le hait au point de le détruire, jusqu'à la disparition, organisée par l'épouse, du chat tant chéri par le mari.

Ainsi, rien ne les unit si ce n'est une haine inexpugnable et, cependant, rien ne parvient à les séparer. Tous deux apparaissent sous la figure de jumeaux tout aussi antagonistes qu'inséparables. Chacun est à la fois ennemi mortel et allié indispensable de l'autre, au point de ne pouvoir survivre à sa perte.

Diane et Gildas ou l'entente impossible

Diane et Gildas, cadres proches de la quarantaine, connaissent une problématique comparable. Mariés depuis presque dix ans, parents de trois enfants, ils ne parviennent pas à se supporter. Chacun campe dans un arsenal d'accusations et d'attaques, ou se retranche dans une bulle proche de la coupure totale de toute communication.

Dès les premiers mois de la rencontre, la discorde s'installe. Malgré la brouille, la décision du mariage est maintenue, de même que celle de mettre en route un premier enfant. Au fil des années, les conflits et la

---

1. Pierre Granier-Deferre, 1970, d'après le roman de G. Simenon.

mésentente conjugale s'intensifient pour devenir le mode privilégié des rapports du couple. Pour autant, aucun n'envisage la séparation Même la menace d'un divorce, proférée par Gildas, est demeurée lettre morte comme si son exécution restait invraisemblable et se séparer irrecevable.

Enferrés et emprisonnés dans le paradoxe d'une vie commune insupportable et d'une séparation inconcevable, Diane et Gildas tentent de trouver une issue en s'engageant dans une thérapie de couple. Ils me disent alors souhaiter « parvenir à une meilleure entente... mais sans y croire ».

Bien qu'une certaine évolution personnelle se profile au cours de leur thérapie, le dysfonctionnement du couple semble cependant intangible. Force est de constater une résistance très puissante à s'engager dans une dynamique de séparation psychique ; inversement, tout rapprochement, toutes possibilités de partage restent maintenus à distance.

Même si, au fil des séances, ils sont de plus en plus conscients d'un nécessaire travail de différenciation entre soi et l'autre, entre imaginaire et réel, entre monde intérieur et réalité extérieure, Diane et Gildas connaissent toutefois la tentation d'un retour aux automatismes d'indifférenciation, et, régulièrement, l'un attribue à l'autre des intentions, des pensées, des paroles négatives ou bien malveillantes qui ne lui appartiennent pas.

Tout se passe comme si l'entité couple devait rester le lieu de dépôt du négatif et de la haine. Ainsi, lors de l'évocation de leur rencontre, Gildas énonce ce qui chez Diane lui a particulièrement déplu, laissant sous silence ce qui l'a attiré.

> « J'ai tout de suite remarqué que Diane fumait et aimait boire de temps à autre. J'éprouve un certain mépris pour les fumeurs et autres intoxiqués de leur espèce. Ce sont des gens immatures et irresponsables.

Cela m'a donc fortement déplu et je lui ai signifié qu'une relation plus poussée entre nous, dans ces conditions, n'était pas envisageable. »

Bien que Gildas note ensuite son étonnement de la prompte aptitude de sa compagne à cesser de fumer et boire, son attention exclusive à ce qui l'avait rebuté reste néanmoins en surimpression, comme exprimant à son insu la prééminence du négatif dans son attrait inconscient pour Diane.

Elle-même, de son côté, confirme cette particularité en laissant entrevoir la perspective de rapports de force et d'opposition à partir de ce qui l'avait attiré chez Gildas : elle a senti qu'il l'« obligerait à changer ».

Négatif et conflits semblent avoir ainsi été les ingrédients constitutifs du couple. Cette caractéristique s'imposera, y compris au fil de leur thérapie, comme une constante dans le lien conjugal. Nous retrouvons ici un trait commun dans le choix de couple de Diane et Gildas avec celui d'Armand : l'impérieuse nécessité d'un partenaire sur lequel déverser rage, rancœur et agressivité haineuse. Pourquoi une telle nécessité pour Diane et Gildas ? Deux pistes se dessinent au fil des séances.

Angoisses et dépendances

Tout d'abord apparaît le besoin absolu pour chacun de préserver certains liens et personnages familiaux d'une hostilité inconsciente très vive. Dans ce sens, Gildas s'est inscrit dans un déni ou une annulation de ses sentiments négatifs envers sa famille. Diane s'en est protégée en maintenant inaccessibles ses représentations et sentiments négatifs :

« Je ne ressens rien de spécial envers mes parents ou ma famille. Je ne perçois ni colère ni émotion particulière... mais je me rends compte de plus en plus que je n'arrive pas à être en contact avec moi, mes sentiments, mes émotions, mes désirs. C'est comme si tout cela se trouvait derrière un mur et que je n'arrivais pas à y accéder. »

Par le choix inconscient d'un(e) conjoint(e) dépositaire du négatif, la force de leurs ressentiments des origines, profondément refoulés, se déchargeait dans la relation de couple sans consciemment porter attaque aux figures parentales et familiales ainsi ménagées. Ce fonctionnement permet d'entrevoir combien la haine, loin de conduire à la rupture du couple, l'a au contraire structuré en lui conférant une véritable raison d'être.

D'autre part, une seconde piste a commencé à poindre : la présence masquée d'une angoisse de dépendance rattachée à un vécu indifférencié entre soi et l'autre.

Comme je l'ai indiqué, Diane et Gildas ont peu à peu pris conscience de leur fonctionnement symbiotique en couple, dans lequel prédomine le règne de l'indifférenciation. Ainsi, certaines séances offrent l'occasion de repérer combien les pensées, les représentations inconscientes, les ressentis, les interprétations propres à chacun sont confondus avec ceux de l'autre. Cet état de confusion, caractéristique de la fusion, produit et entretient des vécus très angoissants tels que devenir une partie de la substance de l'autre, ne plus s'appartenir, être écrasé, dévoré ou englouti, etc.

Ainsi, un fantasme de dévoration se manifeste au détour de comparaisons imagées :

« Avant de rencontrer Gildas, j'ai connu d'autres hommes. À cette époque, je me doutais qu'il pouvait y avoir mieux. Vous savez, c'est un peu comme les plats culinaires. Ça peut être mauvais comme à la cantine ou très bon comme dans les grands restaurants. »

La présence de cette angoisse de dévoration se traduit de nouveau à l'occasion de représentations graphiques de leur couple.

Diane dessine une forme en croissant de lune – représentant indistinctement l'un d'eux – dans laquelle est enclavé un cercle – représentant l'autre – comme avalé par une énorme bouche.

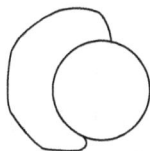

Gildas trace à son tour deux demi-cercles accolés et dont la partie commune est représentée par une ligne recouverte de zigzags.

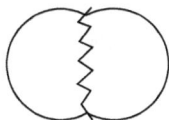

Dans le dessin de Gildas, les individualités ne sont pas non plus identifiées, chacun pouvant occuper indistinctement l'un ou l'autre des demi-cercles. Le point de contact entre les parts individuelles, unies dans un collage, figure une zone de choc. Dans les associations libres de Gildas, à partir de son dessin, pointe à nouveau un fantasme de dévoration : les zigzags lui font penser « à des dents qui mordent ».

À l'occasion d'autres séances, des images d'engloutissement surgissent. Par exemple, tous deux dénoncent l'absence d'aide de l'autre qui non seulement ne répond pas à l'appel de détresse lancé par le premier, mais le « laisse couler ».

« C'est comme quelqu'un qui tombe à l'eau en plein océan et qui appelle à l'aide quelqu'un d'autre resté sur le bateau. Mais l'autre ne fait rien pour l'aider et même l'empêche de remonter à l'échelle. Celui tombé à l'eau se sent noyé, coulé par l'autre. »

Le lien d'indifférenciation et de collage unissant Diane et Gildas engendre – comme les évocations ci-dessus en attestent – des angoisses massives reliées à un vécu non identifié de dépendance absolue à l'autre. Tout, le bien comme le mal, la vie comme la mort, dépendrait de cet autre tout-puissant. Face à cette angoisse de dépendance totale, chacun d'eux, alternativement ou conjointement, riposte par un mouvement de rupture brutale. Cela se traduit soit sous la forme d'une hostilité haineuse, soit sous la forme d'un retrait quasi autistique associé par Gildas à « une forteresse imprenable ».

Ainsi, chacun oscille entre deux pôles : le désinvestissement total de soi au profit du partenaire dont tout dépendrait et le désinvestissement complet de l'autre (au profit de soi) afin d'annuler sa toute-puissance supposée. Cette oscillation constante répond à l'émergence d'angoisses propres à chacun de ces pôles. Surinvestir l'autre éveille une angoisse de dévoration ou d'engloutissement, s'en couper totalement suscite des angoisses de vide, de néant, de refroidissement.

Dans ce mode de fonctionnement, Diane et Gildas se trouvent pris au piège d'un terrible paradoxe, celui de ne pouvoir être unis ni séparés. Ils se trouvent face à une double contrainte que Caillot et Decherf ont formulé en ces termes : « Vivre ensemble nous tue, nous séparer est mortel[1]. »

---

1. J.-P. Caillot et G. Decherf, *Psychanalyse du couple et de la famille*, A.Psy.G. Éditions, 1989.

Bien entendu, patients et thérapeute sont confrontés, au cœur de la thérapie, à ces contraintes à la fois indissociables et inconciliables. Le travail thérapeutique, particulièrement ardu, a principalement consisté à tenter de les aider à se rejoindre tout en introduisant un processus de séparation psychique.

Une percée fut opérée par le biais d'un gros et lent travail de mise en lumière du règne de l'indifférenciation. Ce premier temps a permis de commencer à les introduire dans un processus de différenciation et de symbolisation. L'évolution la plus tangible a été un début d'accès au « Je » jusqu'alors enlisé dans un « Nous » conjugal et familial. Ainsi, Diane a peu à peu ressenti le besoin et le désir d'une psychothérapie personnelle dans laquelle elle s'est engagée par ailleurs.

> « Grâce à la thérapie ici, j'ai ressenti le besoin de me retrouver dans tout mon fouillis intérieur. Notre thérapie en couple m'a permis de faire émerger en moi ce désir. Cela a été comme un préambule, un marchepied nécessaire. »

Parallèlement, Diane constate que « l'entente dans le couple n'est pas atteinte ». Gildas confirme le caractère « irréductible et inconciliable » de leur mésentente. Cependant, tous deux s'accordent sur l'effet bénéfique de leur cheminement en couple.

> Diane : « Notre couple, c'est comme une maison dans laquelle on se sentait très mal. Notre thérapie nous permet de vivre différemment l'intérieur de la maison. On s'y sent plus chez nous et plus seulement dans un milieu étranger et hostile. »
>
> Gildas : « Oui, c'est comme un champ qui était en friche. On a défriché et désherbé le champ et on peut maintenant accéder à la terre. »

Mais dans le sol il y a des pierres sur lesquelles on bute et on va devoir enlever les pierres. Maintenant, pour continuer à avancer, il nous faut le faire chacun de notre côté. »

Nous nous sommes ainsi séparés sur un double constat, celui, positif, de leur individuation en marche, et celui d'échec de leur relation toujours sous le joug d'une implacable mésentente. En effet, malgré l'émergence d'aspects clés de la souffrance conjugale en lien à une souffrance familiale, ce matériel riche d'élaboration fut laissé en jachère. Poursuivre cette voie d'exploration impliquait de se distancier du fonctionnement familial originaire, distanciation à laquelle ni Diane ni Gildas n'étaient encore prêts.

Amour, haine : des visages trompeurs

Les différents types d'investissement de l'autre abordés dans ce chapitre, expression soit d'un attachement sans faille, soit d'une haine sans limites, traduisent au-delà des apparences la présence d'un état angoissant de dépendance à cet autre. Fantasmatiquement annulée ou gommée, la dépendance demeure masquée derrière le *tout est parfait,* ou à l'inverse, le *tout est détestable.*

Ainsi, *ne faire qu'un* avec l'autre repose sur l'illusion d'un état de comblement et d'autosuffisance qui recouvre et esquive la réalité d'un état de dépendance.

Sous les traits de l'adoration, l'idéalisation dissimule elle aussi un véritable lien de dépendance, nourri par la recherche inconsciente et avide d'une valorisation et d'une confirmation de soi auprès de l'être idéalisé.

À l'inverse, mais dans le même ordre, haïr l'autre peut constituer une solide défense contre la reconnaissance d'un sentiment d'attachement. Se manifeste ici le souci impérieux de se protéger d'une angoisse de perte et, au fond, de dépendance à l'être haï mais secrètement chéri.

De même, les agressions haineuses, comme mode d'expression privilégié d'un lien tout aussi invivable qu'indissoluble, trahissent la présence masquée d'une angoisse de dépendance massive. La relation placée sous le primat de l'indistinction extrême entre soi et l'autre produit en effet une fantasmatique particulièrement anxiogène, celle des vases communicants ou des jumeaux siamois. L'un comme l'autre de ces fantasmes sont l'expression d'un lien indissociable et d'une dépendance absolue à l'autre.

À l'inverse de celles présentées au chapitre précédent, les dépendances que nous venons de décrire sont avant tout niées ou esquivées. Cependant, leur négation ou évitement ne suppriment pas pour autant leur réalité ni leur ampleur, bien au contraire. Nous retrouverons, au cours du chapitre suivant, cette particularité dans d'autres modes de relation.

Je ne dépends de personne

3

Je propose d'aborder maintenant un dernier volet de modes relationnels qui, parfois, sous l'apparence d'une grande indépendance, masquent la réalité d'un puissant état de dépendances affectives.

Dans ce nouveau cas de figure, nous constatons soit un déficit de liens aux autres, soit à l'inverse une grande « consommation » de relations. Mais quelle que soit la situation, ces personnes ont pour trait commun de manifester un profond détachement, feint ou réel, envers l'autre. Elles semblent se suffire à elles-mêmes et signifient aux autres et au monde entier qu'elles n'ont besoin ni ne dépendent de personne.

Pourtant, en nous penchant plus avant sur leur histoire et leur mode de vie, nous constatons un désinvestissement de la relation plutôt qu'une réelle autonomie. Ce désinvestissement peut prendre différentes formes. J'en ai privilégié ici trois visages : tout d'abord la coupure aux autres sous le mode de l'isolement, puis sous celui de l'indifférence comme une peau faisant écran entre soi et l'environnement, et enfin l'atteinte portée à toutes formes de liens, particulièrement ceux ayant trait à l'engagement.

Dans ces trois modes de désinvestissement apparaît surtout et avant tout l'impérieuse nécessité de fuir ou de nier le lien de dépendance à l'autre, et plus encore de dépendance affective, intrinsèque aux relations humaines.

En effet, notre condition humaine fait de nous des êtres de besoins mais aussi de désir. Comme l'écrit G. Séverin, le désir « est une dynamique, un élan, une source qui nous pousse dans la vie, à la recherche des autres qui nous appellent aussi[1] ». Appelés et destinés à être en relation avec le monde et nos semblables, nous sommes naturellement *interdépendants* les uns des autres.

Or, ici, cette réalité reste comme méconnue ou impensable, et le lien de dépendance – assimilé à un lien d'asservissement ou d'aliénation – devient signe d'une mise en danger de la personne dans son statut de sujet réduit au rang d'objet de l'autre. Cette représentation du lien de dépendance éveille des angoisses particulièrement intenses d'inexistence, de désappropriation de soi, de vampirisation, de perdition, de vide. Pour s'en protéger, il devient alors vital et impérieux de fuir l'investissement relationnel.

Je vous propose de le découvrir avec Anaïs, Rafaela et Don Juan.

L'isolement et la coupure : besoin de personne

L'histoire douloureuse d'Armand, présentée au chapitre précédent, révèle la présence sourde et silencieuse d'une angoisse de perte et d'abandon reliée à toute forme de dépendance affective. Tout au long de sa vie, Armand a tenté de s'en prémunir soit en plaçant la relation sous le primat de la haine, soit en évitant la relation par le truchement de l'isolement et de la coupure.

---

1. Préface du livre de F. Dolto, *L'Évangile au risque de la psychanalyse*, Seuil, 1982.

94

Anaïs, quant à elle, s'est immergée corps et âme dans ce mode de non-relation à l'autre (et tout autant à soi) qui s'exprime principalement par les voies du vide et de la douleur.

Anaïs ou la désolation intérieure

Très jolie femme de 38 ans, Anaïs souffre depuis plusieurs années de douleurs gastriques intenses et d'un grand sentiment de vide dans sa vie. Sur le conseil de son généraliste, elle vient me consulter.

Incontestablement, un immense vide habite Anaïs tant dans sa vie professionnelle ou privée que dans son monde intérieur. Son métier, « purement alimentaire », n'offre pour elle aucun attrait ni intérêt. Même si d'autres domaines la tentent, elle se résigne à ce travail « la mort dans l'âme », contrainte et forcée, n'ayant, selon elle, « pas d'autre choix ».

Sa vie personnelle apparaît tout aussi désolée. Au fil des années, Anaïs éprouve de plus en plus un grand sentiment de « solitude » et d'« ennui » dans son couple sans enfant (elle dit n'en avoir « jamais souhaité »). Elle entretient peu de contact avec sa famille en dehors de ses parents, à qui elle rend visite régulièrement, mais chez qui elle est très vite rattrapée par l'ennui et la morosité. Par ailleurs, ses distractions se limitent à un petit noyau d'amies dont sont exclus les hommes, envers qui elle ressent une grande méfiance. Anaïs sort peu, ne lit que rarement, « passe [ses] soirées devant la télé » et ne pratique aucun loisir en dehors de longues marches solitaires « pour fuir la maison ».

« Chez moi, c'est un vrai capharnaüm. Quand j'y suis, je m'ennuie. Je devrais faire du rangement, mais c'est un tel fatras que je ne sais pas par quoi commencer et ça ne me dit rien, je n'ai goût à rien. Dès que je rentre chez moi, je me sens vide, désœuvrée et enfermée... et je n'ai qu'une envie, c'est d'en partir. »

Tel un univers fantomatique, sa vie semble peuplée par la solitude, l'errance et un ennui mortel. Coupée de ses émotions[1], de ses sentiments, de ses désirs et de ses rêves, Anaïs est l'hôte d'un monde intérieur désaffecté. Déconnectée du subtil en elle, elle se vit « comme un robot » ou « comme une morte vivante ».

Seule la douleur physique, intensément ressentie, prédomine au sein de son monde intérieur. Telle une pieuvre aux multiples bras, la sensation douloureuse parasite et colonise tout l'espace interne de son corps, de ses perceptions et affects, de ses pensées, et court-circuite l'ensemble du champ de ses ressources vivantes.

Anaïs parle de ses « entrailles à feu et à sang », de la douleur réduisant son corps à « un champ de bataille », de sa sensation « d'eau et de sang dans les poumons » et d'un « arrière-goût de sang persistant au fond de la gorge ».

Ainsi, la douleur physique apparaît-elle comme unique affect identifiable et représentable sous forme imagée, et comme seule manifestation vivante de son intérieur.

Anaïs semble immergée dans ce vécu des tout premiers temps de la vie où le lien du nourrisson au monde passe principalement par la sensation préexistante aux représentations, à la pensée et aux mots. Mais ici, pas de diversité des sensations (incluant le plaisir, l'apaisement ou le bien-être) : seules prédominent les sensations de douleur et de chaos qui ont inauguré sa venue au monde.

---

1. Ainsi, dans la suite du vol de sa voiture et, plus tard, du cambriolage de sa maison, elle me dit « *ne rien ressentir* » – ni colère, ni peine, ni peur – si ce n'est « *une profonde lassitude* ».

« Je ne sais pas grand-chose de ma naissance. Je sais seulement que ma mère a beaucoup souffert lors de l'accouchement et que je suis née avec les forceps et toute bleue parce que je ne respirais presque plus. »

Les conditions difficiles de sa naissance évoquent cette « bataille » contre la mort, le « sang » versé, le « feu » de la douleur et la menace d'asphyxie. Le bain de sensations douloureuses et catastrophiques dans lequel Anaïs est née a laissé une empreinte au plus profond de la mémoire du corps et de sa psyché.

Une désaffection parentale

Élevée par une mère à la présence diaphane, peu communicative ni affectueuse, accaparée par un mari colérique et despotique, Anaïs a été privée, dès l'origine, d'une présence maternelle enveloppante, rassurante et apaisante. L'expérience originaire et fondatrice de sa venue au monde, marquée du sceau d'une indicible douleur, n'a pu être relayée par la contenance réparatrice des bras, de la pensée et des mots de sa mère. Cette absence d'identification maternelle et de parole a obstrué le passage du vécu brut et catastrophique des sensations originaires à un travail psychique de transformation, d'assimilation et d'intériorisation.

Sandor Ferenczi puis Nicolas Abraham et Maria Torok ont montré l'importance de l'expérience progressive pour le petit humain du passage de « la bouche pleine de sein à la bouche pleine de mots[1] ». Cet apprentissage permet ainsi de surseoir au vide de la bouche, puis, plus tard, à l'absence physique de la mère qui devient présente en paroles. De cette

---

1. Abraham et Torok, *L'écorce et le noyau*, Flammarion, 1987.

manière, l'enfant peut suppléer à son absence par une intériorisation de sa présence devenue figurable[1]. Cependant, ce processus n'est accessible au bébé « qu'avec l'assistance constante d'une mère possédant elle-même » cette capacité psychique de symbolisation[2].

Restée sous le joug de la sensation privée de parole et de sens, Anaïs demeure dans un vide de symbolisation où seul le réel donne forme et existence aux expériences et aux ressentis. Rien n'est figurable, tout se vit au pied de la lettre : les maux parlent à la place des mots, le corps martyr se substitue à la psyché souffrante, le « *capharnaüm* » et l'ennui à la maison prennent le pas sur la confusion et la désolation intérieures, l'absence physique est vécue en lieu et place de son absence psychique.

C'est ce monde intérieur dévasté et déserté qu'elle me dépose en vrac. Anaïs ne sait pas quoi dire, se sent vide de pensées, ne perçoit aucune émotion en elle, dort d'un sommeil sans rêve, anesthésiée par les somnifères dont elle ne peut se passer, sent une grande difficulté à associer librement, n'a pas ou peu de souvenirs d'enfance dont essentiellement lui restent des sensations d'ennui, de morosité et de solitude.

Comme je l'indiquais, Anaïs a souffert de l'absence psychique de sa mère.

« Ma mère n'a jamais travaillé à l'extérieur. Elle était tout le temps à la maison et ne sortait que pour les courses. Elle était tout le temps occupée par les tâches domestiques et accaparée par mon père dont elle devançait les exigences pour éviter ses colères. Elle lui a toujours été soumise comme un esclave à son maître.

– Aviez-vous des moments d'intimité ou de partage avec elle ?

---

1. On parle ici de *processus d'introjection*.
2. Abraham et Torok, *op. cit.*

> – Il n'y avait pas de communication à la maison. Rien, en dehors des emportements de mon père ou des remontrances de ma mère, toujours inquiète du qu'en-dira-t-on. On ne se disait rien et moins encore pour tout ce qui concernait l'intimité. Avec elle, c'était le silence radio. »

Veiller aux apparences, rester lisse, ne donner aucune prise au jugement des autres constituaient des impératifs incontournables sur lesquels reposait le mode éducatif maternel. Ne rien entendre, ne rien voir, ne rien sentir, ne rien dire de la souffrance était en quelque sorte la devise familiale. Anaïs a incorporé ce modèle et grandi aux côtés de parents étrangers, sourds et muets à sa détresse.

Dans la vie d'Anaïs, l'absence psychique de sa mère, laissant place au vide, s'est conjuguée à la vacance d'une autre place, celle de son père, omniprésent par son égocentrisme despotique mais totalement absent dans sa fonction paternelle.

Cette fonction fondamentale et d'essence symbolique place le père comme représentant et garant de la *Loi* porteuse de vie qui introduit l'enfant au monde (autre que maternel et familial), à la sublimation et à la civilisation. Cela implique que le père lui-même ait suffisamment intégré cette dimension symbolique, qu'il incarne la *Loi* et non qu'il fasse sa loi. Or, Anaïs n'a pu prendre appui sur cette figure paternelle contenante et structurante face à un père tyrannique, terrorisant et asservissant, confondant autorité et autoritarisme despotique.

> « J'ai toujours gardé mes distances avec mon père, avec qui aucune communication n'a jamais été possible. Il nous a toujours traités comme des boys devant exécuter ses volontés. Rien n'était discutable avec lui, il s'emportait pour n'importe quoi et avec n'importe qui... (Silence, puis, gênée) Il me faisait honte...

2 aussi, parce qu'il pouvait être pris par des fureurs de forcené. Avec lui, il n'y avait pas d'autres solutions que de tout ravaler et de rester à l'écart.

– De vous absenter de ce qui se passait en vous et autour de vous ?

– Oui, c'est ça... de me débrancher. Ne plus donner prise à rien. C'est comme si je faisais la morte... (silence). Au fond, c'est encore comme ça maintenant. Quand je me sens en difficulté, je fais la morte. »

C'est en effet sur ce mode privilégié de l'absence qu'Anaïs se place dans sa relation à elle-même, aux autres et au monde. C'est ce qu'elle remettra également en scène dans sa psychanalyse et notamment par la voie de ses manquements et déplacements réguliers de ses séances et, parfois, de ses disparitions sans plus donner signe de vie.

Une absence à la relation

Par ses absences, Anaïs tente de reprendre contact avec le monde étrange et désert de sa relation aux figures parentales. La mise en acte de ces absences agirait comme des retrouvailles familièrement étranges, et à la fois comme une tentative de se réapproprier et de transformer ce mode relationnel de son enfance resté d'actualité.

Ainsi, déplacer régulièrement et au dernier moment ses séances, comme en reporter le paiement ou oublier de me rappeler, semble traduire sa recherche de continuer à exister, durant ses absences, aux yeux du parent psychanalyste – restant dans l'attente de sa venue, de son paiement ou de son appel – et, de cette façon, de l'obliger à rester présent à elle.

De même, par ces agissements, Anaïs tente tout autant de transformer son vécu intériorisé de l'abandon en se posant, cette fois, comme actrice de l'absence et non plus en la subissant.

© Groupe Eyrolles

Toutefois, pour que son acte d'absentéisme participe pleinement à un travail d'assimilation psychique de ses vécus d'abandon, encore fallait-il qu'il puisse, pour Anaïs elle-même, produire du sens.

Face à sa difficulté de mise en pensée et en parole, le relais par les images – intermédiaires entre le corps et le langage – ouvrait un passage. J'ai privilégié cette voie avec elle, l'invitant régulièrement à traduire en images ses sensations, notamment celles de son corps douloureux.

Après un temps d'hésitation devant cet exercice qu'elle jugeait probablement incongru, Anaïs a commencé peu à peu à associer ses sensations à des images de « bois mort à la dérive », de « mer agitée, froide et sombre », de « décombres charriés par un fleuve en crue », d'une « demeure vaste à l'intérieur encombré, en vrac, où s'entassent des affaires appartenant aux anciens occupants et qui l'emprisonnent »… Elle a ensuite relié ses images au monde froid et sombre de son enfance, aux débordements de son père qui emportaient tout sur leur passage, à son monde intérieur « encombré » et « en vrac » rattaché à sa sensation d'un « poids mort » pesant sur elle.

L'écoute de ses sensations et l'accès aux ressentis et représentations qu'elles éveillaient va relancer une dynamique psychique vivante, notamment avec la réapparition de rêves, et la sensation d'« une renaissance ». Néanmoins, ces avancées restent fragiles.

En effet, Anaïs donne à ressentir et à vivre sa grande difficulté à investir, dans la durée, une relation profonde et de confiance, car celle-ci suscite immanquablement en elle tantôt la crainte de la perte de l'être cher, tantôt la peur d'un lien d'assujettissement à la personne. De même, être spontanée et vraie amène aussitôt en retour pour Anaïs le risque du désaveu, de l'abandon et de la honte conduisant à la perte de l'être aimé. C'est ce qu'elle exprime à l'occasion de certaines de ses séances.

« Je n'ose pas être moi-même avec les autres. Ici aussi, ça m'est difficile de tout dire. J'ai peur d'être jugée et rejetée. C'était comme ça avec ma mère. C'est comme ça avec mon mari. Cela a été pareil lors de ma première relation sexuelle. J'ai préféré faire cette expérience avec un garçon qui ne comptait pas pour moi plutôt qu'avec celui que j'aimais bien, de peur de le décevoir. »

Parallèlement à son angoisse de perte, Anaïs éprouve une quasi-impossibilité à s'engager dans des relations où elle ne se sent pas « sur un pied d'égalité ». En dehors de son lien à ses amies ou à son mari perçu comme « aussi dépendant » d'elle qu'elle de lui, toute autre forme de relation agite en elle le spectre d'un rapport d'assujettissement. Elle y relie sa crainte d'être « enfermée dans un carcan rigide », « prisonnière » et « sous emprise ».

Ces deux types d'angoisse traduisent la représentation d'un lien de dépendance totale à l'autre suscitant un sentiment catastrophique d'inexistence. Soit l'autre est vécu comme insécurisant (car toujours susceptible d'abandon), soit comme aliénant.

Face à l'angoisse d'inexistence que le lien de dépendance fait naître en elle, Anaïs a opté pour une position défensive de coupure et d'isolement. Ne pas lâcher prise (au sens de ne pas s'abandonner à elle-même) comme maintenir l'autre à distance constituent en effet des stratégies destinées à se protéger contre la perte ou l'assujettissement en gardant le contrôle sur soi et sur l'autre.

Nous avons vu combien l'absence d'une présence parentale suffisamment vivante et sécurisante ainsi que le défaut de communication affective et verbale avec son environnement proche ont très tôt installé Anaïs dans un vide intérieur envahi de sensations douloureuses débordantes, dans une anesthésie de ses émotions, sentiments et pensées, dans un vécu d'errance et de désolation. La coupure tant avec son monde intérieur et ses désirs qu'avec l'extérieur a pris racine dans le monde désolé et abandonné de son enfance. En même temps, elle a constitué une protection, coûteuse mais solide, contre la souffrance qui en résultait en instituant une barrière entre soi et soi-même et entre soi et l'autre, créant l'illusion d'une enveloppe protectrice extérieure à son corps.

Ainsi, ne pas se laisser aller à ressentir ni à dire, ne pas exprimer de besoin ni de tendresse, être désaffecté(e), se couper de soi et des autres peuvent être autant de modes de protection contre le sentiment de dépendance affective ressenti comme dangereuse pour l'existence même du sujet.

Ne dépendre de personne devient une nécessité impérieuse, et n'avoir besoin de personne le moyen mis en œuvre pour tenter désespérément d'y parvenir.

Cependant, l'histoire d'Anaïs (tout comme celle d'Armand) témoigne du coût élevé de ce mode de protection : solitude abandonnique, errance et vide, déconnexion avec la dimension animée et vivante de soi et du monde.

L'indifférence, variante du fonctionnement de la coupure, laisse elle aussi entrevoir la présence d'un lien de dépendance parfois massive et la tentative éperdue de s'en préserver.

L'indifférence et ses feintes : rien ne me touche

Rafaela, 29 ans, vient me consulter à la suite d'un état d'angoisse massif dans lequel elle a basculé depuis plusieurs mois. Elle éprouve la sensation, très vive et paniquante, que tout lui échappe. Agitée et perdue, elle est envahie de peurs non identifiées. Elle se ressent comme « une éponge qui absorbe tout » et passe ses nuits dans un grand sentiment de panique. Ce qui lui est brutalement arrivé reste pour elle « incompréhensible », sans raison apparente, et Rafaela, dans sa détresse, m'exprime son besoin impérieux de parler et de « comprendre ».

Rafaela ou l'indifférence protectrice

Au cours de sa psychanalyse, Rafaela va de plus en plus nettement repérer son fonctionnement inconscient de coupure avec la réalité qui l'environne, ainsi qu'un sentiment soutenu d'indifférence dans lequel elle se réfugie. À tout élément de réalité perçu comme déplaisant ou contraignant, elle répond sur le mode de l'ignorance ou du détachement. « Dans ces cas-là, je ne me sens pas concernée », répète-t-elle régulièrement.

Rafaela semble avoir revêtu l'indifférence telle une enveloppe protectrice. À l'image de la peau, toute enveloppe possède deux faces : l'une externe en contact avec son environnement extérieur, l'autre interne en relation avec ce qu'elle contient.

Au fil des séances, il apparaît que son enveloppe d'indifférence, dans sa face externe, a pour fonction essentielle de la prémunir, dans sa relation aux autres, contre deux types de vécus ressentis comme annihilants. Il s'agit avant tout pour Rafaela de se préserver, d'une part, d'un rapport d'envahissement et, d'autre part, du regard, des comportements et paroles envers elle, assimilés à des attitudes de rejet, de dépréciation ou de reproches.

Rafaela va, peu à peu, relier ses perceptions externes d'empiétement et de dévalorisation aux représentations spécifiques et propres à son monde interne.

> « Je me rends compte que les conseils, les demandes ou les remarques de mon entourage sont souvent justes et ont pour but de m'aider. Maintenant, j'y prête de plus en plus attention.

Avant, je considérais qu'on n'avait pas à se mêler de mes affaires ou alors je ne
me sentais pas concernée.
- Qu'est-ce qui prédominait en vous dans ces moments-là ?
- J'avais le sentiment soit qu'on essayait de me dominer, soit d'être une
incapable. »

Ce dont parle Rafaela se relie ici à la face interne de son enveloppe
d'indifférence, qui a alors pour rôle de la protéger de sa réalité intérieure
en se coupant de ses sensations et émotions, de ses sentiments d'agressivité, parfois intenses, de culpabilité et, au plus profond, de honte.

La puissance de ses représentations pendant longtemps inconscientes et,
en retour, le cramponnement à ses positions défensives de coupure et
d'indifférence ne permettaient pas à Rafaela ni à moi-même d'accéder
directement à sa problématique. Le recours à la richesse de ses images
internes nous offre une aide précieuse et ouvre un champ fructueux
d'associations, d'élaborations et de symbolisation.

« L'image qui me vient est celle de moi assise, les jambes et les bras croisés, au
fond d'un tunnel. Je suis assise, mais en même temps je me vois d'en haut.
- Est-ce un tunnel ou un puits ?
- Oui, l'image que j'ai est celle d'un puits et, à la fois, c'est le mot "tunnel" qui
me vient. »
À partir de son image interne ainsi que des affects et représentations qu'elle y
associe spontanément, Rafaela identifie :
« C'est moi enfant qui boude, qui reste enfermée dans mon coin... sur mes positions, qui en veux à mes parents, à ma mère, et qui veux les punir. »

Grâce à cette même image et d'autres encore (dont celle d'« *une tache
noire* »), elle décèle, dans un second temps, une autre face, plus cachée

105

dans l'obscurité du puits/tunnel, celle du sentiment de culpabilité et de la hantise de la honte, toutes deux mortifiantes et qu'elle cherche à fuir.

Sortir du tunnel

En écho à ses prises de conscience, Rafaela nourrit le désir de reprendre contact avec une appréhension plus juste de la réalité extérieure et de son monde intérieur. Des transformations s'opèrent, et les images évoluent.

> « Maintenant, je me vois accoudée sur le bord du puits, en appui sur mes bras pour me hisser. Mais mes jambes sont lourdes et pendantes comme si on me tenait aux chevilles. »

Rafaela est au « bord », mais sortir du « puits » éveille ambivalence et peur : elle sait que cela passe par des prises de conscience, des renoncements et le dépassement de ses peurs. Or, les résistances au changement jouent de tout leur poids : les « jambes sont lourdes et pendantes » et, par là même, freinent sa sortie.

Tout d'abord, quitter le puits c'est quitter la place d'enfant boudeur et vengeur. Rafaela en prend conscience et mesure combien le renoncement à ce qu'elle a depuis toujours exigé et attendu lui est coûteux.

Sortir du puits, c'est aussi oser affronter et dépasser son agressivité profonde et la culpabilité qu'elle engendre. Or, l'intensité des pulsions agressives et haineuses non intégrées conditionne le degré de la culpabilité ressentie. Lorsque ces pulsions sont d'une particulière acuité, la culpabilité qui en résulte devient persécutive. Afin de s'en préserver, la stratégie défensive mise en place consiste à scinder bon et mauvais, puis à projeter le mauvais à l'extérieur de soi. Nous retrouvons ici le clivage et la projection : les parts mauvaises sont attribuées à l'autre (tout est la faute de l'autre), tandis que les bonnes parts sont gardées en soi.

Rafaela a elle aussi, depuis l'enfance, dissocié ses différentes parts et octroyé à son entourage celles ressenties comme sombres ou déplaisantes, par lesquelles elle ne veut pas se sentir « concernée ». Se dégager de son sentiment lourd et persécutif de culpabilité implique d'identifier, puis de reconnaître et réintégrer ses sentiments agressifs.

Or, sa grande difficulté à intégrer ses pulsions agressives traduisait le défaut d'intériorisation de la capacité de ses proches à accueillir ses manifestations d'agressivité au temps de sa petite enfance.

Accueillir son agressivité

Ceci s'est bien entendu manifesté dans la relation psychanalytique où Rafaela est de nouveau envahie par la force de son agressivité muselée envers le « parent analyste », agressivité qu'elle distille de façon détournée mais constante.

Durant la première partie de sa psychanalyse, elle arrive et repart avec la mine sombre, reste enfermée dans la plainte et le ressassement, ne joue pas pleinement les règles du jeu. Elle fait l'impasse sur ses rêves, censure ses pensées ou s'enferme dans le mutisme.

Rafaela remet en scène l'enfant boudeur et vengeur. Inconsciemment, elle teste les capacités du parent analyste à supporter ses attaques et expérimente, de cette façon, si mon attention et mon intérêt pour elle sont bien réels.

Après une longue mise à l'épreuve, Rafaela devient en mesure de reconnaître et d'accueillir la réalité d'une présence à elle, constante et vraie, dans l'entièreté de sa personne.

En cela, l'image du puits prend toute sa force : la volonté seule ne suffisait pas pour en sortir, Rafaela avait besoin de l'aide de cette présence pour surmonter ses propres freins.

Ainsi a-t-elle franchi une étape essentielle : celle de pouvoir expérimenter que ses parts agressives ne détruisent pas le bon que l'autre lui porte, et de l'intérioriser. Rafaela peut alors s'acheminer vers une intégration de ses sentiments agressifs, vers une reconnaissance de l'autre dans sa réalité et vers une culpabilité supportable et intégrable[1].

Elle passera ce cap décisif lors d'un épisode particulièrement douloureux et psychiquement perturbant. Après un accident survenu à sa jeune sœur, Rafaela arrive à sa séance dans un état intense d'agitation et d'angoisse, convaincue de sa culpabilité dans les malheurs de sa sœur.

Grâce à son cheminement antérieur, elle est maintenant plus en mesure de faire face à sa réalité intérieure. Elle parvient à reconnaître l'omniprésence de ses sentiments haineux envers sa sœur, considérée comme une rivale. Elle repère l'existence de vœux de mort – nourris par l'enfant rageur et vengeur d'autrefois – puis accueille la présence d'une culpabilité et d'une vraie compassion ressenties par l'adulte d'aujourd'hui.

Rafaela, de nouveau, franchit une étape importante, celle de discerner fantasme et réalité et d'oser se laisser toucher par son sentiment de

---

1. Cette transformation intérieure correspond à ce que Mélanie Klein décrit du passage de la position paranoïde (caractérisée par une indistinction entre soi et l'autre, par les mécanismes de clivage et de projection et par une angoisse persécutive) à la position dépressive (caractérisée par une différenciation entre soi et l'autre, par le décroissement des phénomènes de clivage et de projection au profit d'une intégration du bon et du mauvais et par une culpabilité assumable et accompagnée du désir de réparation). Cette culpabilité est, selon Winnicott, « la seule culpabilité authentique ». (D. Winnicott, *La nature humaine*, Gallimard, 1990.)

culpabilité, par mon empathie et par la souffrance de sa sœur. Émue, bouleversée, elle pleure. Son enveloppe d'indifférence laisse place au cœur et aux émotions.

La peur du contact

Rafaela peut alors commencer à lever un troisième frein, celui d'oser être en contact avec l'autre et d'accueillir cette mise en contact sans être envahie par des sensations d'anesthésie ou par le dégoût. À de nombreuses reprises, elle m'avait confié combien tout contact, notamment physique, lui était difficile. Soit elle ne ressentait rien, soit cela éveillait « de la répulsion ». Ainsi était-elle habitée par la phobie du contact physique avec les autres.

À ce propos, Marie-Claude Defores écrit : « Le sujet se mobilise contre le risque d'une vampirisation énergétique. Il est pris dans une alternative relationnelle, soit n'avoir pas de contact avec l'autre qui compte, soit être englué dans les formes imaginaires de cet autre », parce qu'enfant, pour tenter d'être reconnu par son ou ses parents, « il a dû prendre les formes imaginaires qui régnaient dans leur tête[1] ». Quelle que soit la stratégie adoptée, la personne phobique est sous la terreur de se perdre « soit par absorption, en étant le complément imaginaire de l'autre, soit par dilution des contours, par défaut de contact[2] ».

Au moyen de son enveloppe d'indifférence, Rafaela avait choisi le refus du contact. Cette enveloppe, dans sa face externe, la protégeait de tout

---

1. M.-C. Defores, *La croissance humaine est une lente incarnation : l'image inconsciente du corps peut-elle en rendre compte ?, op. cit.*
2. *Ibid.*

contact extérieur vécu comme intrusif, et dans sa face interne évitait toute fuite ou tout dévoilement de son intérieur au regard de l'autre[1].

Ainsi, en se coupant de tout rapport direct et vrai dans sa relation aux autres, Rafaela pouvait-elle entretenir l'illusion de n'avoir besoin, et donc de ne dépendre, de personne. Il s'agissait en effet pour elle de se préserver de liens trop impliquants, qui éveillaient alors le risque de la remettre en contact avec une angoisse catastrophique de dépendance.

Comme Anaïs, Rafaela luttait à la fois contre la crainte de perdre l'être cher – en lien avec ses sentiments de culpabilité et de honte – et contre une angoisse de vampirisation par l'être aimé, notamment sa mère longtemps ressentie comme envahissante et asphyxiante. Rafaela ne se situait donc pas dans un rapport d'interdépendance. Son angoisse de perte et/ou d'absorption la plaçait *ipso facto* dans un rapport de dépendance totale à l'autre dont elle tentait de nier l'existence par le leurre de l'indifférence.

Le sentiment de la honte

Parallèlement aux résistances soulevées par son désir d'être plus vivante et en relation avec la réalité vraie et profonde d'elle-même, des autres et de la vie, Rafaela doit encore affronter – pour sortir du puits/tunnel – une peur mortifiante et jusque-là sans nom.

> « En ce moment, je ne me sens pas bien. Pourtant, je sens que des choses changent, que j'ai plus de recul et de capacité à relativiser. Mais il y a quelque chose qui me taraude, une angoisse qui me pèse et m'envahit.

---

1. Je me réfère ici au concept élaboré par Didier Anzieu dans son ouvrage *Le Moi-peau*, *op. cit.* Pour Anzieu, cette problématique signe l'existence d'une peau psychique percée ou perméable qui ne peut assurer ses fonctions de contenant et de frontière (entre intérieur et extérieur, entre soi et l'autre) de façon satisfaisante.

- À quoi ressemble cette angoisse ?
- La seule image qui me vient est celle d'une tache noire.
- Comme quelque chose qui fait tache ?
- Oui, c'est ça... comme faire tache ou avoir une tache... ou vous savez, comme lorsqu'on traite quelqu'un de tache. »

À partir de l'image de la tache, Rafaela verbalise sa peur d'être exposée aux regards des autres et sa sensation de « froid » et d'un « poids très lourd » en elle. Peu à peu, au fil de ses associations et à l'aide de rêves récents, elle réalise que ce « poids très lourd » est celui de la honte.

> « Cette tache, ce poids, c'est la honte. C'est exactement ça, je me sens comme une tache dans le regard des autres. D'ailleurs, je fuis toujours le regard des autres et, dans la rue, je marche tête baissée. À mon travail, c'est pareil, je me sens toujours très mal à l'aise quand mon patron est là... j'ai l'impression d'avoir tout le temps son regard sur ce que je fais. »

Son évolution et les transformations opérées en elle l'acheminent vers la sortie du puits/tunnel. Mais en sortir implique de quitter l'obscurité de ce lieu imagé et d'accéder à la lumière du jour. Rafaela en ressent le désir, mais les réticences sont puissantes, car venir à la lumière équivaut encore pour elle à « être exposée aux regards des autres » et se sentir « mise à nu ».

Son cheminement psychanalytique réactive la terreur d'un vécu ancien, profondément enfoui et recouvert par son enveloppe d'indifférence. C'est celui du mépris qui déchoit et avilit, celui avec lequel elle fut en contact dès sa venue au monde.

Tout au long de sa psychanalyse, Rafaela réaborde régulièrement le temps douloureux de sa naissance qui a laissé en elle des inscriptions profondes : née après terme et par césarienne, elle arrive au monde sans la présence consciente et rassurante de sa mère (anesthésiée totalement), seule face à un environnement ressenti comme hostile.

En effet, dans le témoignage recueilli auprès de ses parents (émigrés espagnols alors récemment installés en France), l'obstétricien apparaît comme un homme désagréable, méprisant, et probablement animé de sentiments xénophobes. Les sensations d'alors − principal lien du nouveau-né à son environnement − avec lesquelles Rafaela parvient à se reconnecter sont celles d'un « arrachement », d'un « froid glaçant », d'un accueil hostile et rejetant.

Cette expérience inaugurale de son arrivée dans un monde étranger, brutal et froid, n'a pu être suffisamment relayée par la présence affectueuse et attentionnée de sa mère, d'abord sous l'effet de l'anesthésie, puis sous l'emprise de la douleur due à sa césarienne (dont elle cicatrisera très difficilement malgré une nouvelle opération quelque temps plus tard). L'indisponibilité de la mère, happée par sa souffrance et son pénible rétablissement, a ainsi avivé la blessure d'une arrivée désastreuse.

Lors de séances, Rafaela relie spontanément sa difficulté à sortir du puits aux conditions douloureuses de sa naissance. De même, certains de ses rêves en témoignent :

> « Je viens de prendre l'avion et j'arrive dans l'aéroport de Madrid. Je marche d'un bon pas dans le couloir. L'endroit est lumineux. Il fait beau, c'est l'été. Puis, lorsque je m'approche du hall d'accueil, je vois au loin ma mère et tous ceux de ma famille qui m'attendent. Au fur et à mesure que je me rapproche, je vois leur regard mécontent. Ils sont en colère. Ils me reprochent mon retard ; par ma faute, je vais rater mon avion pour rentrer en France. Je ne comprends pas et je suis déçue. Tout s'est brutalement assombri. Je me sens humiliée et incapable. »

Rafaela relie son rêve à sa naissance : son arrivée au monde retardée (après terme) et à laquelle elle ne peut rien, sa joie, puis l'accueil hostile, glacial et réprobateur qui l'attend, son sentiment d'être chassée, son incompréhension, sa terrible déconvenue, l'assombrissement des couleurs de la vie et son vécu mortifiant de honte.

Ses sensations de froideur et de rejet reprendront de la vigueur avec l'arrivée de sa jeune sœur ; ce ressenti est ensuite entériné par des vécus ultérieurs (moqueries d'un oncle, harcèlement par des camarades d'école) ingérés comme la confirmation de sa part honteuse et de sa disgrâce. Enfin, sa hargne et ses pulsions vengeresses alourdiront son sentiment de honte.

En miroir à ces vécus humiliants, Rafaela ne s'aime pas.

> « Je me trouve moche, disgracieuse. Je ne me regarde jamais dans la glace, c'est comme une phobie... quand je me vois, c'est l'horreur, je ressens de la répulsion et je me sens accablée. »

Rafaela ne peut pas se voir, au sens propre comme au figuré.

De même, elle adopte une attitude constante de disqualification d'elle-même. Elle sait, dit-elle, avoir des qualités, mais sans y croire vraiment. Elle se ressent comme « une incapable » et comme « une tache ». Rafaela est cernée et rongée par un puissant sentiment de honte d'elle-même.

La honte produit une émotion profondément affligeante et désintégrante[1]. En outre, elle est un sentiment qui ne se partage pas[2] et, plus

---

1. Voir dans ce sens S. Tisseron, *La honte, psychanalyse d'un lien social*, Dunod, 1992.
2. Si la honte est, selon Tisseron, « contagieuse », elle n'est cependant pas partageable dans le sens où elle reste un sentiment tu, dissimulé et surtout porté et vécu au plus profond de la solitude de la ou des personnes, y compris entre celles ayant subi la même « contagion ».

encore, que l'on doit cacher. Pour cela, et afin de survivre à ses effets mortifiants, la priorité et même l'urgence consistent à l'étouffer et à la recouvrir par le truchement inconscient d'autres sentiments.

Armand a inconsciemment privilégié le sentiment de haine. Rafaela, quant à elle, l'a recouverte par un puissant sentiment d'indifférence lui permettant de s'en dissocier. Comme le note Marie-Claude Defores, « dans les états de dissociation […] il n'y a plus ni sensations ni sentiments. Les personnes […] ont comme une anesthésie des sens, de l'émotion et de l'affect. Le but est atteint, puisqu'elles ne sentent plus, elles ne souffrent plus[1]. »

Honte et dépendance

De cette façon, en ne se laissant toucher par rien et en n'éprouvant rien, Rafaela tentait de maîtriser tout retour possible de honte, et conjointement de se détacher de tout ressenti de dépendance. Honte et dépendance sont à mon sens intimement liées.

En effet, la honte n'est éprouvée que par rapport à une situation, un comportement, des paroles… et au regard d'une ou plusieurs personnes ou d'un groupe (familial, social…) dont dépendent notre sentiment d'estime de soi et notre lien d'attachement ou d'appartenance.

Serge Tisseron rappelle la nécessité de ces liens, « psychiquement essentiels » pour tout sujet, y compris pour l'enfant, à son entourage proche mais aussi aux communautés (institutionnelle, religieuse, culturelle…) auxquelles il appartient[2].

---

1. M.-C. Defores, *op. cit.*
2. S. Tisseron, *op. cit.*

Porter une honte met alors en danger ces liens d'attachement et d'appartenance, par la menace d'exclusion, et pire encore, de bannissement qu'elle fait peser.

La honte est donc étroitement associée à ces liens dont nous dépendons du point de vue de notre identité, de notre estime de soi et de notre appartenance. En quelque sorte, la honte est en étroite relation avec nos rapports de dépendances (affectives notamment), nous pourrions dire : pas de honte sans lien de dépendance.

Mais conjointement, la honte peut être tout autant constitutive d'un état de dépendance. Tous les vécus lourds de honte plongent l'individu dans une situation de total abandon, de béance hémorragique et de dépendance absolue envers ceux de qui relèvent la peine et la levée du bannissement.

Enfin, un troisième volet du lien honte et dépendance concerne les situations de dépendances lourdes à des produits (alcool, drogue, antidépresseurs, etc.) ou à des personnes. Ces états de dépendance produisent un sentiment honteux pour le sujet qui, bien souvent, tente de dissimuler au regard des autres, potentiellement « honnisseurs », l'objet de sa honte. Ainsi en est-il par exemple de la personne alcoolique ou boulimique.

Cela est tout aussi vrai dans le domaine relationnel. Il n'est pas rare, par exemple, de pressentir chez des personnes âgées, très dépendantes de leur entourage, un sentiment de honte, ou de constater auprès d'autres le désespoir mêlé de honte que représenterait pour elles la fin de leur autonomie.

De même, les personnes habitées par un sentiment de grande dépendance affective éprouvent, plus ou moins consciemment, de la honte. Catherine, Marthe ou Jeanne évoquent leur lien de dépendance à l'être cher comme un aveu honteux. Iris, « accro » à Alexandre dont elle tentait de se séparer, parlait de « rechute ». D'autres encore, comme Armand, Anaïs et Rafaela, fuient tout autant leurs sentiments de dépendance que de honte.

Ainsi, pour Rafaela, culpabilité, honte et dépendance produisaient un sentiment d'horreur et sont demeurées longtemps honnies et bannies de sa conscience. Revêtue de sa cuirasse d'indifférence, elle restait détachée de tout ressenti conscient. Toutefois, son sentiment d'indifférence ne constituait pas seulement une enveloppe mais aussi une feinte. La feinte de l'escrimeur qui trompe ses adversaires pour mieux leur porter attaque. La feinte de celui qui simule des sentiments pour mieux dissimuler leur réalité.

Pour Rafaela, la réalité à dissimuler tenait principalement à son rapport de grande dépendance à ses parents. Ce mode de relation était lui-même maintenu par d'autres réalités masquées : le deuil non fait de ses attentes incomblées, l'évitement de sa réalité intérieure et son mépris démesuré d'elle-même. Les prises de conscience successives de ses attentes infantiles, de sa culpabilité et de son lourd sentiment de honte constituent des étapes fondatrices et décisives qui, à leur tour, produisent des transformations en profondeur.

Désormais, Rafaela ne se réfère plus au puits mais parle de « tunnel ». Voici ce qu'elle en dit :

> « L'image de moi que j'ai maintenant est de me voir sortie du tunnel... mais pour le moment, je suis dans l'ombre de ce tunnel, pas encore en pleine lumière. »

Une véritable évolution – et même révolution – s'opère. Nous en reprendrons le cours dans la troisième partie de ce livre.

Don Juan : je les aime toutes

Contée pour la première fois par un moine espagnol, Tirso de Molina, vers 1630[1], la légende de Don Juan, séducteur hors pair, provocateur et impénitent, a été reprise depuis le XVIIᵉ siècle par une multitude d'auteurs et mise en scène dans près de trois mille œuvres théâtrales, poétiques, cinématographiques et lyriques avec le célèbre opéra *Don Giovanni* de Mozart[2].

Ces innombrables récits aux multiples variantes et ses nombreux créateurs défèrent à l'histoire de Don Juan un statut de récit collectif. De même, son rattachement au sacré, sous les traits de la statue du Commandeur, et à des thématiques humaines fondamentales (dont la sexualité, la culpabilité, le châtiment, le divin et la mort) lui octroie un caractère universel traitant de « l'éternel humain » par la voie de « symboles impérissables[3] ». Ces diverses caractéristiques confèrent ainsi à Don Juan la dimension de mythe.

Un insatiable jouisseur

Au travers des différents récits, les principaux aspects récurrents consistent en la narration des entreprises de séduction de Don Juan – aristocrate accompagné de son inséparable valet – auprès de femmes, nobles ou paysannes, ayant pour traits communs d'être à la fois jolies et engagées par

---

1. Œuvre imprimée en 1634 sous le titre : *El Burlador de Sevilla y convidado de piedra* (« L'Abuseur de Séville et le festin de pierre »). Cependant, si l'on attribue communément l'origine du personnage à cette œuvre, la plus ancienne personnification connue de Don Juan se trouve dans une comédie espagnole parue avant 1620.
2. Ses créateurs, dans la suite de T. de Molina, sont innombrables. En voici quelques-uns parmi les plus célèbres : Baudelaire, Byron, A. Dumas père, M. Frisch, M. Kundera, Lenau, Mérimée, Molière, H. de Montherlant, Mozart et son librettiste L. Da Ponte, Pouchkine, E. Rostand, R. Vaillant.
3. O. Rank, *Don Juan et le double*, Petite Bibliothèque Payot, 2004.

ailleurs. Après avoir recouru à tous ses talents d'ingéniosité et d'imposture pour séduire la belle, et obtenu ses grâces, Don Juan l'abandonne à son triste sort, esquive le courroux suscité par sa forfaiture, fuit et repart à la conquête de nouvelles victimes, objets de son insatiable convoitise. Sans foi ni loi, si ce n'est celle de son avidité, Don Juan nargue les conventions, les regrets et les larmes, défie ses adversaires, la morale, le châtiment terrestre comme divin et la mort. Il adressera son ultime et suprême défi à la statue du Commandeur – spectre du père d'une de ses jeunes victimes – en lui rendant visite puis en acceptant son invitation à le suivre au mépris de sa vie, finalement plongée et consumée dans les feux de l'enfer.

Homme au cœur desséché, insensible à la détresse de l'autre, Don Juan, séducteur irrésistible, est dévoré par la passion de posséder (au sens d'avoir et de tromper) celles qui ne lui sont pas destinées ; il revendique « une pente naturelle à [se] laisser aller à tout ce qui [l']attire[1] ». Ainsi Don Juan apparaît-il sous les traits du jouisseur et du prédateur fondant sur sa proie, sans scrupule ni remords.

> « J'ai saisi mainte femme en mes fortes serres après l'avoir entraînée sur la couche du désir ardent et jamais je n'ai ressenti de remords quand de mon lit elle s'écroulait dans le tombeau[2]. »

Érigeant au rang de loi, au-dessus de toute autre, celle d'assouvir « l'impétuosité de [ses] désirs[3] », Don Juan voue le reste du monde au mépris et au défi. Aucune culpabilité ne le tiraille, aucune volonté de repentir ne l'anime y compris devant les sollicitations divines auxquelles il répond :

1. Molière, *Dom Juan*, Petits Classiques Larousse, 2001.
2. Lenau, *Don Juan*, Aubier, 1931.
3. Molière, *op. cit.*

« Non, non, il ne sera pas dit, quoi qu'il arrive, que je sois capable de me repentir[1]. »

Ainsi, ce ne sont pas véritablement les femmes qui le font courir, mais la recherche du « tumulte de la jouissance » sans fin et sans borne, devenue son « dieu » et pour laquelle il veut « enfoncer hardiment les portes solides de l'Éden et [...] abattre l'ange gardien du portail[2] ». Don Juan vit sous le règne de la satisfaction immédiate, de l'insatiabilité et de la transgression, finalité et volupté suprême de sa jouissance.

À cet égard, la version de Lenau est édifiante. C'est précisément par la jouissance de la transgression suprême, celle de la profanation du sacré, que l'auteur ouvre le récit des forfaits donjuanesques. Corrompre le vœu de chasteté et bafouer la piété des moines du monastère dont il est l'hôte du moment – par l'introduction de jeunes filles tentatrices, déguisées en pages –, tel est alors ce qu'il prémédite avec délectation et mettra à exécution.

> « Comme je vais alors me gausser des moinillons, quand ils succomberont sous vos douces armes, quand en plaisantant vous ferez des vœux par couple, en sorte que de vives flammes jailliront des frocs et que dans l'ivresse du monastère, pour notre joie, retentira sévère l'impuissant effroi du supérieur[3]. »

Une parole manipulatrice

Pour parvenir à ses fins, Don Juan détient et utilise des armes redoutables. Dans un premier temps, il piège et ravit sa victime, généralement par un

1. *Ibid.*
2. Lenau, *op. cit.*
3. *Ibid.*

discours trompeur et séducteur et, si besoin, par le travestissement de sa personne (en se faisant passer pour autre, pour l'amant légitime par exemple). Puis, sa victime conquise (bien souvent la femme convoitée mais pas exclusivement), et la pulsion de possession assouvie, Don Juan s'en détourne sans regret, l'abandonnant à la douloureuse prise de conscience de son infortune et de son avilissement.

> « On goûte une douceur extrême à réduire, par cent hommages, le cœur d'une jeune beauté [...], à combattre [...] l'innocente pudeur d'une âme qui a peine à rendre les armes [...], à vaincre les scrupules dont elle se fait un honneur et la mener doucement où nous avons envie de la faire venir. Mais lorsqu'on en est maître une fois, il n'y a plus rien à dire ni rien à souhaiter ; tout le beau de la passion est fini[1]. »

Abus, mensonges, feintes, tromperies, imposture et trahison constituent des instruments très opérants au service de la réalisation de sa quête de jouissance. Mais l'arme essentielle et la plus puissante dont Don Juan dispose est celle du langage. En effet, outre l'art de la rhétorique qu'il possède, Don Juan use de celui de la manipulation de la parole en détournant sa fonction et sa valeur.

La fonction essentielle du langage est avant tout celle de l'expression verbale (de nos pensées, ressentis, attentes, de ce qui nous habite ou nous meut, etc.), et de « porter sa pensée, au plus juste de ses intentions, vers l'autre qui ne la connaît pas[2] ». La parole appartient au registre de la mise en mots et permet l'accès à la compréhension de soi et de l'autre en tant

---

1. Molière, *op. cit.*
2. A. Bentolila, « Le pouvoir des mots », *À L'écoute*, n° 150, juin-juillet 2006.

qu'individus foncièrement différents. Son véritable rôle – et, en cela, son juste pouvoir – tient ainsi dans sa fonction de médiatisation entre soi et l'autre, entre ce qui est de l'ordre du familier et de l'étranger.

Or, Don Juan recourt au langage non comme médiateur entre lui et l'autre, mais comme vecteur de ses agirs sur l'autre. Il n'investit pas la parole comme moyen de communication véritable avec l'autre, mais comme outil d'assujettissement et de manipulation. Ici, parler ne relève plus de la mise en mots mais du registre de la mise en acte.

Ainsi utilise-t-il son éloquence pour introduire la confusion dans l'esprit de son interlocuteur. La parole n'est plus moyen de compréhension et d'échange mais acte mensonger au service de l'imposture et de l'hypocrisie dont il vante les mérites.

« L'hypocrisie est un vice privilégié qui, de sa main, ferme la bouche à tout le monde, et jouit en repos d'une impunité souveraine[1]. »

Aussi, de cette façon, la parole est également attaquée dans sa valeur de vérité et de crédibilité.

Fuir le lien de dépendance

Abuseur et jouisseur sans scrupule ni sentiment, Don Juan apparaît détaché de tout lien affectif, passant d'un cœur à l'autre et se présentant comme l'amant en puissance de toute la gent féminine.

« Mon cœur est à toutes les belles, et c'est à elles à le prendre tour à tour et à le garder tant qu'elles le pourront », déclame-t-il[2].

1. Molière, *op. cit.*
2. *Ibid.*

Les « aimer » toutes, c'est n'être engagé envers aucune et, au fond, se défendre de dépendre de quiconque.

Don Juan apparaît alors sous les traits du dupeur qui se fait lui-même dupe. Dupe de la réalité qu'il évite en fuyant toute désillusion succédant à la *lune de miel*, et cela au bénéfice de « l'ivresse » à préserver au-dessus de tout. Ainsi quitte-t-il la belle du moment « avant que le charme ait disparu[1] ». Dupe de la réalité de la frustration de ses désirs « en dépréciant à ses yeux ce qu'[il] désire et en cessant d'aimer l'objet de son désir[2] ». Réduire l'autre au rang d'objet de satisfaction et d'un *faire-valoir* revient en effet à lui nier toute véritable valeur. De cette façon, Don Juan n'a rien à en attendre ni à en dépendre.

À l'image de sa vie – où il ne cesse de fuir d'une ville à l'autre, d'un pays à l'autre –, Don Juan, dupeur et dupe, fuit toute réalité de dépendance à autrui. Il nie par tous les moyens cette réalité, avec une force à la mesure de l'angoisse qu'elle suscite.

Divers éléments attestent de son obsession, voire de sa rage à anéantir la réalité du lien de dépendance à l'autre. Ainsi, Don Juan ne se laisse pas toucher par les sentiments ni la détresse de l'autre, ne s'attache à personne et refuse tout engagement en affirmant que cela « ne compatit point avec [son] humeur[3] ».

De même, autre caractéristique particulièrement éclairante, Don Juan exerce principalement son talent d'imposteur et d'abuseur au regard de relations comportant un lien d'engagement. Dans ce sens, il met toute sa

---

1. Lenau, *op. cit.*
2. M. Klein et J. Rivière, *L'amour et la haine*, Petite Bibliothèque Payot, 2006.
3. Molière, *op. cit.*

fougue à détourner les belles destinées au couvent (Done Elvire) ou au mariage (Charlotte chez Molière, la duchesse Isabelle chez Lenau). Il porte attaque aux sentiments et devoirs religieux en outrageant les sacrements du mariage ou des ordres, ou bien encore en dédaignant les appels au repentir. Il manifeste son mépris pour le respect filial en bernant et humiliant son père. Il ridiculise le pauvre faisant appel à la générosité du riche ou le créancier venant recouvrir son dû[1]. Il ne respecte pas ses obligations envers son valet à qui il ne paie pas ses gages.

Ainsi, dans chacune de ses « relations », soit il transgresse une loi, soit il n'honore pas ses engagements ni sa parole. Don Juan s'ingénie à ne dépendre de personne et à inverser le rapport de dépendance lorsqu'il se rappelle à lui. La scène de la visite de M. Dimanche, marchand, est à cet égard parlante[2]. Par sa faconde, Don Juan parvient ici à *retourner* les rôles, en plaçant le créancier en position de redevabilité. De même, il rend dépendants de lui ceux-là mêmes envers qui la dépendance se profile : d'homme séduit il devient séducteur irrésistible, de maître dépendant de la complicité de son valet pour accomplir ses méfaits il devient – en reportant indéfiniment le paiement des gages – maître chanteur.

Angoisse de la dépendance

Incontestablement, Don Juan semble éprouver une vive horreur envers tout ce qui éveille un lien de dépendance. Qu'est-ce qui nourrit une telle horreur ? Contre quelles angoisses de dépendance lutte-t-il désespérément ?

---

1. Personnages du Pauvre et de M. Dimanche dans Molière.
2. Molière, *op. cit.*

Quelques-unes de ses « confidences », chez les différents auteurs, peuvent nous éclairer :

- à son frère Don Diègue : « La possession produit en moi le vide, une tristesse morne », ou encore : « L'haleine d'une femme, aujourd'hui printanière, demain peut-être m'oppressera comme un souffle de cachot.[1] »
- à son valet Gracioso : « Jamais je n'ai éprouvé de remords d'avoir quitté celle qui croyait m'étreindre pour toujours[2]. »
- à son valet Sganarelle : « J'aime la liberté en amour, tu le sais, et je ne saurais me résoudre à renfermer mon cœur entre quatre murailles[3]. »

La relation, et *a fortiori* l'engagement, semble donc pour Don Juan ressortir d'un rapport de *possession* et d'aliénation produisant des sentiments de vide, de désolation, d'oppression, d'enfermement et de désappropriation. Don Juan apparaît ici sous les traits du phobique pour qui le contact durable avec l'autre éveille horreur et répulsion.

D'autre part, des angoisses de perte et d'abandon semblent également à l'œuvre. Don Juan ne cesse de devancer la séparation, en la mettant en acte dès la femme séduite. Don Juan abandonne plutôt que d'être abandonné. En quelque sorte, il ne perd pas l'autre puisqu'il n'en est ni privé ni abandonné. En outre, par ses multiples conquêtes et sa chasse sans cesse renouvelée, il procède en un fractionnement du bon, constamment convoité, qui lui permet de limiter les risques de perte. Grâce à ses diverses stratégies, Don Juan tente de se protéger contre la perte et l'abandon en les reportant sur ses partenaires du moment.

---

1. Lenau, *op. cit.*
2. *Ibid.*
3. Molière, *op. cit.*

Par ailleurs, son « ambition des conquérants » et son rêve « comme Alexandre, […] qu'il y eût d'autres mondes, pour y pouvoir étendre [ses] conquêtes amoureuses[1] » manifestent aussi un sentiment d'intense avidité qui révèle un vide intérieur sans fond.

Peut-être pouvons-nous entrevoir ici un autre pan du sentiment de « vide » : le douloureux constat que posséder, même en abondance, ne remplit pas ce vide abyssal qui l'habite. Bien au contraire, il ne fait que l'accentuer.

Son appétit insatiable de sensations voluptueuses, son absence d'attachement et d'implication envers les autres ainsi que sa vie relationnelle instable et changeante suggèrent alors l'image du toxicomane dans son rapport aux autres et à l'existence.

La figure du pervers narcissique

La personnalité de Don Juan, comme du toxicomane, est en effet celle du pervers narcissique[2], envieux de ce que l'autre possède et qui tente de se l'approprier et de s'en rassasier en « un grand festin[3] ».

Il n'est d'ailleurs pas anodin de retrouver le terme de « festin » dans le titre même de l'œuvre fondatrice de Tirso de Molina (*L'Abuseur de Séville et le festin de pierre*), ni de constater la terrible fin de Don Juan précisément lors de ce festin.

---

1. Molière, *op. cit.*
2. Par perversion narcissique, il faut entendre un type de perversion, non pas sexuelle, mais « morale opérant dans les relations du sujet avec son entourage : une façon particulière de se mettre à l'abri des conflits internes en se faisant valoir aux dépens de l'entourage » ; P.-C. Racamier, « Perversion narcissique dans la famille du psychotique », revue *Dialogue*, n° 99, 1988.
3. A. Eiguer, « Le tissu effiloché, ou les complicités perverses du toxicomane et de sa famille », *Ibid.*

Chez Lenau, lorsque la sensualité et la quête de jouissance s'émoussent, s'ouvrent alors les portes du dépit, de l'amertume, du néant et de la mort. Voici ce que Don Juan en dit : « L'ardeur de mon sang s'est consumée, je me sens déjà en quelque sorte décomposé ; [...] tout le désir [...] est tombé en léthargie [...] et pour moi subitement le monde devenu désert s'est couvert de ténèbres[1]. »

Ainsi, l'insatiabilité – signe du manque et d'une angoisse de vide intérieur incommensurable – nous introduit sur un dernier type d'angoisse qui anime tout son être : l'angoisse de castration.

Tout au long de sa vie, Don Juan met en œuvre toute son énergie et sa virtuosité à nier et refuser la réalité de la *castration*[2] que sa volonté d'omnipotence et son arrogance tentent perpétuellement de battre en brèche. Assoiffé, sans limite, fuyant l'horreur que la frustration représente pour lui, Don Juan se veut tout-puissant, et imagine en conséquence ne dépendre de personne.

Selon P.-C. Racamier, « les pervers narcissiques sont des personnes qui ne doivent rien à personne, n'attendent rien de personne, et ne sauraient

---

1. Lenau, *op. cit.*
2. Le terme de castration, au sens psychanalytique, renvoie à la nécessité – pour accéder à une vie psychique riche et évoluée – de transformer nos pulsions destructrices, de renoncer à la réalisation immédiate de nos envies, de supporter la frustration qui en résulte pour une satisfaction différée et réaménagée, d'intégrer les interdits (de meurtre, d'inceste, etc.) garants de vie et d'accepter notre condition humaine d'êtres limités, c'est-à-dire non tout-puissants et mortels. L'acceptation de la castration introduit, dans un second temps, à ce que F. Dolto nomme « les fruits de la castration », c'est-à-dire à une vie psychique et relationnelle plus développée et accomplie. Ainsi, l'acceptation par l'enfant de l'interdit de l'inceste lui ouvre, plus tard, le champ libre à toutes personnes, autres que celles de sa famille, comme partenaires amoureux et sexuels potentiels. À l'inverse, rester fixé à son désir incestueux l'empêchera de se tourner ailleurs et limitera son accès au vaste champ des relations humaines.

jamais être en dette ni en infériorité par rapport à personne ». À l'extrême, ils se considèrent comme n'ayant « ni père ni mère, puisque l'on *doit* la vie à ses parents, que cela plaise ou non[1] ». C'est bien cette réalité que Sganarelle souligne à son maître : « Est-ce que vous vous êtes fait tout seul, et n'a-t-il pas fallu que votre père ait engrossé votre mère pour vous faire[2] ? » À cela, Don Juan ne répond pas, si ce n'est par le dédain et l'indifférence.

De même, dans sa volonté de toute-puissance, il se dresse en provocateur effronté. Don Juan défie les hommes (pères, maris et frères), les interdits (dont le meurtre), les convenances, Dieu (méprisant les offres de salut, narguant la statue du Commandeur) et la mort. Ce dernier défi est d'ailleurs particulièrement révélateur de son déni de la castration, puisque la mort représente la castration humaine suprême.

Chez Lenau, la fin du récit diffère de la version traditionnelle : Don Juan brave la mort en provoquant en duel Don Pedro, fils du Commandeur, venu lui demander réparation. Bien qu'ayant l'avantage sur son adversaire, Don Juan lance un ultime défi en jetant son épée et se laissant transpercer par son ennemi. Par ce geste, il ne se rend pas, bien au contraire : il rabaisse son adversaire en le frustrant d'une vraie victoire, et signifie à l'autre autant qu'à lui-même qu'il est et demeure le Maître absolu, y compris de sa mort.

Jusqu'à son dernier souffle, Don Juan jouit de son plaisir à se faire valoir aux dépens des autres et, comme le souligne Racamier à propos du pervers narcissique, va « jusqu'à […] se faire prévaloir aux dépens de soi-même et

---

1. P.-C. Racamier, *op. cit.*
2. Molière, *op. cit.*

de sa propre vie [...] dans l'aspiration à se sentir plus fort que la vie même, et plus fort que la mort[1] ».

Vampirisation, dilution, perte, abandon, vide et castration sont toutes des formes d'angoisse que le lien de dépendance (notamment affective) à autrui peut éveiller ; elles s'avèrent particulièrement actives chez Don Juan. Sa volonté d'être plus fort que tout et au-dessus de tout traduit sa tentative d'exorciser son effroi de la castration et de ses hydres ainsi que sa terreur de la dépendance, condition à laquelle nous sommes pourtant tous assujettis en tant qu'humains.

Vers une lecture psychanalytique du mythe

De l'enfance de Don Juan et des origines de son épouvante, nous ne savons bien entendu rien. Toutefois, à partir d'une lecture interprétative du mythe, nous pouvons envisager l'hypothèse d'une emprise séductrice de sa mère sur lui.

Nous constatons en effet qu'avant de revêtir son apparat de séducteur, Don Juan est en premier lieu séduit par les belles qu'il courtise. Le vocabulaire utilisé, et récurrent, traduit cet effet de séduction.

Don Juan dit avec insistance combien il est sous le « charme », « l'enchantement », « l'envoûtement », « le ravissement » de ces beautés qui, je le répète, ont toutes pour particularité d'être liées ou promises à un autre ; ce qui précisément caractérise la situation de la mère pour l'enfant.

De son côté, Freud relève : « Celle-ci [la mère] ne se contente pas de nourrir, elle soigne l'enfant et éveille aussi en lui maintes sensations physiques, agréables ou désagréables. Grâce aux soins qu'elle lui prodigue,

---

1. P.-C. Racamier, *op. cit.*

elle devient sa première séductrice. » En outre, par cette relation primordiale et fondatrice, la mère devient « le prototype de toutes les relations amoureuses ultérieures[1] ».

Don Juan n'a certainement pas échappé à ces lois de la psyché. Il fut probablement, lui aussi, soumis à la séduction maternelle et, en tant que petit enfant, de façon passive[2].

De cette position passive peut découler un vécu d'impuissance et d'effraction qui, à son tour, produit une situation d'abus. C'est ce que semble dénoncer Don Juan qui, dans différentes variantes, dit être « victime du plaisir[3] » et « que ce sont les femmes qui abusent de [lui][4] ».

Être soumis, victime ou abusé suppose que l'on se trouve sous le pouvoir d'un autre dont, à ce moment-là et pour différentes raisons, on est entièrement dépendant. Sortir de cette position s'avère alors vital pour s'extraire de vécus de perdition ou de désintégration, et pour lutter contre les angoisses de vampirisation, de désappropriation et de mort qui peuvent en découler. Don Juan tente de s'y soustraire précisément en inversant, dans la relation de séduction, le rapport passif/actif. De séduit, il devient impérieusement séducteur. En quelque sorte, le rapport maître/esclave ou bourreau/victime s'inverse.

Une autre approche peut confirmer l'hypothèse d'une séduction maternelle primaire, celle de l'empire des sens et de la volupté dont Don Juan est captif. Sur cette base, je reprendrai le constat d'Eiguer selon lequel

---

1. S. Freud, *Abrégé de psychanalyse*, PUF, 1951.
2. Le petit humain n'est jamais acteur de la séduction mais la subit ; en cela on parle de séduction passive.
3. Lenau, *op. cit.*
4. Max Frisch, *Don Juan ou l'Amour de la géométrie*, Gallimard, 1991.

une des caractéristiques, dans les familles à composante perverse, repose sur le défaut de relation suffisamment étayante du parent, particulièrement de la mère, envers l'enfant. Ce manque est souvent compensé par une réponse maternelle, mais aussi familiale, appartenant au registre de la sensualité, notamment par le biais de liens « hyperérotisés ». Le « mal d'amour et de reconnaissance » est alors comme annulé par une recherche frénétique de « volupté » qui s'y substitue[1].

Peut-être Don Juan a-t-il souffert de ce défaut d'investissement maternel structurant ? Nous pouvons en pressentir son cruel manque à partir des différents récits desquels la mère reste, à ma connaissance, invariablement absente. À la différence du père de Don Juan, soit elle n'y apparaît pas, soit une courte et fugace référence à son existence est mentionnée.

La version de Milosz ne faillit pas à la règle mais est édifiante par la dureté sidérante des seuls mots avec lesquels Don Juan en parle : « une bête sans âme et sans cœur, et sans nerfs à qui ma chair depuis donna le nom de mère[2] ».

De même, et toujours à partir de la plume de Milosz, nous pouvons envisager un défaut d'étayage paternel. Don Juan déclare à son père mourant : « D'un terrible amour d'enfant je vous aime. » Puis, peu après, sous le poids de la rage et dans cet instant de vérité que l'approche de la mort rend propice, le fils amer déverse, dans une très longue tirade, tout son dépit et son mépris pour son père et sa vie d'hypocrisie, d'imposture, d'avilissement et de luxure, masquée sous le couvert des ors et des honneurs immérités de son rang[3].

---

1. A. Eiguer, *op. cit.*
2. O. Milosz, *Don Juan. Drame en six tableaux*, Éditions André Silvaire, 1988.
3. *Ibid.*

Dans le secret de son cœur et de son inconscient, Don Juan souffre de terribles blessures. Celle de n'avoir jamais réellement existé dans les yeux de sa mère si ce n'est, peut-être, que comme objet de plaisir et de faire-valoir. Celle de n'avoir jamais été véritablement aimé. Celle d'avoir probablement grandi dans une famille, et – dans l'œuvre de Milosz – auprès d'un père, où l'humanité restait sans visage et la transgression des lois, garantes du respect des autres et de la vie, était la norme.

Don Juan fuit la douleur de son être meurtri, dénié et abandonné et, comme l'écrit Carlos Padron, nous trompe par son image de « libertin cynique, alors qu'il n'est qu'un pauvre assoiffé de mère[1] »…

Se laisser aimer et être aimé semble pour Don Juan relever de l'inconnu et, quoi qu'il en soit, éveiller trop de danger, notamment celui d'être assujetti à un lien de dépendance mortelle ranimant avec lui toutes les affres de ses angoisses.

C'est ce que Lenau suggère dans la suite du dévoilement d'un Don Juan secrètement amoureux.

Dans un monologue, voici ce qu'il s'avoue à lui-même :

> « Chez cette femme, pour la première fois il me semble sentir dans l'amour que mon ardeur brûlante ne saurait jamais s'éteindre en sa divine personne [...] lorsque Anna pensive me regarde et qu'autour d'elle pour moi le monde s'efface dans la nuit, je saisis au fond de ses yeux une volupté encore plus intense que ne sauraient l'atteindre un baiser et la plus intime des étreintes, plaisir que je

---

1. C. Padron, « La mère, Don Juan et le couple », in *La thérapie psychanalytique du couple*, Dunod, 1984.

soupçonne sans jamais l'embrasser, éternel au-delà du désir, et suspendu aux rochers en un bienheureux naufrage, mon dernier vœu s'attache à ses lèvres[1]. »

Mais l'amour, même entrevu ici, ne semble pouvoir être assumable. Don Juan ne s'y livre pas. Être sous le charme et le subir réveille probablement les vieux démons. La nécessité de reprendre une position active de séducteur insoumis et d'abuseur invétéré l'emporte. Cependant, l'amère désillusion de la fougue envolée de ses désirs d'antan s'impose à lui. Tout lui devient fade, indifférent et terne. Après avoir transmis ses dernières volontés et provoqué Don Pedro en duel, il dédaigne la victoire sur son adversaire et marche vers la mort en déclarant : « Mon ennemi mortel est livré entre mes mains. Mais cela même m'indiffère, comme la vie tout entière[2]. »

Ainsi, Don Juan se défait de son épée, mais ne désarme pas devant l'amour rencontré et vécu dans un fantasme de fusion totale, celui de « mourir tout ensemble en [s']identifiant à elle[3] ».

Tout se passe comme si, pour Don Juan, aimer s'apparentait à un fantasme de nirvana et conduisait à la disparition de tout son être fondu dans l'autre. Attachement et dépendance absolue à cette autre divinisée deviennent inextricablement liés. Dès lors, si fantasme et réalité viennent à se rejoindre, les trompettes de l'apocalypse retentissent, réveillant l'effroi des angoisses catastrophiques. À cela, Don Juan semble conclure : « Plutôt rester seul et maître de mon destin et de ma mort que de me perdre dans les abîmes de la dépendance amoureuse ! »

---

1. Lenau, *op. cit.*
2. *Ibid.*
3. *Ibid.*

Au-delà de l'histoire singulière et irréductible de chacun(e), il est frappant de constater combien le lien à autrui peut s'avérer angoissant et insoutenable pour Anaïs, Rafaela et Don Juan ; et à travers eux, pour d'autres, mus par des modes de fonctionnement relationnel comparables.

Se protéger du lien de dépendance

À partir des différentes illustrations qui se sont succédé au cours de ce chapitre, j'ai présenté des modalités diverses de réponse aux angoisses que le lien de dépendance éveille chez ces personnes (isolement, indifférence ou voracité) avec une exigence commune à toutes : ne dépendre de personne.

Nous pouvons également résumer quelques autres traits communs : tout d'abord, la phobie du lien à l'autre qu'il faut impérieusement fuir ou empêcher. D'autre part, l'anesthésie ou le gel des sentiments et émotions auxquels le primat des sensations s'est substitué : règne de la douleur chez Anaïs ; sensations de froid glaçant et d'étouffement (tout à la fois de suffocation, de compression et d'enfermement) chez Rafaela ; recherche insatiable de sensualité voluptueuse toujours à renouveler pour Don Juan.

Chez ces personnes, la réalité psychique interne doit rester méconnue. Le monde intérieur est déserté, ignoré ou nié. La nécessité de ne s'abandonner en aucun cas au *lâcher-prise* – reflétant en miroir pour chacun le spectre de la perdition – s'impose tout autant que l'obligation de garder sous contrôle et de maîtriser le rapport à l'autre.

En outre, le champ de la parole est désaffecté. Cela se traduit chez Anaïs par un vide de mots, de pensée et de sens ; pendant longtemps, pour Rafaela, par l'esquive et la feinte ; et, chez Don Juan, par l'attaque et un travail de sape de la fonction même de la parole.

Enfin, se profile pour chacun un état intérieur de désolation indicible qui puise sa source dans un vécu originaire de désamour et de désaveu. En a résulté un sentiment d'indignité prégnant et mortifiant pour Anaïs et Rafaela, mais probablement aussi pour Don Juan. Dans ce sens, J. Rivière analyse l'avidité et la volonté de possession comme l'expression d'une recherche désespérée, en obtenant le bon recherché, de « preuves […] que nous sommes bons nous-mêmes ». Par mésaventure, si l'on vient à en être privé, « cette privation représente inconsciemment l'idée inverse de ne pas être dignes de choses bonnes[1] ». Ainsi, dans sa quête insatiable du bon à dérober, Don Juan ne serait-il pas en lutte contre un sentiment profond d'indignité ? Cette hypothèse semble par ailleurs confirmée par son comportement rémanent de mettre ses victimes dans un vécu d'humiliation, façon de se défausser et de renvoyer sur l'autre cet affect intolérable.

---

1. M. Klein et J. Rivière, *op. cit.*

Conclusion

Les développements, témoignages et illustrations de cette première partie nous ont permis de découvrir différentes expressions de dépendances affectives.

Le vécu douloureux, toxique ou angoissant de ces modes relationnels peut, comme nous l'avons vu, s'exprimer sous diverses formes, y compris sous des versants radicalement opposés. De même, ces manifestations variées peuvent alterner ou se conjuguer pour une même personne.

Ulysse et Pénélope ou l'impossibilité du couple

L'histoire d'Ulysse et Pénélope illustre de façon éloquente cet aspect en ce qu'elle condense la plupart de ces différentes facettes. Ulysse comme Pénélope pourraient en effet se dire l'un à l'autre : « tu es tout pour moi », « j'ai trop peur de te perdre », « tu me manques désespérément et je passe ma vie à t'attendre », « je me sens tout(e) seul(e) ». En outre, chacun est mû par l'unique désir des retrouvailles et d'un retour au couple originel, évoquant là la part fusionnelle qui les anime. De même, tous deux semblent s'enfermer dans une idéalisation de leur amour au point de refuser la réalité[1] et de traverser le présent sans y être ni s'y ancrer réellement[2].

Par ailleurs, cette histoire offre aussi l'image d'un couple qui ne parvient à être ni ensemble ni séparés, et dévoile chez Ulysse, mû par une vengeance aveugle et meurtrière envers ses rivaux, le visage sombre de la haine[3]. En même temps, sous les traits d'une Pénélope recluse, impassible et imperméable aux sollicitations de ses soupirants, apparaissent les facettes de l'isolement et de l'indifférence[4]. De même, l'art de la ruse, de la duperie et du mensonge pour parvenir à ses fins dénote chez Ulysse – « l'Homme aux mille tours » – un caractère manipulateur qui ne manque pas de rappeler certains traits de la personnalité de Don Juan.

Des divers cas présentés, ressort également le défaut de reconnaissance et d'intégration du lien de dépendance comme part intégrante de notre réalité humaine, de notre condition d'humains pétris de besoins et de désir, notamment affectifs, et interdépendants les uns des autres. Le besoin d'affection et des autres – en raison de carences, d'expériences relationnelles douloureuses, voire traumatiques, au cours de la prime enfance – est ici surinvesti ou, à l'inverse, désinvesti… ou bien encore les deux à la fois, dans un mouvement d'oscillation permanent.

---

1. Refus de la réalité de leur séparation et de l'oracle prédisant à Ulysse qu'il ne reviendrait « pas avant vingt ans et […] seul et pauvre » ; *cf.* R. Graves *Les mythes grecs*, Fayard, 1967.
2. Pénélope tisse et détisse inlassablement le linceul de Laërte, son beau-père, dans l'attente infinie du retour d'Ulysse, pendant que celui-ci traverse maintes aventures avec comme seule pensée son retour à Ithaque auprès de sa bien-aimée.
3. Le nom Ulysse (Odysseus en grec) signifie « l'homme en colère », *cf.* R. Graves, *op. cit.*
4. Cet aspect se détache aussi de la personnalité d'Ulysse indifférent à l'amour et aux charmes de Circé et de Calypso, déesses vainement éprises de lui, qui ne parviendront pas à le retenir.

Ces carences lourdes et expériences douloureuses de la vie affective infantile produisent un impact psychique considérable générant des angoisses prégnantes, de véritables béances quant aux sentiments d'identité, de sécurité et d'intégrité ; de même qu'elles s'avèrent préjudiciables à la faculté de mise en pensée et de symbolisation. Cette souffrance psychique produit alors bien souvent à son tour des effets du point de vue du corps. Les vécus affectifs traumatiques – non relayés par notre capacité psychique à les ingérer, les digérer et les assimiler – peuvent en effet être projetés dans notre corps, portés et pris en charge par lui[1].

Le théâtre du corps

Nous avons eu l'occasion de l'évoquer avec Anaïs envahie par les maux du corps, avec Rafaela éprouvant une véritable aversion envers son physique, ou avec Don Juan en quête de sensations voluptueuses toujours à renouveler et venant pallier un vide affectif abyssal. L'investissement du corps, par défaut d'assimilation psychique, peut se manifester par de multiples voies, notamment celles de la maladie, de manifestations dermatologiques et allergiques, des addictions ou de la sexualité.

Ainsi, frigidité et impuissance peuvent s'avérer de solides défenses contre des angoisses d'envahissement, d'intrusion, de dévoration ou de dilution. À l'insu de la personne, ces symptômes sexuels permettent alors de maintenir l'autre à distance et sous contrôle ainsi que d'inverser la position de dépendance en utilisant inconsciemment la frustration sexuelle comme outil de mise en dépendance du partenaire.

---

1. L'inverse est d'ailleurs tout aussi vrai. Les souffrances fœtales ou lors de l'accouchement par exemple ont une incidence certaine sur le psychisme naissant.

137

Les addictions comme la boulimie, l'anorexie, le tabagisme, l'alcoolisme, la toxicomanie, etc., expriment elles aussi des vécus de grandes dépendances qui se manifestent par la voie du corps « donné en gage ». Comme le relève Marie-Madeleine Jacquet, l'injection, l'élimination et la digestion psychiques passent par celui-ci, lieu d'élection entre tous, plutôt que par le Moi[1].

Mis en demeure de se substituer au travail de la psyché, le corps devient le théâtre d'une souffrance affective sans fond ni mots, et de la tentative désespérée de la maîtriser autant que de la fuir. Au moyen de son corps, le sujet crie la souffrance de l'âme, agit des desseins tyranniques inavouables où colère, haine et vengeance tempêtent, leste le vide du cœur, éponge les malheurs, vomit l'insupportable, met en scène l'horreur, la honte, etc. De même, le corps est investi comme outil de remplissage, d'appropriation, d'identification, de quête de toute-puissance et de jouissance, de rapprochement fusionnel ou, à l'inverse, comme moyen de mise à distance et d'attaque de l'autre.

Ce n'est plus ici le langage verbal ni celui des images ou de la pensée, mais un langage du corps qui donne figuration aux souffrances, angoisses, fantasmes et conflits internes du sujet et nous laisse percevoir une sorte d'équivalence, dans l'inconscient de la personne, entre la relation au corps et la relation à l'autre (bien souvent à une figure parentale), comme si l'une se confondait avec l'autre.

---

1. Intervention de M.-M. Jacquet sur « Ingurgiter n'est pas incorporer : vicissitudes de l'incorporation en acte dans des addictions graves », colloque organisé par l'Association européenne Nicolas Abraham et Maria Torok, 11 mars 2006.

CONCLUSION

L'écart entre soi et l'autre

Par ailleurs, un autre élément déterminant et commun se dégage : le défaut de reconnaissance de l'autre dans sa véritable réalité, conjugué à un phénomène d'indifférenciation.

La peur de la perte ou de l'abandon, le manque, la quête fusionnelle ou l'idéalisation parlent du besoin de l'autre comme *nourriture* indispensable à sa propre survie et du sentiment d'inexistence sans cet autre. À l'opposé, la haine, l'isolement, l'indifférence ou le donjuanisme laissent poindre la représentation d'une figure dangereuse de cet autre, à fuir pour sa propre survie, et le sentiment d'inexistence en sa présence. Mais quels que soient ces deux versants, parfois combinés[1], l'autre demeure investi sous les traits d'une figure omnipotente, toute bonne ou toute mauvaise[2].

Parallèlement à cette image de toute-puissance, nous retrouvons un phénomène d'indistinction où l'autre apparaît sous les traits du double : double de soi, par exemple dans la fusion et l'idéalisation, ou bien double d'une ou des figures parentales (parfois grand-parentales, fraternelles, etc.). Nous retrouvons également cette problématique du double chez Don Juan personnifié par son inséparable valet[3].

Ce fonctionnement d'indifférenciation conduit notamment à un effacement de la réalité de l'espace existant entre soi et l'autre. En effet, la singularité unique de chacun – et donc l'altérité de l'autre – crée une

1. Cas de Marthe qui exprimait sa grande difficulté à exister avec et, tout à la fois, en dehors de l'autre ; cas également de Diane et Gildas pour qui rester ensemble était invivable et se quitter inconcevable.
2. Tout en gardant à l'esprit que, bien souvent, la primauté d'un des versants masque ou nie la présence cachée de l'autre.
3. Otto Rank, psychanalyste contemporain de Freud, a traité cette question dans son ouvrage *Don Juan et le double, op. cit.*

différence et un écart irréductibles nous séparant les uns des autres. Or cet écart est *fondamentalement créateur de vie*.

Par l'espace qu'il institue, un vide se forme introduisant le manque, source de frustration, qui nous pousse à le combler, à aller de l'avant, à chercher ailleurs, encore et toujours. Le manque est en cela la source même du désir qui est élan de vie et vers toujours plus de vie. Mais c'est aussi grâce à ce vide qu'un espace peut exister et laisser place à autre chose, à ce quelque chose de nouveau, de plus. Comme le démontrent F. Dolto et G. Sévérin, c'est « grâce à ce vide, à ce manque […] [que] ça fonctionne[1] » !

L'écart qui nous sépare de l'autre nous permet ainsi d'accéder à ce que nous ne possédons pas en nous-mêmes et que l'autre, qui en détient quelque chose, peut nous offrir. C'est ce que nous appelons *la richesse des différences* et *la complémentarité*. Cet écart est également créateur et garant de notre propre espace personnel. Par la frontière qu'il établit entre soi et l'autre, il nous protège de vécus d'envahissement ou de dilution. Comme les témoignages dans ce livre l'attestent, l'absence ou l'insuffisance de différenciation sont précisément facteurs d'angoisses de vampirisation, d'absorption, de vidage ou de fantasmes, tel celui des vases communicants.

Ainsi, la reconnaissance, l'intégration et le respect de l'écart qui nous sépare nous permettent, à soi et à l'autre, d'exister et de coexister. Nous sommes donc appelés à nous saisir de cet écart, non comme un vide abyssal synonyme de chute, mais comme vide créateur qui laisse place à la différence, au désir, à la vie.

Cependant, l'accès à cette dimension vivante de l'espace vide passe par des étapes préalables. Celles au cours desquelles l'individu a pu, *auprès*

---

1. F. Dolto, *op. cit.*

d'autres, découvrir, expérimenter et faire siennes les fondations sur lesquelles étayer ses sentiments d'identité, de sécurité et d'autonomie. C'est le cas du petit humain avec son environnement familial, cela peut l'être pour le patient avec son psychanalyste.

Ce préalable nécessaire met en relief un aspect fondamental : le besoin de prendre appui sur ceux qui nous environnent pour grandir et accéder à notre individualité propre. Cela nous mène à la question du « Nous » et du « Je », et de leur interdépendance. Cette approche nous conduit à envisager ce qui, du point de vue des dépendances affectives, relève de l'héritage reçu de notre entourage et ce qui relève de nous-mêmes.

Deuxième partie

Héritage
des dépendances
affectives : la part
des autres

Tout individu, par son caractère unique, est premier et ultime en sa personne même. Original, un et indivisible, sa singularité le constitue et le différencie de tout autre.

Toutefois, son unicité ne fait pas non plus de lui un être auto-engendré qui se suffirait à lui-même. Conçu par un couple, issu d'un groupe familial et membre d'une chaîne générationnelle dont il constitue un des maillons, il provient de ces autres qui lui préexistent et qui participent à son identité ainsi qu'à la construction de sa personnalité. Nous avons tous été pensés avant de nous penser nous-mêmes, et nous sommes tous empreints du milieu dont nous provenons, de ce que nous y avons vécu et de ce que nous en avons hérité.

À la fois à part, parce qu'unique, et membre d'un ensemble auquel nous appartenons, notre personne se constitue d'un « Je » et d'un « Nous ».

Ce « Nous » représente notre cellule familiale de base et le groupe de la famille élargie. Le nouveau-né arrive dans une communauté où, au fil des générations, se sont formés et transmis des croyances, des valeurs, des règles, des alliances, des modes de relation, d'identification et de représentation (de soi, des siens, du monde). Cet ensemble – qui nourrit la réalité psychique de la communauté familiale – participe ainsi à la construction de la psyché de l'enfant.

Inversement, la personne de l'enfant (tout comme chacun des individus de la famille) influe elle aussi sur la vie psychique du groupe. Une interaction et une interdépendance lient en effet le groupe familial et ses membres. Chaque individu est ainsi « constituant et constitué du groupe[1] ».

---

1. E. Granjon, *Dialogue*, n° 108, 1990.

La famille joue un rôle considérable dans l'organisation de la vie psychique de ses membres[1]. En tant qu'entité groupale, elle assure une fonction d'enveloppe contenante, de frontière entre le dedans et le dehors, l'intérieur et l'extérieur de la famille.

Se situer au sein de cette enveloppe participe à l'établissement du sentiment d'appartenance au groupe, essentiel à l'ancrage de la personne et constitutif de son identité. De même, cette frontière participe au sentiment de sécurité de ses membres, notamment par le rôle qui en découle de protection et de séparation d'avec l'extérieur.

Par ailleurs, le groupe familial assure des fonctions de liaison et de cohésion entre ses membres, de circulation, d'assimilation et de transformation psychiques de leurs vécus et des événements heureux ou dramatiques survenus dans la famille. Une autre de ses fonctions principales consiste en la transmission des idéaux, des valeurs, de la culture du groupe, de ses règles, pactes et servitudes.

Ainsi, en échange de ce que le groupe offre à ses membres, il impose à ces derniers de renoncer à une partie de leur individualité au profit de l'esprit de corps, d'adhérer à ses croyances, de respecter ses règles, pactes et alliances, et de se voir assigner des places et missions. Il est donc important, comme le rappelle René Kaës, de nous garder de l'« illusion [...] de l'autonomie de l'individu, net de tout tribut à la tribu[2] ».

---

1. Un certain nombre de psychanalystes, dont René Kaës, ont développé le concept d'*appareil psychique groupal* constitué par les psychés individuelles des membres du groupe. Cet *appareil*, selon Kaës, « accomplit un travail psychique particulier : produire et traiter la réalité psychique » du groupe et dans le groupe. *Cf.* R. Kaës, *Le groupe et le sujet du groupe*, Dunod, 1993.
2. *Ibid.*

Parmi ce tribut à verser à la communauté se trouvent les délégations et missions inconscientes assignées à l'enfant par ses parents et ascendants. À son insu, il sera ainsi appelé à occuper une place et à assumer la charge qui en incombe. Ce peut être celle de veiller sur son parent fragile, d'incarner un idéal ou un ancêtre, de garder les valeurs et règles du clan, de tenir la place de bouc émissaire sur qui le groupe décharge toutes ses « mauvaises » parts, etc.

Comme tout membre de la famille, l'enfant reçoit des héritages dont il doit endosser la charge. Chacun se trouve psychiquement engagé « dans un réseau de traces, empreintes, marques, vestiges, emblèmes, signes et signifiants, dont le sujet hérite, qu'il reçoit en dépôt, qu'il enkyste, transforme et transmet[1] ».

Parallèlement, l'enfant prend appui, dès l'origine, sur ses parents et son groupe familial pour se construire et étayer son développement psychique et affectif. En même temps que leur rôle nourricier et protecteur, les parents assument la fonction d'éducateurs et de modèles auprès de leurs enfants. Ils jouent à cet égard un rôle actif dans le développement des capacités d'autonomie et d'individuation de leur progéniture. De son côté, l'enfant détient ses propres ressources et compétences à grandir, évoluer et se transformer. Celles-ci seront stimulées ou freinées, voire empêchées, selon ses conditions de vie et la qualité de vie relationnelle dont il bénéficie.

Lorsque l'enfant est confronté à un ou des parents profondément carent(s), son développement psychique peut s'en trouver gravement affecté. Il se trouve entravé dans la construction d'un degré suffisant d'autonomie, de confiance en soi et en l'autre, ainsi que d'estime de soi.

---

1. *Ibid.*

Or, ces conditions sont nécessaires pour vivre le lien de dépendance affective, y compris à l'âge adulte, dans un sentiment de relative sécurité. À défaut, et comme nous l'avons vu dans la première partie de ce livre, la dépendance affective est assimilée à une mise en danger, et s'accompagne du sentiment impérieux de ne pouvoir exister sans ou avec l'autre (parfois les deux, alternativement ou conjointement).

Tout parent porte en lui des failles, des insuffisances, des défauts et commet nombre d'erreurs. Pour autant, cela ne préjudicie pas au bon développement de l'enfant. Bien au contraire, la reconnaissance et l'acceptation, par les parents, de leurs propres défaillances lui permettent de se dégager d'idéaux asphyxiants, de connaître et d'intégrer à son tour une réalité profonde, celle des limites et imperfections humaines. Il peut ainsi expérimenter que les parts déplaisantes et « ratées » des parents – et par extension des autres – n'excluent ni ne suppriment la présence du bon en eux. En ce sens, vouloir devenir des parents « modèles » relève de l'illusion et traduit un égarement. L'important ne consiste donc pas à être parfait, mais à reconnaître nos erreurs, nos maladresses et nos fautes, à les prendre en compte et à essayer de les transformer pour que du mieux advienne. Dans ce domaine, l'aveuglement et la surdité représentent de véritables handicaps à l'instauration d'une relation vivante et saine entre soi et l'autre, et notamment entre parents et enfants.

Ce sont ces handicaps sur lesquels je propose de nous pencher en abordant trois champs de réflexion : l'accaparement de l'enfant par le(s) parent(s), le désamour du/des parents envers l'enfant, et l'enchaînement que produisent certains héritages familiaux.

L'accaparement

Parmi les situations pouvant lourdement handicaper la relation parents/ enfants, nous trouvons celles que j'ai identifiées sous le terme de « l'accaparement ». Nous sommes ici confrontés à la présence d'un « trop d'amour » – en réalité un excès d'attentes et de sollicitations d'un ou des deux parents à l'égard de l'enfant.

Il ne s'agit pas ici de sollicitations exercées dans l'intérêt de l'enfant (comme l'inciter à se responsabiliser et à s'autonomiser, ou encore l'apprentissage du respect et du partage), mais de demandes, faites au principal bénéfice du parent lui-même, de réassurance, de valorisation, de comblement, de toute-puissance, d'exclusivité et, au fond, de réparation de ses propres blessures et manques, enfouis ou non. L'enfant se trouve alors plus ou moins inconsciemment investi de la mission titanesque de soigner ou de combler son parent blessé, malheureux, revendicateur ou bien encore vengeur.

La notion d'accaparement renvoie à la volonté – que le parent se dissimule souvent à lui-même – de monopoliser son enfant, de s'en emparer et de le garder à soi. L'enfant se trouve dessaisi de lui-même puisque injonction lui est faite d'être tout entier à son parent demandeur. En même temps, du fait même du rapport d'exclusivité propre à l'accaparement, il se trouve dessaisi de son désir et de son droit de se tourner vers les autres et privé de sa liberté d'aimer.

Ses besoins de base (se nourrir, se vêtir, avoir un toit) et d'autres tout aussi nourriciers (être aimé et élevé) de même que sa condition de « petit humain » rendent l'enfant particulièrement dépendant de ses parents (ou ceux exerçant cette fonction). Son état naturel de dépendance et son désir central d'amour le placent dans un devoir de loyauté envers ceux dont il dépend ainsi que dans la nécessité de soigner son/ses parent(s) endommagé(s).

Mais la démesure des attentes parentales et les stratégies, épuisantes et généralement infructueuses, de l'enfant peuvent lui devenir très néfastes, notamment en le ligotant dans un rapport aliénant et insoluble de dépendance toxique.

La mère symbiotique

J'ai eu l'occasion en première partie de cet ouvrage de souligner et préciser l'importance primordiale pour le nourrisson de l'état de symbiose l'unissant à sa mère. À cet état originel succèdent peu à peu d'autres étapes et expériences dans son développement qui lui permettent de différencier le Moi et le « non-Moi », son monde intérieur et la réalité extérieure. Grâce à la présence de tiers, et en particulier du père, il parvient à une séparation psychique progressive d'avec sa mère qui conduit à son individuation.

Un lien fusionnel et exclusif

Mais si cette séparation se rapporte à l'enfant, elle concerne tout autant la mère. Or, l'enfant peut se trouver assujetti à une mère qui refuse inconsciemment cette séparation, en quête d'un lien affectif et émotionnel de type fusionnel avec son *petit*, investi comme un prolongement d'elle-même dans l'illusion d'un comblement tout-puissant et d'une autosuffisance.

Ces mères, dites symbiotiques, ont alors généralement déserté leur statut de femme au profit d'un investissement exclusif de leur place de mère. Ainsi se sont-elles détournées de leur conjoint comme porteur de leur désir, et d'autre part, ne leur laissent pas place comme père auprès de l'enfant. « Seul [ce dernier] les comble, et leur quête narcissique est telle qu'elles n'envisagent pas que cet enfant puisse trouver hors d'elles un sentiment de plénitude et d'existence. Le père en tant qu'autre, tiers différenciateur, est ainsi barré[1]. »

Ces mères, qui se veulent être tout pour leur enfant, installent celui-ci dans une illusion de toute-puissance et dans la croyance d'être l'objet, et unique objet, de leur désir. Ce mode de relation close sur elle-même produit des fantasmes inconscients d'autosuffisance, d'auto-engendrement[2] et de double. De même elle entrave et au pire ferme l'accès pour l'enfant à la différenciation, à la séparation, à la *castration symbolique* et à son individuation. Dans ce sens, A. Fréjaville qualifie « ces mères omnipotentes, fantasmatiquement bisexuées, [de] redoutables pour leur progéniture[3] ».

---

1. D. Morel, « Présence de pères absents », *Dialogue*, n° 107, 1990.
2. Le fantasme d'auto-engendrement dénie l'existence des géniteurs (parents et conjoint) pour être engendré ou engendrer. Ici, en l'occurrence, l'enfant et la mère sont pris dans le fantasme du double s'engendrant lui-même.
3. A. Fréjaville, « Une métaphore polythéiste : la fonction paternelle et ses avatars », *Dialogue*, n° 107, *op. cit.*

Dans leur histoire, elles-mêmes n'ont pu accéder à leur propre individuation et sont restées fixées à leur vœu de petites filles de combler le parent aimé et d'être comblées par lui.

Le conjoint se trouve ainsi écarté et délogé de sa place de partenaire amoureux et de père, tandis que l'enfant est inconsciemment identifié au parent aimé de la mère et à l'enfant que la mère a été. Par ce subterfuge inconscient, il serait à la fois le parent-enfant comblant et l'enfant-mère comblée.

Dans ce fonctionnement, la mère place son enfant dans une terrible méprise, celle de se croire être tout pour elle et d'être véritablement aimé pour ce qu'il est. Plus tard, devenu adulte, le fils ou la fille se trouve bien souvent piégé(e) par ces illusions et aux prises avec une relation de grande dépendance où soi et l'autre, double fantasmatique de la mère, seraient tout l'un pour l'autre. Si d'aventure la personne prend conscience de la méprise dont elle fut victime, la désillusion devient amère et très douloureuse.

Léa ou l'amour dupé

C'est le parcours de Léa, fille unique d'un couple où régnaient mésentente et désamour. Sa naissance semble avoir été l'occasion pour sa mère de se détourner du père – qu'elle n'aura de cesse de disqualifier tout au long de l'enfance de Léa – pour se tourner exclusivement vers sa fille devenue son principal centre d'intérêt, son « amour » exclusif et son objet de comblement. Léa grandit dans cette illusion de satisfaire à elle seule sa mère à laquelle elle reste très attachée, et dont elle considère que sa vie d'épouse fut « ruinée » par un mari « volage et violent ».

Dès son plus jeune âge, Léa adresse tout son amour filial à sa mère et reste à distance de son père ressenti comme profondément défaillant, apparaissant sous les traits d'un homme violent et terrorisant lors des scènes de ménage ou d'un homme honteux et abandonnique lors de ses escapades adultères.

À l'adolescence, Léa se sent « tiraillée » entre son désir de vivre sa vie de jeune fille et son « sentiment d'abandonner [sa] mère » qui ne manque pas de lui faire sentir combien elle se sent seule et délaissée.

Envahie par des sensations « d'étouffement et d'enfermement », déprimée et « écœurée » par le climat familial délétère, et bien que minée par un fort sentiment de « culpabilité de laisser [sa] mère », Léa quitte le foyer parental lors de sa vingt-deuxième année.

Sa vie amoureuse parsemée de « déceptions » et de heurts auprès de partenaires féminines l'amène à consulter. Au fil de sa psychanalyse, elle prend peu à peu conscience qu'elle reproduit et maintient la relation maternelle symbiotique avec ses compagnes. Elle réalise la méprise dont elle fut longtemps captive, et arrive à la douloureuse désillusion de ne pas avoir été réellement aimée pour elle-même mais « utilisée par [sa] mère comme objet de remplissage de son propre vide ». Léa est alors assaillie par un énorme chagrin et un fort « sentiment de trahison » ; elle se sent « flouée et manipulée », comme si elle n'avait « pas été aimée pour de vrai ».

Elle traverse alors une difficile période de désillusions amenant son lot de désarroi, de profonde tristesse, de colère énorme et de mise en doute de toute forme de relation, y compris psychanalytique. Après un long temps d'errance et de désespérance, Léa est parvenue à réorganiser sa vie, notamment relationnelle et amoureuse.

L'histoire de Léa est édifiante en ce qu'elle met en relief le vécu de l'enfant enfermé dans une relation duelle avec sa mère, en charge de la combler, de la consoler ou encore d'être son double. Son histoire révèle également une des caractéristiques de ce mode de relation : la mise à l'écart du père. Le déni maternel est bien souvent ensuite repris à son compte par l'enfant, avec le risque de le reproduire à son tour dans sa vie d'adulte et de parent. Mais, comme le témoignage de Léa l'illustre, l'écartement du père et le déni de son rôle structurant ne deviennent pleinement opérants qu'avec sa propre complicité, c'est-à-dire lorsqu'il occupe lui-même une place de père méprisable, violent, abandonnique ou bien encore démissionnaire face à l'omnipotence maternelle. Par cette complicité, active ou passive, le père déserte sa fonction, laisse l'enfant seul face à sa mère et l'abandonne au vampirisme de la mère symbiotique.

Une figure monstrueuse ?

La relation symbiotique à l'enfant, signe d'une volonté de possession, peut par ailleurs produire – par les vécus d'étouffement, d'envahissement et de vampirisation qu'elle engendre – des réactions défensives de phobie, de fuite et d'attaque du lien relationnel. L'anorexie relève parfois de ce mode de réponses. Bernard Brusset note, à cet égard, la constance d'un reproche chez certaines patientes anorexiques dans leur rapport à leur mère : « Sans elle, je suis moi[1]. »

Il ne s'agit pas pour autant de sombrer dans le manichéisme et la caricature des « mères monstrueuses ». La densité des attentes nourries par un certain nombre de mères à l'égard de leur(s) chérubin(s) ne constitue pas inévitablement une menace pour leur développement psychique et affectif.

---

1. B. Brusset, « L'adolescente anorexique et sa mère », *Dialogue*, n° 99, 1988.

Encore une fois, cela ne le devient que lorsque ces attentes et demandes sont démesurées et s'exercent dans le déni de la réalité même de l'enfant.

D'autre part, la figure monstrueuse de la mère est davantage à entendre du côté des représentations internes de l'enfant produites par le vécu de l'accaparement que d'une volonté machiavélique des mères dites symbiotiques. Leur comportement, pour la plupart, ne répond pas à une intention malveillante envers leur enfant, mais relève d'une confusion psychique et d'un défaut d'assimilation minimale des manques, blessures et conflits non résolus de leur enfance dans lesquels elles sont restées englouties et perdues[1]. Ce qui est à incriminer n'est pas la reproduction de ce passé en tant que tel mais l'aveuglement et la surdité dans lesquels certaines mères s'enferment au mépris de la santé de l'enfant.

Mais, comme je l'ai souligné plus haut, l'omnipotence de ces mères ne se déploie pleinement qu'avec la connivence, même par omission, des pères. Si la mère symbiotique se veut seul maître de la relation parents-enfant, elle n'en est pas seule actrice. Cela souligne l'importance fondamentale de la place et du rôle du père auprès de l'enfant ; importance que l'on a parfois tendance à minimiser, particulièrement au regard de la prime enfance.

Quelques réflexions à propos du père

Bon nombre de personnes, y compris des professionnels de l'enfance (notamment de la petite enfance) et des auteurs d'ouvrages et d'articles sur la question, privilégient la relation mère-enfant dans leurs réflexions

---

1. N'oublions pas que nous sommes tous sujets à la répétition inconsciente de nos vécus infantiles douloureux restés inassimilés.

sur la vie et l'équilibre psychiques infantiles. Par ailleurs, n'entendons-nous pas couramment que tel enfant est inhibé parce que sa mère l'a trop couvé, tel autre tyrannique parce que sa mère lui passe tous ses caprices ? Que *le petit untel* est livré à lui-même parce que sa mère travaille et rentre tard ? Ou encore que tel fils est devenu homosexuel parce qu'il était *le fils à maman* ? Mais quid des pères de ces mêmes enfants ?

Des fonctions distinctes... et déterminantes

Par l'impasse faite sur les pères, tout se passe comme si on attribuait aux mères une hégémonie sur leur progéniture – tout en la leur reprochant, en particulier quand l'enfant va mal. L'effacement de la prise en compte des places et rôles paternels (ou leur cantonnement à la partie de foot dominicale ou au *coup de gueule* du jour) est regrettable, et foncièrement spécieux.

Père et mère partagent certains rôles, à savoir ceux de nourrir, d'élever et de protéger l'enfant. Toutefois, ils n'occupent pas les mêmes places ni les mêmes fonctions. L'enfant d'ailleurs ne s'y trompe pas, à la différence de certains parents pris dans le fantasme ou l'illusion d'occuper les deux places à la fois (on entend parfois un parent dire, dans le cas de familles monoparentales par exemple, « j'ai été seul(e) à élever mon enfant et j'ai fait office de père et de mère pour lui »). Mais si les places et fonctions paternelles et maternelles sont distinctes, elles sont tout aussi détermi-nantes dans la construction de l'enfant. Qu'en est-il alors du père ?

En premier lieu, si le père participe à la conception de son enfant, il n'a pas part, corporellement parlant, à sa gestation ni à sa mise au monde. À la naissance, le nourrisson et sa mère ont déjà partagé une cohabitation de chair, d'émotions, d'expériences, vécue bon gré mal gré (selon le désir d'enfant de la mère notamment), mais vécue dans un lien d'indivision.

De cette communion de vies, la mère est d'emblée placée dans un *état* de maternité (qu'elle le désire ou non) et ne peut douter que cet enfant soit le sien.

Le positionnement du père quant à lui diffère. Être le géniteur ne suffit pas à le rendre père[1] ; c'est son *désir de paternité* qui va véritablement fonder sa place de père[2]. En quelque sorte, le père *adopte* son enfant.

Cela correspond à la symbolique, dans la religion chrétienne, de la place de Joseph comme père de Jésus. Il n'en est pas le géniteur mais il adopte cet enfant comme sien et se positionne comme père nourricier, éducateur et protecteur de son enfant et du couple mère-enfant. « Joseph assume la paternité légale de Jésus[3]. » Si les références évangéliques à l'enfance et aux parents de Jésus restent lapidaires, il est particulièrement intéressant de constater que toute mention à Joseph disparaît à partir de l'entrée de Jésus dans sa vie publique d'homme de 30 ans, âge de la maturité et de l'accomplissement.

Père réel et père symbolique

Cette éclipse vient ici symboliser deux aspects fondamentaux du rôle du père comme initiateur, instaurateur et garant de l'accès de son enfant à son autonomie et à son individuation. D'une part, on peut y voir l'attitude respectueuse et nécessaire de retrait du père permettant au fils, l'âge

---

1. Il en va de même pour la mère, ce n'est pas la fécondation à elle seule qui la rend mère. En revanche, son état de maternité la confronte et la relie généralement à la réalité de son statut de mère et son désir lui en donne toute sa profondeur.
2. Nous retrouvons ce même processus chez les parents adoptifs : c'est leur *désir de parentalité* qui les introduit à leur place de parents et participe à la puissance de ce lien.
3. Intitulé introduisant le verset 18, chapitre 1 de l'Évangile de Matthieu. Les Évangiles de Luc et Matthieu donnent un éclairage sur cette paternité assumée de Joseph.

venu, d'occuper sa place d'homme[1]. D'autre part, l'effacement de Joseph vient figurer le passage, pour l'enfant, du père de la réalité au « père symbolique[2] ». Ce dernier, figuré dans les Évangiles par Dieu le Père, « est le représentant psychique intériorisé et incarné des lois humaines et des limites qui en découlent ». Du point de vue psychanalytique, cette symbolique est identifiée sous le terme de *fonction paternelle* ou, selon la formulation de K. Trystram et S. Tomasella, de « père du Symbolique ».

Ainsi, dès la venue au monde de l'enfant, le père occupe la place de tiers face au couple originel mère-enfant et incarne ce qui est *autre* (que la symbiose mère-bébé). De cette place particulière, il introduit des éléments de différenciation et de réalité extérieure. Mais aussi et surtout, il « introduira l'enfant à l'ordre du Symbolique de la Loi et du Langage, en interdisant la satisfaction immédiate du désir omnipotent, rompant un cordon ombilical psychique liant l'enfant à son premier objet d'amour [la mère], amenant peu à peu l'enfant par une castration symbolique à l'assomption de soi-même et à son individuation[3] ». La fonction paternelle est ainsi résumée par Lacan : « La vraie fonction du père est d'unir le désir à la loi[4]. »

---

1. Le nom de Joseph est à cet égard significatif. Comme tout nom biblique, il désigne une personne mais aussi une fonction. « Joseph » vient du verbe hébreu qui signifie « augmenter » et « retrancher ». « Or, dans la maison de Joseph à Nazareth, l'enfant croissait en sagesse, en taille et en grâce » (Luc, 2, v. 52). Ainsi, aux côtés de Joseph, « Jésus va "augmenter" entre ses mains » en même temps que ce père se retranchera, s'effacera. *Cf.* A. Doze, *Joseph, l'ombre du Père*, Éditions des Béatitudes, 1989.
2. Jacques Lacan a particulièrement travaillé cette notion et en est, en quelque sorte, le père fondateur.
3. J.-G. Lemaire, « Le petit ami de la mère peut-il faire un père ? », *Dialogue*, n° 107, *op. cit.*
4. J. Lacan, *Écrits*, Seuil, 1966.

Grâce à cette fonction centrale du père, l'enfant intériorise et intègre la *castration symbolique* qui lui permet d'accéder aux « fruits de la castration », c'est-à-dire à une liberté plus grande et plus dense. Les bénéfices sont nombreux, dont celui de l'autonomie ou encore de la création qui – par le travail de symbolisation qui la caractérise et l'engagement qu'elle implique envers le corpus social et les risques (de castration) qui l'accompagnent – relève bien plus du paternel que du maternel. On parle d'ailleurs de la paternité, et non de la maternité, d'une œuvre[1].

Mais pour que l'enfant puisse parvenir à ces bénéfices, encore faut-il que son père (ou celui qui le représente) ait lui-même suffisamment accédé à ce registre de la *castration symbolique* pour pouvoir l'incarner et la transmettre. Une autre condition l'accompagne, celle d'un vrai lien d'amour et de confiance les unissant ; car l'accès aux *fruits* passe aussi par des frustrations qui, grâce à ce lien d'amour, deviennent assimilables. La relation d'accaparement signe un défaut d'accès à ce registre et les cas de pères omnipotents en sont une illustration.

Le père omnipotent

L'omnipotence manifeste une volonté de toute-puissance d'une personne sur son environnement, par un rapport d'assujettissement et de déni de la réalité profonde de l'autre ainsi que par l'exigence de la satisfaction

---

1. J'y suis, avec cet ouvrage, moi-même confrontée ! C'est certain, oser le saut de la créativité à la création et la mener à son terme nécessitent tout notre appui sur notre père symbolique intériorisé. Cet appui n'est possible qu'à la condition de l'avoir auparavant vécu, expérimenté et assimilé, dans la réalité, auprès d'une figure paternelle. Et je ressens en ce moment même toute la force de ma reconnaissance et de ma gratitude pour le père symbolique que fut mon psychanalyste.

immédiate d'attentes impérieuses[1]. Ce fonctionnement psychique traduit un défaut d'intégration de la *castration symbolique*. De même, il laisse apparaître un fonctionnement relationnel sur le mode de l'accaparement (relié à la recherche d'assujettissement), façon de tenter de posséder ou de dominer l'autre. L'omnipotence paternelle peut prendre différents visages et modes d'expression.

Le père-mère

Tout d'abord, la figure du père omnipotent peut se manifester sous les traits du père prenant la place de la mère. Nous ne sommes pas ici dans la situation d'un père qui seconde sa partenaire dans son rôle de mère, mais dans une situation d'accaparement de l'enfant par un père qui monopolise la relation de soins, d'affection et de présence physique à l'enfant en se substituant à la mère.

Cette substitution peut s'exercer soit en empêchant la mère d'occuper sa place sous le couvert de bonnes intentions (« tu es trop fatiguée », « tu travailles beaucoup », « tu dois t'occuper des autres enfants », etc.), soit en la disqualifiant (« tu ne sais pas t'y prendre »), soit encore en occupant une place laissée vacante par la mère en difficulté plutôt que de l'aider à trouver sa propre place.

Dans la situation à trois que représente le triangle père-mère-enfant, le père peut se sentir jaloux, craindre d'être le tiers exclu et tenter alors de faire couple avec l'enfant en plaçant la mère en position d'intrus.

---

1. Les mères symbiotiques sont elles aussi dans un rapport d'omnipotence envers leur enfant et leur entourage.

Ce scénario signe la présence de conflits œdipiens non résolus chez le père[1].

L'accaparement peut également trahir l'existence de sentiments envieux du père envers la place de la mère[2]. Enfin, prendre la place de la mère peut aussi révéler la présence d'un fantasme d'auto-engendrement chez le père, se considérant fantasmatiquement comme seul géniteur et niant l'existence de sa cogénitrice. Ce fantasme signe lui aussi un défaut d'accès à la castration symbolique.

L'accaparement par le père de la place maternelle s'avère particulièrement nuisible pour l'enfant privé et coupé de sa mère. Non seulement l'accès à la *castration symbolique* se trouve barré pour l'enfant capté par un père *symboliquement non castré*, mais la figure bicéphale qui en émane sera facteur d'angoisses et de confusion des identités père/mère ainsi que des

---

1. Le complexe d'Œdipe, élaboré par Freud, consiste en l'amour de l'enfant pour son parent de sexe opposé et en un sentiment de rivalité envers le parent du même sexe. C'est l'exemple de la petite fille qui veut se marier avec son papa et exclure la mère rivale, ou du petit garçon attaché à sa maman et jaloux du père. Le sentiment d'amour peut également s'adresser au parent du même sexe et les sentiments hostiles envers le parent du sexe opposé, on parle alors d'œdipe négatif ou inversé par opposition à l'œdipe positif. Cet ensemble de sentiments amoureux et hostiles connaît son apogée environ de la troisième à la cinquième année de l'enfant, puis entre dans une phase de latence jusqu'à la puberté, période à laquelle les conflits œdipiens sont réactivés avant d'être finalement surmontés et dépassés par l'intériorisation de l'interdit de l'inceste et l'identification au parent du même sexe. Lorsque l'œdipe n'est pas suffisamment résolu, les conflits qui en résultent ressurgiront à l'occasion de situations réveillant les blessures ou désirs œdipiens, notamment lorsque le trio se reforme dans la relation (amicale, familiale, professionnelle). La scène triangulaire se remet en place avec, dans ce scénario fantasmatique, la quête de la place d'élu(e) et un(e) rival(e) à exclure.
2. Jalousie et envie sont en effet à différencier. Alors que le jaloux craint d'être dépossédé de ce qu'il considère comme sien, le sujet envieux cherche à dépouiller l'autre de ce qui lui appartient.

sentiments amour/haine. En effet, le père apparaîtra à l'enfant d'abord sous les traits de la figure maternelle, puis sous celle du rival destructeur puisqu'il empêche l'accès légitime à la mère. Pour Monique Schneider, les bras d'un tel père ne sont plus « lieu de refuge [mais] lieu de suprême danger[1] ».

Toutefois, à l'instar de l'accaparement des mères symbiotiques, cette forme d'omnipotence ne parvient pleinement à s'exercer qu'avec la complicité de l'autre parent, et ici de la mère. Cette complicité peut être active – par le détournement et le désintéressement de la mère envers son enfant – ou passive, par sa démission face à l'emprise paternelle, son indisponibilité ou par son inaccessibilité (parce qu'aux prises avec la maladie, d'un deuil ou d'une dépression par exemple).

En outre, l'omnipotence n'existe ici que par une volonté (souvent niée) d'accaparer l'enfant et la place de la mère, et non dans des situations où le père se trouve réellement seul à veiller sur l'enfant dans le respect des sentiments de l'enfant pour sa mère.

L'adolescence : confrontations et remaniements

Une autre forme de l'omnipotence se présente sous les traits du père jaloux et rétenteur de ses privilèges paternels.

Comme tout parent, le père a des droits (dont celui d'être respecté) et des devoirs (notamment d'aider et soutenir son enfant dans sa construction). Sa place est tout aussi essentielle que celle de la mère et sa fonction déterminante pour l'accession de l'enfant à son individuation. Cependant, et tout comme la mère, son positionnement et ses rôles ne sont pas immuables, mais évoluent nécessairement au fil de la croissance de l'enfant.

1. M. Schneider, « Le père interdit », *Dialogue*, n° 104, 1989.

Les parents s'adaptent et adaptent leurs comportements selon l'âge et les capacités de leur progéniture. On n'exigera pas la même chose d'un enfant de 5 ans que de celui de 13 ans, de même qu'on accordera davantage de responsabilités et d'autonomie à ce dernier.

Cette évolution des parents dans leur positionnement initie, accompagne et encourage l'enfant dans sa propre évolution. En cela les parents l'incitent à grandir, œuvrent pour son autonomisation et le préparent progressivement à son entrée dans sa vie d'adulte.

L'adolescence constitue une période charnière entre le monde de l'enfance et l'accès à la majorité. C'est un temps de changements importants, tant pour l'enfant que pour ses parents, par les réaménagements corporels, psychiques, affectifs et comportementaux qui adviennent.

L'adolescent(e) revendique son indépendance, affirme sa personnalité et effectue progressivement sa séparation psychique et physique d'avec ses parents. Cela implique pour ces derniers le recours à un délicat dosage de rigueur (à ne pas confondre avec rigidité) et de souplesse, l'ancrage d'un lien de confiance et le remaniement de leurs investissements vis-à-vis de leur enfant. Ainsi, la mère doit accepter que son fils se tourne vers d'autres objets d'amour qu'elle-même, et doit reconnaître et encourager sa fille dans son statut de femme en devenir. De même le père doit transformer son regard sur son fils pour l'investir comme homme en devenir et renoncer à garder sa fille dans le giron paternel.

Lorsque l'un des parents s'est fixé dans un rapport d'accaparement à son enfant, ce temps de l'adolescence devient invivable pour le jeune – en révolte contre l'emprise parentale ou, à l'inverse, inhibé par elle – et pour le parent barricadé dans son refus de voir son enfant lui échapper.

Cette période met tout particulièrement en difficulté le père omnipo-tent[1]. Généralement, cela se traduit par un renforcement ou une rigidi-fication de sa place de père *indétrônable*. Par ce positionnement, il signifie à son enfant un interdit à quitter le joug paternel, et donc à accéder à sa place future d'homme ou de femme adulte et libre[2].

Père et fille : la réactivation de conflits œdipiens

Mais si la finalité reste la même, les moyens peuvent différer selon que l'on se trouve en présence de la relation du père à la fille et du père au fils. Envers la fille, le père accapareur a très tôt nourri des sentiments d'exclusivité qui, à l'adolescence, vont s'intensifier. La transformation, physique et psychique, de la fillette en jeune fille va notamment raviver les attentes et conflits œdipiens restés suspendus chez la fille durant la période de latence, et irrésolus chez le père.

Celui-ci, loin d'aider sa fille à les surmonter et les dépasser, va s'opposer à ses tentatives d'émancipation, vécues par lui comme une perte de contrôle et d'exclusivité sur son enfant. Ainsi, le père va interdire ou encadrer de façon excessive les sorties, s'octroyer un droit de jugement sur les ami(e)s, condamner ou railler les velléités de coquetteries de l'adolescente ou bien encore lui signifier l'obligation de se consacrer exclusivement à son travail scolaire.

Par tous ces agissements, attitudes et paroles au quotidien, le père adresse à la fille l'injonction tacite de rester la « petite fille de papa », et lui confisque

---

1. Il en va de même pour les mères symbiotiques ou malheureuses pour qui maturité et indépendance de l'enfant sont assimilées à une perte et à un abandon.
2. Ce comportement de paternage envers l'enfant rétif peut succéder à une attitude exces-sive de maternage de l'enfant docile des premiers temps.

sa liberté et son droit de se tourner vers d'autres figures, notamment masculines. Ces autres, mis fantasmatiquement en place de rivaux, ne sont pas les bienvenus.

Face à la position autocratique et possessive du père, la fille peut tenter de se rebeller. Dans ce cas, de violents conflits père/fille éclatent et vicient le climat familial. Quand, pour échapper à l'envahissement paternel, la jeune fille quitte la maison familiale, elle emporte avec elle un lourd fardeau de culpabilité et d'un vécu œdipien resté à vif. Pointe alors le risque que le lien aliénant de dépendance affective de l'enfance marque de son empreinte ses relations amoureuses ultérieures. Se séparer en étant quitte et en paix rend libre, se quitter dans la discorde et les ressentiments aliène la liberté de chacun et empêche une vraie séparation.

Parfois, la voie de la rébellion reste impossible en raison de la démesure des représailles (réelles ou craintes) ou de la fixation de la fille au père. Les réponses peuvent par exemple emprunter la voie de comportements addictifs, ou retentir dans l'échec de la vie amoureuse. La fille restée liée au père risque de se tourner inconsciemment vers des partenaires qui ne doivent et ne peuvent rivaliser avec la figure paternelle. Son choix peut alors se porter vers des partenaires plus investis comme amis ou frères qu'en tant qu'hommes, ou vers des personnes qui ne pourront que la décevoir. Elle peut encore trouver refuge dans la frigidité. Quoi qu'il en soit, tendresse et sensualité ne peuvent se rencontrer[1].

Père et fils : une rivalité insupportable

La volonté paternelle de conserver une position prééminente peut également s'appliquer au fils, en particulier quand la maturité du jeune

---

1. Les fils restés affectivement fixés à la mère peuvent emprunter ces mêmes voies.

homme se dessine et vient sonner le glas de la place de petit garçon qui, jusque-là, ne menaçait pas celle du père, mais au contraire confirmait celui-ci dans sa place et son sentiment de chef du clan.

Comme la figure paternelle de Joseph le symbolise, la croissance du fils appelle en écho un retrait progressif du père de la place prééminente et exclusive d'homme de la famille. Il lui revient d'en élargir le cercle au fils, et de le laisser accéder légitimement à son statut et sa vie d'homme. De même, l'image idéalisée du père doit s'estomper et laisser le pas au père réel, permettant ainsi au fils de rivaliser avec son modèle, voire de le surpasser, ou de le contester pour ouvrir la voie à d'autres choix. Rester dans la figure du père mythique renvoie en effet au garçon l'image d'un père *imbattable* et l'entrave dans ses possibilités de se mesurer à lui et de s'affirmer.

Permettre au fils de grandir pleinement et l'aider à accéder à sa place d'homme implique donc chez le père une qualité de discrétion dans sa présence attentive et réelle à son fils. Or, chez le père jaloux et rétenteur de ses prérogatives, cette qualité est absente, car antinomique avec sa volonté d'omnipotence. La saine concurrence père-fils n'a plus voix au chapitre, et les rapports de rivalité s'inversent : ce n'est plus le fils qui rivalise avec son père mais le père qui rivalise, jalouse et envie le fils[1].

Ce positionnement trahit, là aussi, le non-dépassement pour le père de ses conflits œdipiens infantiles (le fils prend figure de tiers rival menaçant sa place d'élu) et une lutte contre l'angoisse de castration par une revendication de toute-puissance. Dès lors, injonction est faite au fils de ne point rivaliser et de rester sous l'omnipotence paternelle.

---

1. Nous retrouvons un fonctionnement comparable chez des mères auprès de leur fille à qui est signifié l'interdit de rivaliser et d'occuper à son tour sa place de femme.

Cela peut se traduire sous diverses formes comme la banalisation des réussites du fils ou, pire, leur dénigrement, une attitude d'infantilisation, ou encore l'attente de l'accomplissement des vœux grandioses ou irréalisables du père. Le fils, confronté à l'échec, répondra ainsi à la demande inconsciente de son père de le confirmer dans cette image d'homme indépassable.

Pour les fils, grandir auprès de tels pères relève du défi. L'édification des sentiments de confiance en soi, d'estime de soi et d'autonomie s'en trouve altérée. Partagés entre leur désir légitime de vivre leur vie d'homme à part entière et leur loyauté envers le père « grandiose », les fils doutent, se mésestiment et rechignent à assumer leur place d'homme. À l'inverse, la révolte peut aussi gronder, mais la rivalité interdite laisse néanmoins son empreinte de culpabilité et de ratages. Fils « raté » du père grandiose, c'est malheureusement le sort dans lequel certains de ces pères enferment leur fils. Il leur faut alors une bonne dose de courage, de désir et de foi en la vie ainsi que l'appui sur d'autres figures plus étayantes pour refuser ce diktat.

Quelles que soient les formes d'omnipotence paternelle, il s'en dégage une figure de père tyrannique qui cherche à imposer sa volonté de toute-puissance à son environnement familial et, dans tous les cas, commet un abus et un détournement de pouvoir en ravissant une place qui n'est pas réellement sienne et en dépossédant l'enfant, et plus encore l'adolescent(e), parfois aussi la mère, de leurs droits et place légitimes.

Une troisième et principale modalité d'accaparement parental se manifeste sous les traits du parent fragile. Cette modalité n'exclut d'ailleurs pas les deux précédentes, et peut même s'y relier étroitement. Par exemple, une mère malheureuse crée souvent une relation de type symbiotique avec son enfant, car elle cherche en lui consolation et réparation. Un père immature ou fragilisé par une enfance douloureuse peut rechercher, à travers une position d'omnipotence, réassurance et valorisation auprès de l'enfant.

Le parent fragile

La fragilité du parent peut prendre divers traits. J'en citerai quelques-uns : le parent atteint par la maladie, le parent endeuillé, dépressif, malheureux, sacrifié ou encore alcoolique.

De la fragilité au vide

Cependant, la fragilité d'un parent ne suffit pas à elle seule pour instituer une relation d'accaparement. Un parent gravement malade ou endeuillé n'enfermera pas pour autant son enfant dans ce mode de relation. Il pourra au contraire se montrer soucieux de lui et veiller à ce que ses souffrances lui soient le moins préjudiciables possible.

Ce qui accapare l'enfant et l'installe dans un lien de dépendance nocive tient spécifiquement à la mission de réparation ou de sauvetage dans laquelle il se trouve au regard de son parent fragile. Cela tient également à l'attitude même du parent sollicitant l'enfant au-delà de sa place et de ses facultés réelles. Ainsi, la fragilité réellement préjudiciable à l'enfant ne relève pas tant des événements qui affectent le parent que de sa propre fragilité psychique et affective, ainsi que du caractère durable de cette fragilité.

Le fardeau pèse lourd sur les épaules de l'enfant et entrave son propre développement psychique et affectif. Plus il sera précocement sous influence d'un parent fragile, plus il lui sera difficile d'accéder à sa propre autonomie. Ainsi, un bébé en présence, dès sa naissance (et même *in utero*), d'une mère dépressive se trouve confronté à l'expérience d'un vide ou d'une absence de retour altérant sa capacité à se sentir exister et réel. Du regard de sa mère, miroir où le bébé se voit lui-même, aucune image vivante n'émane ; seul le vide du regard se déploie, renvoyant à l'enfant son propre vide. On constate d'ailleurs chez bien des bébés de mères dépressives leur effort désespéré pour les ranimer et, lorsque cet effort s'avère irrémédiablement vain, leur entrée à leur tour dans la dépression.

Dans un poème intitulé *L'arbre*[1], D. Winnicott dépeint de façon éloquente et bouleversante ce vécu lourd et désespéré de l'enfant aux côtés de sa mère dépressive :

« Mère en dessous pleure,
pleure,
pleure.
Ainsi l'ai-je connue.
Autrefois, allongé sur ses genoux,
comme maintenant sur l'arbre mort,
j'ai appris à la faire sourire,
à endiguer ses larmes,
à réparer sa culpabilité,
à soigner sa mort intérieure.
La rendre vivante était ma vie. »

Comme Winnicott le décrit et en témoigne à partir de sa propre expérience, la préoccupation première et essentielle pour ces enfants est de ramener leur mère à la vie et de la sauver. Ceci suppose alors qu'ils se retranchent de leurs propres besoins et désirs pour se consacrer tout

---

1. *In* J.-P. Lehmann, *La clinique analytique* de Winnicott, Érès, 2003. Je remercie Catherine Podguszer de m'avoir donné à découvrir ce poème.

entier à la mère naufragée. Afin de la protéger, l'enfant va très tôt inhiber sa propre agressivité instinctuelle. Le défaut d'accès à son agressivité et d'expérimentation de la capacité maternelle à y survivre l'enferme dans une culpabilité nocive et persécutive. Cela l'aliène ainsi dans un lien de dépendance dense et interminable à sa mère qu'il ne parvient pas à guérir malgré tous ses soins. Il se trouve alors empêché ou, pour le moins, entravé dans la construction de son identité propre, de son unité et de son autonomie.

L'enfant vampirisé par la fragilité de son parent (dépressif, malheureux, sacrifié, souffrant, etc.) reste capté par le désir impérieux de le combler ou de le réparer, et pris dans un lien fusionnel et de cramponnement qui s'installe et perdure au fil des années. Mais cette captation n'acquiert toute sa force qu'avec l'attente démesurée de soutien que le parent signifie à l'enfant. Le parent fragile exerce alors, plus ou moins inconsciemment, une véritable emprise sur son enfant. Il devient très difficile pour ce dernier de se dégager de cet accaparement, par crainte de trahir ou d'abandonner son parent. Sollicité dans une mission de réparation interminable et vaine, l'enfant, sans cesse ramené au spectacle de son parent malheureux, est tout à la fois renvoyé à son impuissance et à une intense culpabilité[1].

L'enfant au secours de son parent

Nombre des témoignages exposés dans cet ouvrage attestent pour ces personnes de la présence, au fil de leur enfance puis de leur adolescence (parfois plus) d'un parent fragile à leur côté : Marthe a longtemps été envahie et ligotée par la vie de fille puis de femme sacrifiée de sa mère.

---

1. Françoise Couchard dénonce « le terrorisme de la souffrance » (expression de Ferenczi) ainsi que le chantage affectif exercés par les mères douloureuses ou sacrifiées, in *Emprise et violence maternelles*, Dunod, 1991.

© Groupe Eyrolles

170

Jeanne, dès sa conception, a été en contact avec une mère accablée par la maladie de son aînée. Elle a ensuite grandi au côté de sa mère endeuillée, négligée par son mari et sa belle-famille, puis atteinte à son tour par une maladie incurable. Iris, de son côté, a profondément souffert de la grande indisponibilité de sa mère au destin malheureux, assujettie à des hommes violents (père et mari), puis envahie par la maladie et d'intenses souffrances. Antoine, lui, a été accaparé par sa mère enfermée dans la plainte et la demande d'attention et de soins exclusifs à elle. Camille, pour sa part, a été la fille confidente, comblante et toute dévouée à sa mère victime d'un mari « dictateur ». Laure a grandi dans le souci constant de protéger et garder sa mère affectée par sa vie de couple et brandissant la menace de quitter le foyer familial. Anaïs, enfin, s'est oubliée pour alléger le fardeau de sa mère « esclave » d'un mari despote et minée par la crainte des ragots.

Dans les différents exemples cités ci-dessus, nous pouvons entrevoir la fragilité psychique du parent, mais aussi le rôle actif ou passif de l'autre parent dans l'abandon de l'enfant au parent fragile. Winnicott, là aussi, en a personnellement témoigné en parlant de son père toujours très pris et qui, par son indisponibilité, lui déléguait secrètement la mission de s'occuper de sa mère malheureuse.

J'ai présenté, au fil de ces pages, différents modes d'accaparement de l'enfant par son ou ses parents. Quelles qu'en soient les modalités, le parent accapareur sollicite l'enfant pour ses propres fins et non dans l'intérêt de ce dernier. Trois éléments, que je qualifierais de pervers, lestent et empoisonnent particulièrement ce mode de relation : en premier lieu, l'aveuglement et la surdité du parent engendrant le déni de la réalité de l'enfant et du don de lui-même ; d'autre part, l'idéologie parentale (et mensongère) selon laquelle tout cela est fait par « amour » et pour le

« bien » de l'enfant ; enfin, l'enfermement de l'enfant dans un lien de dette et de culpabilité au nom du don ou du sacrifice porté par son parent, attitude qu'Alberto Eiguer qualifie de « tyrannie blanche ».

Deux autres aspects caractéristiques apparaissent également : le règne de la parentification et celui de l'emprise.

Parentification et emprise

La relation d'accaparement montre combien les parents peuvent mobiliser chez l'enfant – dépositaire privilégié de leurs angoisses, deuils inachevés et idéaux – ses ressources pour les secourir, parfois à un point tel que celui-ci développe une maturité excessive et se trouve en place et rôle de parent de ses parents.

C'est ce que l'on identifie sous le terme de « parentification[1] ». Trois éléments majeurs la caractérisent :

- l'enfant est sollicité au-delà de ses véritables compétences, y compris psychiques ;
- cette sollicitation s'inscrit dans la durée (et non pour une période transitoire) ;
- elle est doublée d'une absence de reconnaissance qui se traduit par une attitude de disqualification, d'insatiabilité ou d'ignorance des parents pour ce que l'enfant donne.

---

1. Terme proposé dans les années 1960 par Ivan Boszormenyi-Nagy, psychiatre d'origine hongroise, émigré aux États-Unis et fondateur de l'École de thérapie familiale contextuelle.

L'enfant sacrifié

On assiste alors à une inversion des places, des rôles et des responsabilités entre parents et enfant, ainsi qu'à un déséquilibre entre ce qui est donné et reçu par l'enfant. En effet, celui-ci donne bien plus qu'il ne reçoit et, à l'inverse, ses parents reçoivent bien plus (et sans reconnaissance) qu'ils ne donnent[1]. En outre, l'enfant qui doit soigner ou prendre en charge affectivement et psychiquement ses parents se trouve en même temps en place d'enfant sacrifié. Le déni de la réalité de ce qu'il vit et donne conduit en effet soit à le mettre en place de bouc émissaire – parce que désigné comme l'enfant insatisfaisant ou fauteur de troubles –, soit à en faire un enfant lisse et sage qui ne se plaint jamais, mais privé de son enfance et de son droit à être un enfant.

Dans son film *De battre mon cœur s'est arrêté*[2], Jacques Audiard illustre remarquablement ce lien de parentification unissant le fils (héros du film) à son père alcoolique, immature et en perdition. Tous les ingrédients sont présents et représentés : le fils en rôle permanent de sauver son père au risque de se mettre en grand danger ; l'ingratitude, l'insatiabilité et la disqualification constantes du père envers le fils ; le chantage affectif et la culpabilisation exercés par le père devant toute tentative d'opposition du fils ; la relation piégée et sans issue dans laquelle ce dernier se débat.

Les effets induits par ce mode de relation parents-enfant sont particulièrement nocifs et destructeurs. Tout d'abord, l'enfant va développer un

---

1. Cette attitude est à l'inverse de celle de parents qui donnent jusqu'à épuisement et sans attente d'un retour sous la forme, par exemple, de participation ou de prise de responsabilités de l'enfant. Ce comportement engendre lui aussi des effets néfastes en développant chez l'enfant soit un trop de culpabilité (il reçoit beaucoup mais sans vraie possibilité de donner à son tour), soit une complète absence de culpabilité (tout lui est dû).
2. Jacques Audiard, 2005. Avec Romain Duris et Niels Arestrup.

© Groupe Eyrolles

fort sentiment de culpabilité puisque le parent n'est jamais satisfait ni guéri. Parallèlement, cette relation délétère conduit à la perte de confiance en lui (il se voit comme « l'enfant incapable ») et en l'autre (l'adulte jamais reconnaissant).

Un sentiment d'indignité prend alors souvent naissance. Culpabilité excessive, manque de confiance et absence d'estime de soi hypothéqueront lourdement l'accès à l'autonomie du sujet et l'installeront dans des liens toxiques de dépendances affectives. De même, des tendances dépressives, voire suicidaires, ou des comportements violents peuvent se faire jour, notamment à l'adolescence.

Comme S. Tisseron le souligne, parmi ces fils et filles, « certains [y] laissent leur peau ou leur santé mentale[1] ». La relation de parentification en effet rend fou car elle met l'enfant aux prises avec un double paradoxe : être nié et à la fois sollicité dans une toute-puissance à s'occuper de son parent, et devoir exécuter une mission impossible à remplir.

Ces paradoxes atteignent leur paroxysme lorsque l'enfant est soumis à une demande concurrentielle de parentification de chacun de ses deux parents. Il se trouve alors piégé par un conflit de loyautés : répondre à l'un signifie trahir l'autre. C'est ce qu'Antoine a vécu après le divorce de ses parents : marquer sa loyauté envers l'un impliquait, pour chacun des parents, la nécessité de désavouer l'autre. L'enfant est alors pris dans les filets inextricables d'un emboîtement de paradoxalités : être rien et tout à la fois, réaliser l'impossible, répondre à deux demandes simultanées et inconciliables.

Face à cette situation triplement paradoxale, l'enfant peut basculer dans la psychose ou réagir sur le mode de la violence, retournée contre lui ou

---

1. S. Tisseron, « À quoi nous servent nos enfants ? », *Dialogue*, n° 125, 1994.

exercée sur d'autres. La violence est alors à entendre comme une tentative du jeune de se dégager de la situation d'enfermement et de contraintes inextricables dans laquelle il est pris.

Le lien d'emprise

La recherche de prise de contrôle et de pouvoir sur l'enfant par le parent accapareur (dont le lien de parentification est l'expression la plus extrême) révèle l'existence d'une caractéristique constante : l'emprise exercée par le parent sur l'enfant.

Par ce fonctionnement, la personne tente de s'approprier l'autre et d'assujettir son altérité. Il s'agit alors de le posséder, de s'en emparer, de le dominer, d'exercer une influence sur lui et tout particulièrement sur sa psyché. Pointe ici la volonté, souvent inconsciente mais impérieuse, d'asservir la singularité de l'autre – qui introduit l'écart irréductible entre les êtres – afin d'en prévenir toute échappée. Mue par une pulsion d'emprise incoercible, la personne investit l'autre comme un objet ou comme une partie de soi, pense à sa place, règne sur ses désirs, dicte et interprète ses comportements, introduit la confusion dans l'esprit de son interlocuteur, empiète sur son espace propre et sa sphère d'intimité[1].

Pour parvenir à ses fins, le parent accapareur dispose de diverses stratégies. Parmi celles-ci, nous trouvons en premier lieu le chantage affectif et la culpabilisation, remparts efficaces contre les tentatives d'opposition ou de dégagement de l'enfant. Le parent déploie alors l'éventail de ses moyens de pression comme le « terrorisme » de sa souffrance, son sentiment d'être

---

1. La volonté de régner sur l'autre et sur son altérité peut s'exercer au sein de la famille (par un parent ou un conjoint notamment), mais également au niveau sociétal comme le monde du travail (le harcèlement moral par exemple), les régimes politiques totalitaires ou les sectes.

abandonné ou trahi, ou une attitude de rejet, de détournement et d'ignorance envers l'enfant (le parent boudeur).

Ainsi, Marthe avait bien mesuré l'interdit maternel de se tourner vers son père : la force de cet interdit reposait sur le risque de bannissement pour *haute trahison*. Dans le même ordre, la quête d'indépendance de Camille, Léa ou Antoine était assimilée à un abandon de la mère douloureuse ou sacrifiée, tout comme contrarier sa mère confrontait Laure à une réponse invariable d'ignorance et de mutisme.

Une autre stratégie correspond à ce que Piera Aulagnier décrit des parents « narcissiques » dépossédant l'enfant de ce qui lui appartient. Ils s'accaparent ses plaisirs, en s'appropriant par exemple ses réussites, et rendent illégitime l'expression de ses différences, notamment son désir de se séparer et de s'autonomiser. C'est ainsi signifier à l'enfant de demeurer en place de doublure de ses parents et d'avaliser le déni des différences.

D'autres moyens au service de l'emprise consistent à assujettir l'enfant en le ligotant psychiquement. Caillot et Decherf parlent à ce propos de « stratégies confusionnantes[1] » destinées à *embrouiller* l'esprit de l'autre. Les procédés sont multiples : disqualifier ses ressentis ou perceptions, lui adresser des demandes paradoxales, retourner fallacieusement les responsabilités, inverser le vrai et le faux, associer une chose et son contraire (par exemple : le mal que je te fais, c'est pour ton bien), etc.

L'emprise peut également s'exercer par des manipulations de séduction perverse liant la valeur de l'enfant à son comportement de soumission et non à ses facultés et réalisations : « Tu vaux quelque chose si tu te montres docile ; sinon tu ne vaux rien. »

---

1. J.-P. Caillot et G. Decherf, *op. cit.*

Par ailleurs, Caillot et Decherf relèvent une autre forme de manipulation qualifiée de « stratégies anxiogènes » et qui se caractérisent par « la menace, le chantage, l'utilisation du vrai afin d'asservir » l'autre[1]. Ces procédés permettent de neutraliser l'enfant et de le mettre sous influence en le livrant à l'angoisse ou à la culpabilité sauvage. La scène de représailles rapportée par Antoine, où sa mère arrête la voiture en plein bois à la tombée de la nuit et lui ordonne de quitter le véhicule, témoigne de façon sidérante et magistrale de ces procédés d'emprise hautement anxiogènes.

Enfin, la disqualification ou le déni de l'imaginaire, en enfermant l'enfant dans un hyperréalisme, marque également une forme d'emprise du parent sur son monde intérieur, créatif et récréatif. L'imaginaire – faculté par laquelle l'enfant peut exprimer sa singularité et, pire, s'évader – devient prohibé. Cette proscription s'apparente à une mise sous séquestre de la pensée de l'enfant afin que celui-ci n'échappe pas à son geôlier. Il en va de même lorsque le parent renvoie à l'enfant que lire est une perte de temps (la lecture, elle aussi, représente un excellent moyen d'évasion !).

Les stratégies manipulatoires et perverses de l'emprise sont multiples et dressent un portrait horrifiant de ceux qui en usent… et en abusent. Derrière cette figure de parents terribles se cachent aussi des hommes et des femmes aux prises avec de puissantes angoisses d'effondrement, contre lesquelles l'emprise représente inconsciemment un moyen de se cramponner, de garder prise.

C'est notamment par ce même processus de l'emprise, rattaché à la pulsion d'agrippement, que le bébé peut se connecter et s'accrocher au réel. Maurice Berger souligne à cet égard la nécessité d'un minimum

---

1. *Ibid.*

d'emprise du bébé, qu'il compare à une sorte de « main psychique », pour se saisir des expériences faites sur son environnement[1]. Bien souvent, les personnes qui exercent une emprise sur leur entourage n'ont pu elles-mêmes suffisamment l'expérimenter durant leur prime enfance, et ont aussi été sous le joug d'une emprise destructrice et mortifère. De victimes elles sont devenues actrices de l'emprise, tout en demeurant sous l'emprise de leur propre pulsion. La boucle est bouclée : car c'est bien d'un enfermement et d'une aliénation qu'il s'agit !

Des attentes naturelles

La toxicité de la relation d'emprise à l'enfant est incontestable ; elle altère lourdement sa liberté et son droit à l'autonomie et à son individuation. Placé sous le joug de l'assujettissement, il lui sera très difficile, y compris à l'âge adulte, de vivre ses relations aux autres dans un sentiment minimum de sécurité et de liberté. L'expérience nocive de l'emprise produit une véritable horreur du lien de dépendance affective ou – parfois aussi *et* – un fonctionnement de collage, de cramponnement à l'autre.

Accaparement, parentification et emprise offrent l'image d'un enchevêtrement de fils serrés et entrecroisés d'une même trame, celle de la démesure de parents dans leur recherche de toute-puissance et dans leurs attentes d'être contenus, comblés et guéris.

Beaucoup de parents voient secrètement en leurs enfants l'espoir de réparer d'anciennes blessures et de réaliser, à travers eux, des vœux restés inachevés. Ces attentes sont somme toute naturelles ; mais elles doivent rester mesurées et suffisamment ancrées dans la réalité pour permettre à l'enfant d'y prendre appui. Son sentiment d'appartenance aux siens

---

1. M. Berger, *op. cit.*

pourra y puiser son eau vive, de même que ses sentiments d'estime de soi et de solidarités partagées.

Dans ce sens, certaines situations particulières (en raison de circonstances familiales ou sociales) contraignent l'enfant à donner plus que de mesure, et peuvent s'apparenter à des situations de parentification. Toutefois, lorsque le don de l'enfant, légitimé par les circonstances, est reconnu, valorisé et non exploité, il prendra valeur de vérité et donnera sens aux sentiments de responsabilité, d'entraide, de confiance et d'équité entre ce qui est donné et reçu de part et d'autre. Expérimenter ce partage, à son tour, donnera corps et sens à la réalité du lien d'interdépendance familiale et, par-delà, humaine.

Ce constat montre que sollicitations et attentes ne nuisent pas au bon développement de nos enfants, bien au contraire. C'est notre non-reconnaissance et l'inéquité de nos comportements qui s'avèrent préjudiciables. L'aveuglement et la surdité en constituent le degré le plus élevé et le plus néfaste.

Afin de simplifier la tâche de nos enfants, il importe donc de porter un regard juste sur notre façon de nous positionner dans nos attentes et réponses envers eux. Il nous appartient aussi, comme le rappelle S. Tisseron, de « faire le deuil de la perfection pour nous-mêmes, nos parents, nos enfants » et de renoncer à soigner les failles incomblables de nos propres parents pour ne pas enchaîner « nos enfants à la nécessité de nous guérir nous-mêmes[1] ».

Les diverses situations d'accaparement manifestent dans leur ensemble la présence d'un *trop* (d'attentes, de demandes) mais révèlent en leur envers

---

1. S. Tisseron, *op. cit.*

l'existence d'un *pas assez*. Apparaît en effet, sous les voiles trompeurs d'une surprotection ou d'une sollicitation excessive, l'insuffisance d'attention réelle et de présence vraie du parent à l'enfant. Cette forme d'absence dévoile alors un autre pan dans lequel les dépendances affectives peuvent prendre racine, celui du manque ou du vide d'amour. D'un *trop* d'investissement nous franchissons ici le seuil d'un *pas assez*. Différents visages dépeignent cet autre versant que je propose d'aborder sous l'angle du désamour.

Le désamour

Tout petit enfant voue un attachement spontané et entier à ses parents dont l'attention et l'affection s'avèrent pour lui essentielles. À cet égard, il mettra en œuvre tous les moyens dont il dispose pour rendre les parents présents à lui et à son besoin d'amour. Mais si l'attachement filial apparaît comme une constante chez les jeunes enfants, l'affection des parents pour leur progéniture ne relève pas de l'inné et, pour certains d'entre eux, ne parviendra jamais à entrer dans le domaine de l'acquis.

La perte ou l'absence d'amour ressentie par l'enfant de la part de son entourage, et en particulier de ses parents, s'apparente alors à un vécu catastrophique, difficilement acceptable et assimilable. Elle cause des blessures profondes, souvent indélébiles. Abandon, désaveu, désaffection, chagrin, colère, humiliation, exil, repli et désespoir se côtoient en une cohorte fantomatique qui hante le sujet jusque dans sa vie adulte. Le développement de ses sentiments de confiance et d'estime de soi, ainsi que l'accès à son autonomie et son individuation, s'en trouve profondément altéré, compromettant ainsi ses facultés à s'établir dans une relation suffisamment dense et vivante aux autres.

Les formes de désamour sont nombreuses et variées. Il ne s'agit donc pas d'en dresser une liste exhaustive. Je propose d'en présenter quelques facettes à partir de deux principaux axes de réflexion : grandir avec un parent absent et vivre au côté d'un parent violent.

L'absence peut se décliner sur différents registres, de l'absence physique à l'absence « psychique » où le parent, bien que physiquement présent, reste déconnecté de la réalité psychique et affective de son enfant.

Quand le parent disparaît[1]

La présence physique des parents est bien entendu essentielle pour l'enfant. La tragédie que représente la perte précoce d'un parent, véritable cataclysme pour l'enfant, en constitue d'ailleurs le témoignage le plus patent et le plus poignant. Si cette forme de présence au fil de notre vie d'enfant, d'adolescent, et même d'adulte recèle son importance, je souhaiterais avant tout insister sur sa part primordiale dans les premiers temps de la petite enfance.

Une présence fondamentale

La présence physique de la mère (ou de son substitut) constitue en effet la première assise fondamentale sur laquelle le bébé va prendre appui pour établir et faire grandir en lui le sentiment de son existence dans la *continuité*. Cette présence – conjuguée à la disponibilité suffisamment

---

1. Il est ici question de la disparition au sens premier, c'est-à-dire d'une présence qui n'est plus visible, qui s'est éclipsée, et non dans le sens du décès de la personne.

vivante et adaptée de la mère – va ainsi permettre au nourrisson d'intérioriser l'image de sa mère, puis d'intégrer peu à peu le sentiment de l'existence de celle-ci en dehors de sa présence.

Toutefois, comme Winnicott le souligne, cette capacité du tout-petit à intérioriser la présence maternelle n'est que de courte durée, et nécessite le rétablissement de sa présence physique dans un délai raisonnable sans lequel cette image intériorisée « s'efface[1] ». À défaut, l'absence prolongée de la mère produit une cassure dans l'édification, encore très fragile chez le nourrisson, du sentiment de la *continuité* de son existence propre. L'absence physique de la mère, devenue interminable pour le bébé, le plonge alors dans des vécus de chaos et de discontinuité s'apparentant à des expériences de folie. N'étant pas en mesure d'intérioriser la présence de sa mère, l'enfant ne pourra pas « jouer avec l'absence », selon l'expression de Nicholas Rand. De même, les temps de séparation seront pour lui signe d'insécurité profonde et l'accès à son autonomie compromis. L'enfant deviendra en quelque sorte *accro* à la présence physique de sa mère faute d'avoir pu la vivre en suffisance et de l'avoir intériorisée en retour.

Nicholas Rand insiste sur l'importance primordiale, dans les tout premiers mois de la vie, de « la constance de l'entourage familial » et tout particulièrement de la « présence maternelle » permettant au bébé de faire sien l'enveloppe maternelle protectrice et de s'approprier les bases indispensables à la conquête de son autonomie[2]. Mais l'importance de la présence maternelle au côté du bébé ne doit pas pour autant éclipser celle du père. G. Corneau le rappelle dans son travail sur les pères

---

1. D. Winnicott, *Jeu et réalité, l'espace potentiel*, Payot, 1975.
2. N. Rand, *Quelle psychanalyse pour demain ? Voies ouvertes par Nicolas Abraham et Maria Torok*, Érès, 2001.

« manquants » et souligne la part primordiale de la présence paternelle (ou d'un substitut paternel) auprès des fils au cours des deux premières années de leur existence. Citant des études menées aux États-Unis et en Norvège, l'auteur rapporte que tous les garçons en difficulté sur qui portaient lesdites études « avaient en commun d'avoir souffert de l'absence du père pendant les deux premières années de leur vie ». D'autre part, il constate chez ces fils précocement en manque de père des carences comparables à celles des « orphelins placés dans des foyers d'accueil inadéquats ou chez les fils de familles monoparentales élevés en vase clos et manquant dès lors de substituts paternels[1] ».

Ainsi, bien que la présence physique des parents à elle seule ne suffise pas au bon développement psychique et affectif de l'enfant, elle n'en constitue pas moins la base première sur laquelle pourront se déployer les qualités et compétences parentales (attention, empathie, accompagnement, etc.) qui, à leur tour, serviront d'appui à l'enfant dans son chemin d'apprentissage et de croissance humaine.

L'absence physique du parent n'est donc pas sans conséquence et l'intensité de son impact sera à la mesure de sa durée et de la précocité à laquelle elle est intervenue.

Marthe et Iris, des enfances d'abandon

Marthe, à cet égard, a particulièrement souffert de cette absence dès sa naissance. Séparée de sa mère dès sa venue au monde, elle a été mise en nourrice jusqu'à sa sixième année. Les visites maternelles bimensuelles

---

1. G. Corneau, *Père manquant, fils manqué*, Éditions de l'Homme, 1989. Cette approche n'enlève en rien l'importance de la présence physique, affective et psychique du père auprès des filles.

conjuguées à la brièveté des retrouvailles n'ont jamais permis au bébé puis à la petite fille qu'elle était de développer, au cours de cette séparation longue et éprouvante, le sentiment d'une présence réelle, continue et sécurisante de sa mère en elle. Par ailleurs, la dureté du mode d'éducation − qualifié de « dressage » − des nourrices, substituts maternels de Marthe, a condamné toute possibilité d'intérioriser une image maternelle suffisamment bonne et rassurante. L'expérience très douloureuse de ses premières années de vie a laissé une empreinte indélébile au plus profond de son être et marqué de son sceau, durant de longues années, la tonalité de sa vie affective. Ainsi pouvons-nous mieux comprendre sa terreur de tout lien de dépendance, sa hantise de « perdre la tête » (en écho à ses vécus infantiles de ruptures et de chaos) et comment Marthe, jusqu'à un passé récent, s'immobilisa dans le sentiment de ne pouvoir exister en dehors de l'autre.

À partir de sensations très vives et récurrentes, réveillées par la position allongée sur le divan, Iris a, quant à elle, pu reprendre contact avec les traces anciennes de son état de nourrisson lâché dans le berceau et livré à une longue solitude au cœur d'un lieu vide de toute présence. La mémoire consciente de ces expériences s'était effacée, mais la mémoire de son corps de sensations n'en avait rien perdu. Grâce à cette mémoire corporelle, Iris est en mesure de traduire en images, puis en pensées et enfin en mots, ses sensations originaires, seuls témoins de ce temps lointain où elle a connu l'angoisse du vide ouvert par les absences prolongées et réitérées de sa mère.

De même, au cours de son analyse, Iris retrouve plusieurs fois l'état de panique et d'angoisse qui l'envahissait enfant si elle venait à perdre de vue sa mère.

« Petite, j'étais tout le temps collée à ma mère. On m'appelait "Sécotine" ou "pot de colle". Je me souviens très bien que, lorsque ma mère descendait à la cave, c'était terriblement angoissant. J'étais envahie par la terreur qu'elle ne revienne pas. Je restais figée, l'oreille tendue pour capter le moindre son de sa présence jusqu'à ce qu'elle remonte. »

Faute d'avoir pu vivre une présence maternelle suffisamment constante et sécurisante à l'aube de sa vie, Iris restait *accro* et ne parvenait pas à se représenter cette présence autrement que par sa matérialisation physique.

Père, père... le cas Rimbaud

La courte vie tumultueuse et inachevée du poète Arthur Rimbaud – qui lors de ses dernières années sombra dans l'errance, l'égarement et la solitude – témoigne elle aussi d'une douleur muette, mais omniprésente dans la vie du poète en manque de père.

Deuxième d'une fratrie de cinq enfants, fils du capitaine Frédéric Rimbaud, le jeune Arthur naît et grandit dans la quasi-absence de son père, militaire régulièrement affecté aux quatre coins de la France. Seuls les rares et brefs retours de celui-ci au domicile familial offrent au garçonnet l'occasion de voir son père, homme par ailleurs au « caractère mobile : indolent et violent tour à tour » et à l'« humeur peu paternelle[1] ».

En août 1860, le capitaine Rimbaud abandonne femme et enfants et disparaît définitivement de leur vie. Arthur n'a pas encore 6 ans. Cette

---

1. Propos du beau-frère d'Arthur Rimbaud cités par A. de Mijolla dans son ouvrage riche et éclairant intitulé *Les visiteurs du Moi*, Les Belles Lettres, 1986. Cet ouvrage apporte notamment une lumière inédite sur la vie et la personnalité du poète, et sa métamorphose en « revenant » de son père manquant.

disparition fut alors d'autant plus radicale que, comme Alain de Mijolla le souligne, « son départ définitif avait surtout été suivi d'une grande opération d'assainissement menée par son épouse » consistant à purger et effacer toutes traces du père déserteur[1]. Les enfants Rimbaud grandissent ainsi dans l'ignorance de leur père et probablement – au regard du caractère autoritaire et implacable de Mme Rimbaud (dite « la mère rimbe ») – dans le devoir du silence et de l'oubli.

Sur ce point, Arthur reste loyal à sa mère et tait l'absence paternelle. Sa plume se fait là parcimonieuse. Et quand, au détour de l'écriture, la figure paternelle point, son apparition reste fugace et à l'image d'une vision dérobée. Rien sur le manque de son père n'est *ouvertement* dit, pleuré ou condamné. Ce silence laisse alors soupeser le poids, dans la vie du fils, de la désertion paternelle dont les conséquences ont lourdement pesé sur sa vie affective, artistique et psychique.

Le manque de père non seulement n'a pas permis à Rimbaud de se dégager de la symbiose et de l'emprise de sa mère régnant sans partage sur son monde, mais a également barré toute possibilité pour lui d'intérioriser la présence paternelle.

Le jeune poète devient provocateur, arrogant, s'alcoolise, fait scandale. Pour A. de Mijolla, le fils, à défaut d'une image paternelle suffisamment valorisante, s'identifie « en négatif » à sa mère en devenant son modèle opposé : « la vertu devient vice, la retenue licence, l'eau bénie absinthe[2] ».

Mais, parallèlement à cette analyse, une autre voie se dessine, celle de la recherche désespérée du père. Car en effet, braver les interdits et les convenances équivaut à défier les lois morales ainsi que, par contrecoup,

---

1. *Ibid.*
2. *Ibid.*

à convoquer la loi… en d'autres mots, à convoquer ce père, censé dans sa fonction symbolique incarner la Loi ! D'autres pistes dévoilent les effets de la carence paternelle dans la vie de Rimbaud, en particulier sa quête éperdue d'une figure paternelle auprès de ses aînés (dont son professeur de rhétorique, puis Verlaine) et son incapacité à se promouvoir en père de sa création. Alors qu'il n'a pas encore 21 ans, le poète jette sa plume, abandonne et méprise ses œuvres traitées par lui de « rinçures ». Ainsi, tel son père abandonnique, il renonce à sa paternité et se fait à son tour déserteur en s'isolant dans l'errance et la solitude.

L'abord de la vie du poète sous l'angle de l'absence paternelle révèle la part considérable (mais non exclusive) qu'elle y tenait malgré une apparente et trompeuse insignifiance que le silence de la disparition avait installée.

Des effets insidieux

Cet aspect antinomique (importance/insignifiance) met en relief l'existence d'effets insidieux et une double caractéristique propres à la disparition.

Tout d'abord, celle-ci recèle une dimension à la fois énigmatique et paradoxale. Énigmatique parce qu'avec elle disparaît, dans l'instant, toute trace de celui qui s'est évanoui, les traces de son être (corps et âme) comme de sa vie ou de sa mort. Paradoxale, parce qu'elle crée une perte réelle indéniable, mais dont la réalité ou l'irréversibilité reste simultanément sous le sceau de l'incertitude ou de l'insaisissable.

Cette double particularité propre à la disparition produit à son tour des effets très insidieux, en rendant le travail de deuil ardu. En effet, comment faire le deuil de l'être perdu dont rien n'est venu matérialiser ou entériner l'irrévocabilité de la perte ? La personne disparue prend alors figure de fantôme par son absence devenue omniprésente et génératrice de vide et d'envahissement : le vide de la place vacante, le vide de sens et de mots ; l'omniprésence envahissante du disparu ni mort ni vivant.

Par ailleurs, la disparition du parent signe invariablement, pour l'enfant, un état de désaveu et de désamour de son parent chez qui, pense-t-il, il n'est pas parvenu à éveiller l'intérêt et l'amour capables de le retenir. L'enfant se trouve enfermé dans une culpabilité lourde, lesté par un profond sentiment d'indignité et habité par une béance affective hémorragique. Sentiments d'amour, de confiance en l'autre et de sécurité en soi, tout cela fuit de partout.

Enfin, la disparition – qui appartient ici au registre de l'abandon – empêche toute véritable séparation et génère une mise en dépendance à la figure abandonnique à laquelle le sujet reste rivé. Se profile ainsi le risque de s'épuiser dans une quête inconsciente et réitérée du parent manquant. Recherche destinée à panser le manque et les blessures mais qui, à défaut d'être pensée, restera souvent infructueuse et basculera dans une répétition mortifère.

Ces observations nous conduisent à un dernier constat : la désertion du parent signe cruellement sa disparition physique mais contient en elle-même une autre forme d'absence, celle de son absence psychique.

Quand le parent devient psychiquement absent

Par *absence psychique*, j'entends un état, momentané ou durable, où la personne – même physiquement présente – est captée dans un ailleurs qui l'absorbe et la coupe de la réalité présente qui l'environne. Cette forme d'absence s'apparente, selon ses manifestations, à une anesthésie, une désaffection ou une indisponibilité de l'esprit et de la conscience avec la réalité présente de soi et de l'autre. En quelque sorte, la personne s'en trouve déconnectée.

L'analogie avec l'imagerie cosmique m'apparaît à cet égard éclairante. Ce sont en effet les images d'apesanteur, de satellite en orbite et de trou noir qui affleurent à mon esprit pour décrire ces états d'absence. L'apesanteur dépeint le flottement et la disparition d'ancrage de celui ou celle qui « est là sans y être ». De même, tel un satellite en orbite, la personne reste à la périphérie d'elle-même et des siens autour de qui elle gravite sans s'y arrêter ni s'y poser. Et comme le trou noir, l'absence psychique absorbe et engloutit ce qui se trouve dans son champ de gravitation dont rien ne ressort, pas même les traces d'un rayonnement disparu dans le trou de l'absence.

Ainsi l'absence psychique pèse-t-elle de tout son poids dans le cadre de pathologies psychiques lourdes comme les psychoses où le parent se trouve capté dans un univers morcelé et retranché de la réalité.

Le parent dépressif

Nous en retrouvons également les marques chez le parent dépressif dont l'affaissement dans la plainte, le désespoir et le chagrin – à l'image du trou noir – exerce une force d'attraction puissante absorbant ses propres forces vives comme celles de son entourage.

Par son lien de dépendance et d'amour, l'enfant reçoit de plein fouet la dépression de son parent, contre laquelle il lutte avec l'acharnement du désespoir. Ramener son parent à la vie représente pour lui l'essence même de toute priorité, colonise ses terres intérieures et bien souvent l'épuise dans le recommencement incessant de ses efforts infructueux.

Winnicott, dans son poème *L'arbre*, évoque les forces offertes en sacrifice par l'enfant sur l'autel de la dépression maternelle afin de « soigner sa mort intérieure ».

Toutefois, un autre pan de souffrance se déploie simultanément, celui de vivre au côté de son parent devenu absent à lui. Face à cette énigme, le sentiment de désamour se profile et vient s'immiscer dans les préoccupations de l'enfant. Devant le constat de susciter si peu d'attention, la seule réponse qui, bien souvent, s'impose d'évidence à lui est celle de son indignité à être aimé. En outre, incapable de réanimer son parent et de le ramener à lui, il sent grandir en lui le sentiment de son inutilité qui s'accompagne d'une inévitable culpabilité.

Tristesse, impuissance, désespoir et culpabilité s'installent et préparent à l'enfant le lit de la dépression.

Le parent endeuillé

Nous retrouvons des conditions et des effets comparables chez le parent absorbé par un événement traumatique, douloureux ou anxiogène. Ainsi en est-il du parent lourdement affecté par un deuil.

À la mort de sa mère, Iris s'est de cette façon trouvée confrontée à une double absence : celle de sa mère décédée, mais aussi celle de son père englouti dans sa détresse et son chagrin. Comment dès lors, pour la jeune fille, vivre et intégrer la perte si douloureuse de sa mère au côté d'un père absorbé par sa propre souffrance et déconnecté de la réalité de sa fille ?

De ces temps affligeants, elle garde le souvenir pénible d'une immense solitude et surtout d'un entourage (père, frères, tantes) terriblement absent car happé par le malheur. Pas de main, de bras ni d'oreille tendus vers elle et au creux desquels déposer son chagrin et son désarroi. Pas de figure secourable à laquelle se raccrocher. Issue pourtant d'un groupe familial étoffé, Iris ne reçoit alors comme seul écho de sa présence que le silence du désespoir, les plaintes de l'affliction et le retrait de chacun dans sa peine inconsolable.

Dans la suite de ses premières expériences de nourrisson périodiquement déserté par la présence maternelle, de sa jeune enfance vécue au côté de sa mère « jamais disponible », « toujours occupée », souvent « noyée dans un brouillard » ou préoccupée par l'humeur de son conjoint, puis gravement malade et finalement disparue à tout jamais, Iris a ainsi toujours été ramenée à la constance de l'absence des siens en dépit de la matérialité de leur présence.

C'est avec le manque que nous avons fait la connaissance d'Iris dans cet ouvrage, c'est de nouveau au manque que nous sommes ici renvoyés et, plus particulièrement, au manque d'une véritable présence psychique à sa réalité d'enfant en détresse. Cette carence a installé, puis pendant long-temps conforté Iris dans un profond sentiment d'insécurité et de dépen-dance à l'être aimé invariablement absent à elle.

La perte d'un être cher relève toujours d'une épreuve remplie de dou-leurs, de détresse et de non-retour impliquant un remaniement psychi-que et affectif en profondeur. La dimension du temps est incontournable pour effectuer le travail du deuil qui passe par une succession d'étapes longues et âpres. Il s'agit ainsi, après le choc, de réaliser le caractère inac-ceptable et pourtant réel et définitif de la perte, de traverser les états de prostration puis de chagrin, de révolte, de culpabilité, de désespoir et de désarroi qui nous submergent ; puis il nous faut nous approprier le vide laissé par l'absent ; renoncer à nos attentes les plus chères et devenues irréalisables ; intérioriser la présence des bons et moins bons souvenirs rattachés au disparu, pour enfin reprendre contact avec la vie et renouer avec elle, nous découvrir de nouveaux projets et nous réinvestir dans de nouvelles voies de vie.

Quel parcours éprouvant, rude et de longue haleine ! Pourtant c'est lui qui, étape après étape, permet d'intégrer la perte et de réintégrer la vie. C'est en cela que l'on parle de *processus* du deuil.

Cependant, il arrive que la perte reste insurmontable et le travail de deuil impossible ou inachevé. La personne demeure alors inconsolable, captive de l'être cher perdu et devenu omniprésent, à la périphérie de sa vie et des siens, sans véritable ancrage dans la réalité présente et moins encore à venir[1].

La personne endeuillée s'installe ainsi dans une forme d'absence psychique durable qui empiète sur son monde environnant et notamment, dans le cas d'un parent, sur l'univers psychique, affectif et émotionnel de l'enfant.

Un deuil indépassable : les fantômes du passé

Le roman *Les âmes grises* trace une illustration pénétrante du phénomène de captation et d'absence psychiques de l'endeuillé en butte à un deuil indépassable[2].

Avec pour toile de fond la douloureuse période de 1914-1918, le narrateur s'adresse à sa défunte femme dont il n'a jamais accepté la perte ni fait le deuil. Nous découvrons ainsi un homme dont la vie s'est arrêtée au

---

1. Les formes les plus graves, qualifiées de maladies du deuil, relèvent de pathologies lourdes telles que la mélancolie qui, du point de vue psychiatrique et psychanalytique, renvoie à un déni de la perte et à une installation du mort en soi, fantasme inconscient d'absorption se substituant au travail de deuil.
2. P. Claudel, Stock, 2003.

jour de son drame et qui a traversé les événements de la petite et de la grande histoire tel un fantôme, hanté par son passé, revenant visiter les lieux et les faits des drames d'alors.

L'auteur trace subtilement le portrait de cet homme, captif de sa douleur, déserteur de la vie, mû par l'unique dessein de rejoindre son aimée perdue, mais gardée envers et contre tout au centre de son existence.

« Âme grise » et démantelée, ainsi évoque-t-il sa vie fantôme : « Il est difficile de tuer les morts. De les faire disparaître. [...] Quant à moi je suis là. Je n'ai pas vécu. J'ai survécu seulement. [...] C'est le vide. Le vide dans lequel je suis resté, mais dans lequel je voulais rester seul[1]. »

C'est la confession de sa douleur, maintenue tel un précieux lien raccordant le présent interdit de vie au passé immortalisé. C'est aussi l'incarnation de l'absence de celui qui est là sans y être, qui est là en refusant d'y être. Nous découvrons ainsi, au fil de ses confidences, une puissance d'attraction de son absence psychique telle qu'elle le conduira à étouffer inexorablement de son univers toute forme de vie jusqu'à établir définitivement le vide.

La perte des siens constitue un événement douloureux et dramatique, c'est incontestable. Cependant, lorsque la perte survient dans des circonstances tragiques, inconcevables, et qui ne permettent pas aux proches d'être confrontés à la réalité de la mort (ce qui est le cas pour les disparus), le travail du deuil s'en trouve lourdement affecté et parfois même empêché. L'onde de choc se répercute alors bien souvent sur les générations suivantes.

---

1. *Ibid.*

Parmi les descendants de survivants de la Shoah, quelques-uns témoignent de ce lourd héritage. Pour certains, l'inaccessibilité, pour leurs parents, du deuil des disparus a fait basculer la famille dans une sacralisation pétrifiante de leurs morts, objets d'un culte inlassable et d'une culpabilité éternelle. Une terrible et insidieuse inversion s'est installée, où le spectre des morts a colonisé l'espace des vivants et où les vivants ont vécu leur existence sur la pointe des pieds. En quelque sorte, les disparus sont devenus – malgré eux et à l'insu de tous – les morts vivants et leurs descendants les vivants morts.

Du point de vue des dépendances affectives, l'impact est considérable ; car comment se séparer des siens, y compris psychiquement, sans transgresser le tabou familial, sans faillir au devoir d'allégeance et de sacrifice envers les morts ?

Pour d'autres, le deuil insurmontable et inaccompli des disparus a été recouvert par une chape d'ombre et de silence impénétrable. À la différence des familles ci-dessus où le culte des morts a été érigé en règle, une contrainte opposée a ici lourdement pesé sur les familles réduites au silence, celle de se taire et d'oublier ; taire les morts pour ceux qui les avaient connus et tragiquement perdus, puis pour les générations suivantes, oublier l'inexplicable, l'impénétrable et les questionnements. Enfants et petits-enfants ont alors grandi dans un impensé de l'histoire familiale et dans une irreprésentabilité de la lignée qui les précédait, à l'instar de Vincent, homme de la cinquantaine et d'origine juive.

Vincent ou le vide du passé

Au fil de nos échanges, Vincent réalise à quel point il méconnaît son histoire familiale, et surtout celle ayant préexisté à ses parents. De ses grands-parents paternels et maternels il ne sait alors rien, en dehors de leurs origines juives et de leur déportation à Auschwitz d'où ils ne sont jamais revenus. Il ne connaît ni leur prénom, ni leur vie, ni la famille dont ils étaient issus, ni même leur visage. Aucune photo ni aucun récit des temps jadis n'a émaillé son enfance.

Vincent réalise peu à peu combien, jusqu'alors, sa représentation du groupe familial se réduisait à ses proches :

« C'est comme si, dans mon esprit, ma famille avait démarré à la génération de mes parents. Je sais bien qu'ils ont eux-mêmes eu des parents, mais je n'arrive pas à me représenter ce pan qui les a précédés. Avant mes parents, c'est un trou noir, le néant. »

De même, Vincent repère la persistance en lui de confusions. Pour certains membres de la famille, il ne sait pas qui est qui. Pour d'autres, il intervertit famille et amis de la famille. Mais la confusion s'épaissit plus encore lorsqu'il est question d'identifier et de nommer les liens de parenté. Dans les premiers temps, les mots grands-parents paternels, maternels, grand-tante ou cousin germain, par exemple, ne coulent pas de source pour Vincent. Il lui faut alors décomposer leur signification : parents de mon père, parents de ma mère, sœur du grand-père, fils de l'oncle, etc.

Dans la suite de ses élaborations, une nouvelle prise de conscience émerge, celles de ses absences psychiques. Vincent réalise par exemple combien son esprit s'absentait à l'évocation de l'histoire familiale (notamment lors de questions posées par sa femme à la famille). Cette fois, ce n'était plus le non-dit parental qui évacuait le passé familial mais Vincent, resté fixé à sa place d'enfant loyal à la règle du silence et de l'oubli.

Parallèlement, d'autres formes d'absence lui apparaissent plus clairement : ses oublis répétés surtout lorsqu'il s'agit de retransmettre des informations, son immersion dans un fonctionnement d'automate lors de « corvées » familiales, ses surdités et déconnexions variées envers son entourage. Vincent, désormais, mesure mieux le poids et la teneur de ses absences qui, à leur façon, parlent toutes d'un être qui disparaît et se soustrait aux siens.

Ainsi, lorsque le processus de deuil s'est trouvé court-circuité, l'impact sur la qualité de présence des vivants n'est pas des moindres. L'ombre des disparus capte les proches et leurs descendants dans la spirale de l'absence. En émane alors toute une gamme d'expressions telles des variations d'une composition musicale dont l'absence constituerait le thème. Cela s'est par exemple traduit chez Vincent sous la forme d'absences à sa vie présente ou – comme nous allons le voir pour Antoine – par l'immixtion subreptice d'absents dans le présent de la personne.

Antoine ou les étrangers dans la maison

Antoine, dont nous avons précédemment raconté l'histoire, est architecte. Enfant de parents divorcés, il a été renié par son père et symboliquement effacé de l'arbre généalogique.

Depuis longtemps, Antoine ne se sent pas ancré dans sa vie. Il dit se sentir « parasité », « phagocyté » et encombré : « Comme si, à l'intérieur de ma vie, je ne me sentais pas chez moi. »

Pour Antoine, ce malaise se relie d'évidence avec l'emprise maternelle dont il a longtemps souffert et qui a beaucoup empiété sur sa vie. Cependant, un rêve va l'introduire dans une autre voie restée jusque-là inexplorée.

« Je suis chez moi, dans la pièce où habituellement je travaille et qui me sert de bureau. Mais, dans mon rêve, il s'y trouve un lit et c'est comme si j'avais utilisé ce lieu comme chambre. Des gens pénètrent dans le hall d'entrée. C'est un petit groupe de personnes que je ne connais pas, mais qui me semblent vaguement familières. Ils viennent pour visiter mon appartement et semblent être à leur aise. Leur présence me dérange, mais je les laisse entrer chez moi.

À ce moment du rêve, l'appartement n'est plus celui où je vis dans la réalité, mais un autre appartement dans lequel (je ne sais comment ni pourquoi) Annabelle et moi venons d'emménager. Les visiteurs prennent leur temps et disposent des lieux comme s'ils étaient chez eux. Le temps passe sans que je m'en rende compte, puis brusquement je pense à regarder l'heure. Je réalise que je vais être en retard à mon travail. J'ai un rendez-vous important. Le directeur de l'agence doit passer pour que nous visitions ensemble un chantier. Je me penche par la fenêtre pour voir s'il arrive. Il devrait être là, mais il n'y a personne. La rue est vide et ne correspond pas à celle que je vois habituellement de chez moi. Je me dépêche de me préparer et je pense que je vais rater mon rendez-vous. »

Parmi les associations d'idées qui lui viennent spontanément à l'esprit, voici les principales qui guideront Antoine sur une piste fructueuse demeurée dans l'ombre.

Son bureau « où se trouve un lit » lui rappelle l'appartement au temps des anciens propriétaires qui utilisaient « ce lieu comme chambre ».

Les visiteurs lui sont inconnus et à la fois vaguement familiers, semblant « à leur aise » et « disposant des lieux comme s'ils étaient chez eux ». Ces éléments du rêve permettent à Antoine d'identifier la présence de personnes qui lui sont à la fois étrangères et familières.

De plus, il ressent leur arrivée comme une intrusion : elles « pénètrent » et il « les laisse entrer », « comme si », ajoute-t-il, « je n'avais plus vraiment mon libre arbitre ».

Il relie alors avec le sentiment prégnant dans le rêve d'être « envahi » et de « ne pas [se] sentir chez [lui] ». Perception confirmée dans le rêve par la transformation de son intérieur lorsque les visiteurs y entrent. Se dégage en effet l'idée – comme à la suite de tout emménagement récent – d'un lieu de vie qui est le sien sans le ressentir réellement comme tel.

Le sentiment d'envahissement se confirme également par le constat de son retard et les répercussions que cela risque d'engendrer sur son travail. Antoine ressent fortement dans son rêve que les incidences sur sa réalité du moment résultent directement de la présence importune et persistante de ses visiteurs.

À partir de ces différentes indications s'impose à Antoine l'évidence d'un lien avec son sentiment actuel et omniprésent de ne pas vivre réellement sa vie. Mais cette fois, à la faveur du rêve, un nouvel éclairage surgit : le parasitage de sa vie se relierait à la présence de visiteurs étrangement familiers. Arrive alors la question : qui sont-ils ?

Deux éléments du rêve permettent à Antoine de relier avec la piste paternelle. Tout d'abord son directeur d'agence, spontanément associé à une figure paternelle, et qui – détail révélateur du rêve – « devrait être là mais il n'y a personne ». « Comme mon père ! » s'exclame Antoine – ce père qui aurait dû être présent et qui fut le grand absent de sa vie de fils.

Un second élément conforte Antoine dans cette voie : la fenêtre donne sur une rue vide qui ne correspond pas à celle où il vit habituellement. Il l'identifie alors à un lieu de son enfance : la rue du village où vivait un grand-oncle paternel. Ce parent, familier de son père, a toujours été ressenti comme étranger à l'enfant qu'il était.

Antoine note alors combien l'appartement familièrement étrange de son rêve rappelle la maison de ce grand-oncle : cossu, vaste et froid, aux formes de fenêtres semblables, à la vue comparable et surtout dégageant un sentiment de vide et de solitude – ce même sentiment qui l'habitait enfant, après la rupture de ses parents et entre ses deux familles, et qui de toujours l'a imprégné lors des visites ponctuelles chez ce grand-oncle.

Ce rêve et son interprétation s'avéreront très précieux pour Antoine, car ils lui ouvrent une voie nouvelle d'élaboration, celle des absents de sa branche paternelle. Grâce à son rêve, il va en effet prendre conscience de l'impensé dans lequel il restait capté et qui comprenait une double absence. Tout d'abord, celle de sa famille paternelle dont il fut amputé et dont il n'avait jamais fait le deuil ; d'autre part, sa propre absence psychique à cette perte douloureuse laissée dans l'ignorance afin, dans sa nécessité d'enfant, de s'en protéger.

Mais au creux de cet impensé, l'ombre des absents était venue se nicher et, à son insu, hantait son monde intérieur. À défaut d'être psychiquement présent à sa réalité de fils renié et retranché de sa branche paternelle, Antoine restait inconsciemment captif des êtres manquants et sous l'emprise de leur absence qui, comme dans le rêve, venait envahir subrepticement sa vie intérieure et se superposer à son présent.

À partir de son rêve et des élaborations qui suivront, Antoine cette fois se confrontera à la perte et à la douleur du deuil, se réappropriera son histoire, renouera avec certains membres de sa famille paternelle et trouvera un ancrage bien plus ferme dans sa vie présente au point de reconnaître en lui un désir de paternité et de fonder sa famille.

Les développements ci-dessus illustrent combien la perte d'êtres chers peut constituer un événement traumatique inassimilé produisant alors chez les personnes affectées une absence psychique captatrice. Toutefois, ce phénomène d'absorption ne se réduit pas au traumatisme de la perte mais peut se rapporter à une diversité d'événements douloureux ou anxiogènes (faillite, chômage, emprisonnement, exil, etc.) qui ont tous pour effet de placer les protagonistes dans une indisponibilité psychique, notamment envers leur entourage.

Lorsque le parent absorbé s'absente ainsi, une angoisse blanche se propage chez l'enfant en manque de représentations, de pensées, de mots, de sens, quant à ce qu'il advient à son parent. Bien souvent, il recourt à son insu à des stratagèmes très divers (hyperdocilité, dévouement excessif, comportements agités ou provocants, échecs scolaires, etc.), destinés, à leur manière, à soigner, soutenir ou réveiller son parent indisponible. Quoi qu'il en soit, l'enfant cherche à extraire son parent de l'absence et à le ramener à lui.

Lorsque ses efforts restent lettre morte, pointent immanquablement les sentiments de désamour, d'insignifiance et de culpabilité. En outre, il n'est pas rare de constater l'installation de l'enfant, à son tour, dans une absence à lui-même. Préoccupé, capté par l'indisponibilité psychique de son parent, il se déserte. Les absences de Vincent en donnent un exemple. Iris, elle aussi, fut longtemps victime d'absences psychiques et déconnectée de ses parts vivantes. Je pense également à Anaïs qui, au cours de son analyse, donnait à ressentir et à vivre toute la profondeur de son absence à elle-même.

Le parent indifférent

Par ailleurs, nous pouvons repérer une autre manifestation d'absence psychique, cette fois chez le parent désaffecté ou indifférent. Il s'agit ici de parents retranchés de la réalité profonde et vivante qui les entoure – tout comme de la leur dont ils semblent avoir perdu ou jeté la clé – et coupés de la dimension subtile du cœur et de l'esprit. Ils n'expriment pas de tendresse à l'enfant et n'accordent pas d'attention à sa personne ni à son monde intérieur dont la réalité vivante paraît leur échapper. Pour eux, le rôle de parent se circonscrit aux tâches domestiques, à la gestion matérielle de la vie familiale, à une éducation principalement hygiéniste et moraliste. L'implication se situe donc avant tout au niveau de l'exécutif et du fonctionnel. En quelque sorte, cela s'apparente davantage à un rôle de professionnels que de parents.

Il en résulte un véritable appauvrissement des échanges et des liens, réduits ainsi à leur minimum dans la relation parent-enfant : l'affection, l'empathie, l'altérité ou la légèreté, par exemple, semblent appartenir à la catégorie des Objets Vivants Non Identifiés.

L'image commune qui s'en dégage correspond souvent à celle d'un parent froid, distant, dépeint sous les traits du « robot » ou du « dragon ». Selon la terminologie figurative, il ressort de ces métaphores une part déshumanisée chez le parent davantage associé à une mécanique ou une créature. Cet aspect de « dé-personnification » ressurgit parallèlement dans les rapports que le parent entretient avec l'enfant qui se sent ainsi relégué au rang de chose ou de quantité négligeable.

C'est le vocable de « dragon » que Paul emploie pour désigner sa mère, également qualifiée de « surmoi à pattes ». Homme de la trentaine, Paul parle avec beaucoup d'émotion de sa détresse de petit garçon en manque d'attention réelle, harcelé par les sempiternels « tu dois, tu ne dois pas », effrayé par les récriminations maternelles et régulièrement confronté à des vécus de délaissement. Ainsi relate-t-il les nombreuses fois où sa mère, absente à lui, l'oubliait dans les allées des supermarchés. Paul garde en lui toute la mémoire de son angoisse de petit garçon perdu et sa conscience de devoir compenser l'inattention maternelle par une vigilance indispensable et pourtant malaisée pour son jeune âge.

Mariette, de son côté, a grandi auprès de parents commerçants, très acca-
parés par leur travail et lui signifiant leur indisponibilité permanente. Si
la présence de son père lui a beaucoup manqué, elle a plus encore souffert
de l'absence d'amour de sa mère et de son dédain pour l'enfant qu'elle
était. Ses évocations tracent le portrait d'une mère « robot ».

« Ma mère n'avait rien d'une mère, sauf le nom. Elle fonctionnait comme une
mécanique imperturbable qu'il ne fallait jamais contrarier ni déranger, ni surtout
attendre d'elle le moindre réconfort. Je crois qu'elle n'a jamais su ce que signi-
fiaient les mots "aimer", "consoler", "tendresse" et tout ce qui va avec. Elle s'est
toujours montrée froide, distante et centrée sur elle. Les autres n'existaient pas. »

L'ignorance profonde de la réalité de la personne de l'enfant et de ce qu'il
vit traduit chez le parent, bien que physiquement présent, une forme
d'absence psychique. Qu'elle s'exprime sous les traits de l'indifférence,
de la négligence ou de l'oubli, elle devient toujours pour l'enfant le signe
évident et permanent du désintérêt, du mépris et du défaut d'amour de
son parent pour lui. À la douleur du désamour se joint indissociablement
la blessure mortifiante de l'humiliation mêlée d'un sentiment profond
d'abandon et de trahison.

Grandir sur la base d'un tel désaveu ruine les facultés de l'enfant à développer ses sentiments de sécurité, d'estime de soi et de confiance. Cela, à son
tour, rendra d'autant plus ardu son engagement dans la voie de son autonomie et de son individuation. Plus tard, lorsque la personne se confrontera à de nouveaux liens de dépendance, angoisses et détresse de l'enfance
en seront d'autant ravivées. C'est ainsi que, face au spectre de la dépendance, la personne bien souvent n'entreverra pas d'autres voies que de fuir
la relation à l'autre ou de ne pouvoir la vivre autrement que dans le sentiment prégnant de sa propre impuissance et de son dénuement.

Le parent démissionnaire

Parmi les multiples expressions d'absence psychique, on rencontre également divers cas de figure où père ou mère se détourne en tout ou partie de son rôle et de sa place de parent.

La désertion et le reniement de l'enfant par son parent en sont les traductions les plus manifestes et les plus radicales. L'histoire de Rimbaud, fils déserté, comme celle d'Antoine, fils renié, témoignent de ces formes emblématiques de démission parentale.

Il existe toutefois d'autres manifestations moins criantes mais cependant tout aussi effectives de comportements démissionnaires. C'est le cas en particulier des modes d'éducation ultrapermissifs, qui se caractérisent par un défaut de limites, de règles de conduite et d'interdits, soit que le parent y renonce, soit qu'il s'y oppose.

Or, même physiquement et affectivement présent, le parent trop permissif s'avère fondamentalement absent à l'enfant en désinvestissant ou en niant cette part essentielle de son rôle d'éducateur. Les règles et interdits introduisent l'enfant au respect de soi et de l'autre, à la responsabilisation, au fonctionnement de la vie en communauté, dont la famille est le fondement ; elles ne peuvent en effet se réduire à leur aspect premier de contraintes. Ces lois de vie sont avant tout d'essence civilisatrice et humanisante et, par là même, offrent et garantissent à l'enfant des repères et un cadre structurant sur lequel prendre appui pour grandir.

Renoncer à ce rôle (par indisponibilité ou par débordement d'un sentiment d'impuissance ou d'incompétence) tout comme le refuser (parce qu'exclusivement perçu dans son aspect castrateur au sens littéral) prive l'enfant de ce cadre sécurisant et structurant. En outre, celui-ci est en quelque sorte mis en demeure de devenir son propre parent puisque délégué au rôle de définir par lui-même les limites à s'imposer. L'enfant se trouve ainsi dans un vide laissé par la vacance de son parent démissionnaire qui, dans cette configuration, occupe davantage une place d'enfant, de grand frère (ou grande sœur) ou de copain que de père ou de mère[1].

★★★

L'impact de l'absence psychique du parent à l'enfant a une portée non négligeable, parfois considérable, sur son développement psychique et affectif. Reçue comme l'expression du désamour parental, elle génère en effet une blessure narcissique profonde, un vif sentiment de solitude abandonnique et une culpabilité lourde. Ce fardeau, conjugué à son impuissance à transformer ce constat réitéré de désamour, peut notamment favoriser chez l'enfant au fil de sa croissance l'installation d'un état dépressif, de comportements d'inhibition ou d'échec, et de sentiments agressifs destructeurs retournés contre sa personne propre ou son environnement (violence, provocations transgressives, rébellion, etc.).

Par ailleurs, les liens et sentiments de dépendance douloureux et non résolus de l'enfance marquent de leur empreinte la vie relationnelle (notamment affective) adulte ainsi parasitée par des angoisses d'abandon, d'inexistence ou d'aliénation puisant leur source dans ce passé intemporel.

Les différentes illustrations d'absences psychiques présentées ci-dessus ne sont bien évidemment pas exclusives. Violences et abus renferment aussi

---

1. Nous retrouvons un fonctionnement approchant chez le parent qui, évitant d'opposer un « non » ferme à l'enfant, privilégie le recours permanent à la négociation, au marchandage ou à la persuasion. Ces procédés enferment l'enfant, selon l'expression de Maurice Berger, dans « une sorte de "patouillage" informe ou une entreprise de séduction » et lui rendent difficile la tâche d'intérioriser de façon suffisamment claire et structurante les interdits.

cette dimension de l'absence à la réalité de l'enfant : absence à l'état de violence auquel il est soumis, absence à l'enfant réel qui se trouve désinvesti ou nié. Je vous propose d'aborder ce nouveau champ de réflexion qui, lui aussi, traduit et illustre des formes poussées de désamour.

Violences et abus

La violence se décline sous des registres divers, allant de manifestations peu perceptibles et insidieuses à des formes bien plus manifestes et tranchées. De même, varient les degrés et la nature de la violence qui peut s'exercer sur le plan de maltraitances physiques et/ou psychiques. À cet égard, je souhaiterais souligner deux aspects.

Violence physique et violence psychique

D'une part, la violence physique ne s'arrête pas aux effets produits sur le corps mais se prolonge toujours dans la psyché. Une personne agressée ou un enfant battu souffrent des coups reçus mais aussi, et parfois plus encore, de l'effraction que l'acte violent a produite à l'intérieur de leur personne et des sentiments qui les envahissent (humiliation, terreur, chagrin, etc.). D'autre part, la violence psychique peut s'avérer terriblement dévastatrice et causer un véritable meurtre d'âme. Nous savons par exemple qu'il existe des formes réelles et pourtant très subtiles de torture psychique (souvent qualifiées de « torture morale ») qui insensiblement et infailliblement désintègrent la personnalité et les ressources de ses victimes.

Mais quels que soient sa nature, ses degrés et ses modalités, la violence se définit en premier lieu comme un abus de la force. Or, dans la relation parent-enfant, le déséquilibre des rapports de force et de dépendance constitue un terrain favorable à son usage abusif. Pour le moins, cela confère au parent, du fait de sa position, le pouvoir (exercé ou non) d'imposer un mode de relation ou des agissements violents pour l'enfant. On peut dégager trois principales situations de violences parentales.

Le manque d'identification à l'enfant

La première se rapporte au défaut d'identification à l'enfant. Nous sommes ici dans la situation du parent qui agit sans la perception ou la préoccupation de ce que ses comportements, paroles ou demandes peuvent produire de violent pour l'enfant. Les développements qui précèdent en donnent une illustration. Ainsi en est-il du parent accapareur qui prive l'enfant de son droit fondamental et de sa liberté à se tourner vers d'autres, notamment son autre parent. Le père ou la mère accapareur investit l'enfant comme son propre prolongement, comme source de son propre comblement, et non dans sa réalité d'être différent ni dans ses véritables besoins. De même, les liens de parentification assujettissent et asservissent l'enfant dans une méconnaissance de la violence qui lui est faite, celle de le priver de sa place et de ses droits d'enfant en le mettant en place et rôle (intenables) de parent de ses parents.

L'absence appartient elle aussi à ce registre. Lorsque le parent déserte, démissionne, reste capté dans un ailleurs, indisponible ou indifférent, il devient absent à l'enfant mais également aux effets délétères qui en découlent pour lui.

Le *trop* comme le *pas assez* d'investissement traduisent ainsi un manque d'identification du parent à la réalité vécue par l'enfant, celle de rester oublié ou ignoré dans sa personne véritable, ses manques et sa souffrance.

Une forme intermédiaire et cumulée de cette violence agie et impensée se retrouve dans le comportement parental de captation et de rejet de l'enfant. Ce fonctionnement repose sur une oscillation entre un surinvestissement du parent en recherche de comblement d'un manque, suivi d'un rejet ou d'un retrait massif en réaction à des sensations d'étouffement ou au sentiment de ne plus supporter l'enfant. Ce dernier se trouve ainsi capté ou délaissé selon les humeurs de son parent, et dans un impensé des effets violents qu'un tel comportement produit sur lui.

La violence intentionnelle

Une deuxième situation de violence concerne les cas de violences conscientes et recherchées destinées à provoquer une souffrance. S'y rapporte en premier lieu le sadisme d'un parent faisant endurer à l'enfant une douleur physique ou morale (l'humiliation par exemple) dont il tire une satisfaction jouissive.

Ce type de violence s'exerce notamment dans les rapports d'emprise et de tyrannie d'un parent sur l'enfant. Faire souffrir autrui et le maintenir sous sa poigne sont en effet, pour celui qui exerce l'emprise ou la tyrannie, des procédés de confirmation de son pouvoir de contrôle, de domination et d'assujettissement sur l'autre. Les stratégies anxiogènes de l'emprise décrites plus haut relèvent de ce type de violences.

La haine, dans certaines de ses modalités, appartient également à ce registre de la violence. Les exactions abominables commises lors de guerres ou certains faits divers terribles attestent de la capacité de l'homme haineux à user d'une cruauté incommensurable.

Le parent haineux existe lui aussi. Une illustration particulière en est donnée avec la haine d'un parent envers un enfant incarnant à ses yeux le fruit d'une faute, d'une honte ou d'un malheur. Ce peut être le cas d'un enfant né d'un inceste, d'un viol ou d'une liaison « blâmable », ou bien encore – à une époque pas si éloignée de la nôtre (et d'ailleurs toujours actuelle dans certaines cultures) – d'un enfant né hors mariage.

Ces enfants – dont l'existence même rappelle et pérennise la faute, la honte ou le malheur du parent – peuvent être condamnés à la haine, au bannissement et à la culpabilité pour le seul fait d'exister.

Dans d'autres situations, la haine du parent peut prendre sa source dans une figure haïe ou un vécu de haine auxquels l'enfant est étranger mais cependant identifié. Cette identification peut être consciente (« c'est tout le portait de… », « tu es bien le fils, la fille de… », etc.) ou inconsciente. En ce cas, même si la haine originelle reste inconsciente, refoulée parce qu'inconcevable ou ingérable, elle perdure néanmoins ; et dans l'ombre, elle reste active et revendique sa part. Ainsi, le parent peut se décharger de cette haine impensable et pourtant agissante sur l'enfant en l'investissant comme support et réceptacle de ses sentiments haineux. Exercer sa tyrannie et sa vengeance sur l'enfant lui permet de cette façon d'en écouler le trop-plein tout en préservant inconsciemment la véritable figure haïe. L'objet et les motifs fondateurs de la haine parentale, interdits de conscience, restent irrésolus et nourrissent le feu qui l'entretient. Projetée sur l'enfant, elle se perpétue d'une génération à une autre et introduit ainsi parfois un enchaînement des générations dans la haine.

L'exemple d'Antoine condense ces formes d'identification consciente et inconsciente. Antoine a en effet été manifestement identifié par son père à la figure haïe de l'ex-épouse. Il a reçu de plein fouet la haine et le reniement vengeur de son père. Cependant, dans le cours de sa psychanalyse, Antoine s'est aussi questionné sur les origines familiales de cette haine. En se penchant sur l'histoire paternelle, il a ainsi découvert l'existence de ruptures antérieures reposant très probablement sur des ressentiments haineux et destructeurs dont son père, dans la succession des générations, aurait hérité puis qu'il aurait reproduits.

Ce second pan, inconscient, de la haine introduit une autre forme de violence, celle où des vécus douloureux relevant d'une époque révolue se superposent au présent et où l'enfant en devient la cible.

La perception déformée de l'enfant

Ceci nous conduit à une troisième catégorie de violences parentales ayant trait à une confusion des vécus et de l'image de l'enfant. Nous nous trouvons confrontés ici à ce qu'Inès Angelino qualifie de « situations glissantes[1] » où une transformation de l'image de l'enfant réel s'opère dans la perception du parent et où vécus passés et présents se confondent.

Maltraitance physique

Certains cas de maltraitances physiques relèvent de ce fonctionnement. C'est notamment l'exemple de bébés hurleurs et impossibles à calmer, ou qui refusent de s'alimenter. Nous connaissons tous ce côté irréductible du nourrisson qui, à la différence d'un enfant plus âgé, ne peut être raisonné. Cette situation peut éveiller chez certains parents un ressenti insupportable auquel ils répondent par une réaction impulsive de violence s'apparentant à un « fonctionnement stimulus-réponse[2] ». Bien souvent ce débordement chez le parent se rattache à la double confusion à laquelle je me réfère plus haut.

D'une part, les cris ou le refus de s'alimenter peuvent réveiller, dans la mémoire inconsciente du parent, l'écho d'un vécu comparable de sa petite enfance, et le propulsent dans cette expérience ancienne d'impuissance insoutenable. De même, l'état de dénuement et de grande dépendance du

---

1. I. Angelino, « Jeu de glaces », *Dialogue*, n° 135, 1997.
2. M. Berger, *op. cit.*

nourrisson peut ressusciter chez lui des sentiments similaires et très angoissants. Par ce phénomène de résonance, une confusion des temps se produit et le parent devient en quelque sorte le petit enfant démuni, en détresse et assailli par une situation qui lui fait violence et qu'il faut à tout prix stopper.

D'autre part, une confusion peut surgir quant à l'enfant lui-même dont l'image, dans la perception du parent, se déforme. Le bébé hurleur ou anorexique peut brusquement apparaître à son parent démuni et excédé comme un être tout-puissant, difforme, monstrueux ou bien encore être inconsciemment assimilé à une figure de parent terrible réveillant à son tour la cohorte d'anciens spectres.

Ainsi le débordement de violence d'un parent sur un enfant fait-il bien souvent écho à un ancien état de violence jamais assimilé psychiquement et resté à l'état brut. La survenue dans le présent d'une situation, fort différente du point de vue de la réalité objective, réactive néanmoins la mémoire inconsciente de l'expérience insupportable. Celle-ci peut relancer la violence originelle et provoquer un passage à l'acte.

La prise de conscience par le parent de sa perception déformée ou inappropriée de la réalité présente s'avère donc nécessaire pour récupérer cette prise de distance qui lui fait défaut et chercher d'autres issues que celle du déchaînement de sa violence.

Inceste

Une autre situation de grande violence – où resurgit la transformation de l'image de l'enfant réel en un autre fantasmé – concerne le registre de la séduction du parent envers son enfant et, dans sa version la plus extrême et la plus terrible, l'inceste.

L'enfant n'est plus appréhendé dans sa réalité mais fantasmé comme un petit adulte. La confusion ici ne porte pas seulement sur l'image de l'enfant mais touche aussi aux places, aux rôles, aux générations et aux sentiments avec lesquels le parent joue et manipule l'enfant. Sont en effet amalgamés amour et pulsions, gentillesse et assujettissement, tendresse et sexualité.

Une scène du film, remarquable et bouleversant, *Dolores Claiborne*[1], est à cet égard saisissante de vérité. Afin de vaincre les résistances de sa fille, le père recourt à la confusion et à la manipulation perverse des sentiments : répondre à ses sollicitations incestueuses, c'est aimer son papa, être gentille avec lui et lui faire plaisir…

Le comportement incestueux d'un parent relève donc d'un fonctionnement éminemment pervers, violent et destructeur. Il traduit le déni absolu des places, des rôles, des droits et devoirs véritables dans la relation parent-enfant. De même, il nie et méprise l'enfant dans sa réalité de sujet et le réduit à une place d'objet investi comme un double ou comme une simple projection des fantasmes du parent incestueux.

Une des caractéristiques de la perversité consiste dans le renversement du vrai[2]. Ici, le mensonge devient vérité et la vérité mensonge. L'enfant abusé est mis en place de complice ou, pire, d'acteur, sur qui le parent incestueux fait porter la cause de son acte : on entend des pères incestueux dire par exemple « elle m'a aguiché » ou « elle me cherchait ».

Nous nous trouvons donc en présence d'un fonctionnement profondément « altruicide », selon le terme de Bouregba, et « qui se traduit par

---

1. Taylor Hackford, 1995.
2. Le mot pervers vient du latin *perversus* qui signifie renversé.

l'attaque contre la filiation, l'attaque contre la dignité, l'attaque contre l'humain[1] ».

Une violence inouïe

Les effets de l'inceste sont ravageurs. De l'ordre d'un véritable trauma-tisme, avec perte des repères notamment spatio-temporels, l'acte inces-tueux représente une effraction inouïe du corps et de la psyché de l'enfant, incapable de faire face à la violence brutalement survenue et, plus encore, de l'assimiler.

Cette violence insoutenable et inassimilable produit chez l'enfant une dissociation du corps et de l'esprit. Sidéré par la puissance de l'effraction et impuissant à lutter contre son parent agresseur, l'enfant est réduit à abandonner peu à peu son corps, dont finalement il se détache. Certains patients parlent ainsi de l'image de leur esprit s'échappant et surplombant ce corps disloqué et déserté.

Parallèlement, le déni de ce qui est advenu et son enfouissement au plus profond de l'inconscient s'installent chez l'enfant et font également par-tie des défenses psychiques solides auxquelles il se raccroche pour ne pas sombrer.

Toutefois, ces protections, d'abord vitales, perdurent dans le temps et produisent des effets insidieux et dommageables. La personne, prise dans son fonctionnement défensif toujours actif, reste notamment déconnec-tée de son corps, de ses émotions, de son être et de sa vie présente qu'elle ne parvient pas à s'approprier ni à vivre pleinement. Le déni de la réalité d'alors continue, lui aussi, à propager ses effets sur la réalité désormais

---

1. P. Benghozi, « Trompe l'amour. Des transactions familiales incestueuses au remaillage des liens généalogiques », *Dialogue*, n° 135, 1997.

présente à laquelle la personne n'arrive pas à accéder entièrement. Car, en effet, y accéder comme retrouver son intégrité corps/esprit passe par une voie particulièrement difficile, effrayante et douloureuse, celle de réintégrer psychiquement ce qui fut déserté lors de l'acte meurtrier perpétré par le parent.

Le film *Dolores Claiborne* dépeint avec force la position de déni dans laquelle la victime de l'inceste, enfant, adolescente puis adulte, s'est recluse au point de tronquer son être, sa réalité et ses rapports à sa mère. C'est précisément par ce passage obligé et douloureux de la levée du déni que Séléna, enfin, pourra advenir à un rapport plus vrai et vivant à elle-même, à sa mère, aux autres et à la vie.

La dimension éminemment perverse du lien incestueux ne se réduit donc pas à l'acte lui-même, mais distille et propage son venin dans la totalité de l'être et de la vie de sa victime. L'appréhension de la réalité s'en trouve également infestée et subit elle aussi le sort du retournement du vrai en son envers.

Ce pervertissement de la réalité se manifeste notamment dans l'esprit de l'enfant. Ainsi, considérer son parent comme monstrueux relève d'une pensée violente et très douloureuse. L'enfant va donc généralement en assumer la culpabilité, et conclure que le monstre n'est pas son parent mais lui-même[1].

---

1. Cette prise en charge par l'enfant de la responsabilité des comportements condamnables des parents n'est pas spécifique à l'inceste mais généralement présente chez les enfants victimes de violences (si papa ou maman est violent, c'est à cause de moi). Nous retrouvons d'ailleurs assez classiquement ce mécanisme de pensée dans les relations parents-enfants en général où l'enfant aura tendance à s'attribuer les causes de la défaillance de son parent.

On sait combien il est important pour l'enfant de ménager et soigner ses parents, de répondre à leurs attentes afin de bénéficier en retour de leur attention et de l'amour dont il a besoin. Ce souci existe tout autant chez l'enfant victime d'inceste, et s'avère d'ailleurs exploité par son parent. Or, en raison de la gravité de la défaillance parentale, l'enfant va se trouver doublement sollicité : devoir répondre à des demandes qui le mettent en danger et devoir préserver ses deux parents.

Familles incestueuses : les origines du silence

Pris dans des conflits d'amour et de loyauté envers tous les deux ainsi que dans des paradoxes ingérables, l'enfant très souvent renonce à lui-même et protège ses parents en s'enfermant dans le silence. Ainsi, la réalité profonde de nouveau s'inverse : ce ne sont pas les parents qui veillent sur le bien-être de leur enfant et le protègent, mais l'enfant qui tient ce rôle et devient le parent de ses parents.

Se pose ici la question de l'autre parent. Qu'en est-il de ce parent chez qui, au cœur de sa propre famille, se déroule le drame de l'inceste ? Certains d'entre eux en prennent conscience et décident de protéger leur enfant en danger, bien souvent en se séparant de leur conjoint et/ou en le dénonçant. D'autres savent mais se taisent et se font ainsi les complices criminels de leur conjoint incestueux. Enfin, dans une grande majorité de cas, les témoignages parlent de la situation d'ignorance dans laquelle l'autre parent est resté[1]. Cette ignorance paraît proprement stupéfiante car comment ne pas capter certains signaux d'alarme ?

---

1. Les témoignages auxquels je me réfère portent sur des pères (ou beaux-pères) incestueux. Les mères incestueuses existent elles aussi, mais les témoignages sont bien plus rares.

Là encore, une majorité de témoignages se rejoignent sur l'existence de mères peu maternelles ou très accaparées, et n'ayant pas ou plus de sentiments ni de sexualité avec leur conjoint[1]. Elles demeurent sourdes au mal-être de leur enfant, mais également à ses appels lorsqu'il tente (y compris à l'âge adulte) de faire part de ses questionnements. Face à ces interpellations, elles restent dans l'évitement de la prise de conscience et de la reconnaissance auprès de l'enfant des agissements incestueux subis.

Méconnaissance et surdité laissent ainsi poindre l'existence d'une complicité inconsciente du parent « ignorant » avec son partenaire incestueux. L'impact sur l'enfant est là aussi considérable puisqu'il se trouve doublement abandonné et nié.

Cependant, comment concevoir un tel désistement complice ? L'approche sous l'angle de la dimension familiale apporte un éclairage et peut fournir des éléments de réponse.

Tout d'abord, l'enfermement dans l'insu peut s'envisager comme tentative du parent « ignorant » de se préserver d'une honte, d'une atteinte à l'image de soi et du groupe familial auquel il appartient et, plus profondément encore, d'une mesure de bannissement qui pèse sur le parent incestueux et la famille.

Par ailleurs, la clinique de l'inceste révèle l'existence de familles fonctionnant généralement en vase clos et dans une indistinction des places et des rôles. Par exemple, la fille « adorée » du père peut être perçue par la mère (et non par le père seulement) comme *la petite femme* du père et ressentie comme une rivale. Ou bien encore un père enfant ou indisponible peut

---

1. Ce portrait de mères nous ramène à la situation du parent psychiquement absent à l'enfant et, plus particulièrement, au portrait du « parent désaffecté ou indifférent » présenté plus haut.

tacitement déléguer à son fils sa place d'homme de la famille et de partenaire privilégié de la mère.

Quels que soient les cas de figure, places et rôles seraient interchangeables. Filles et fils comme pères et mères se trouvent agglutinés dans un univers confus, flou et indifférencié favorisant l'établissement d'un climat incestueux. On constate par ailleurs que ce fonctionnement de la cellule familiale de base s'inscrit généralement dans un fonctionnement comparable et plus vaste issu des familles d'origine des parents. Il n'est alors pas surprenant de découvrir parfois sur une ou plusieurs générations l'existence masquée de situations incestueuses antérieures. Lorsque la loi du silence s'est imposée face à ces événements traumatiques vécus dans la honte, la famille se trouve enfermée dans le champ clos du silence auquel chaque membre est assujetti.

Le secret en effet s'installe lorsqu'il y a eu transgression d'une loi de vie, afin de protéger l'individu et le groupe familial de l'opprobre. Si un nouvel événement condamnable survient, par exemple à la génération suivante, il se trouve à son tour capturé dans le champ d'attraction du devoir de silence. Taire ce second traumatisme garantit en effet, et à l'insu de tous, l'occultation du premier. À l'inverse, le révéler peut lever le voile sur cet autre événement du même ordre survenu antérieurement.

Ainsi peut-on découvrir l'existence d'un emboîtement de secrets. Chaque nouveau secret en recouvre alors un autre et, dans l'inconscient familial, protège le précédent qui, de cette façon, devient plus encore dissimulé et occulte.

L'ignorance dans laquelle se maintiennent certains parents peut relever de ce fonctionnement d'assujettissement et de loyauté au secret, hérité des générations précédentes. L'enfant victime d'inceste, quant à lui, se trouve aux prises avec une double loyauté : celle envers la loi familiale du silence et celle envers ses parents qu'il tente, en se taisant, de protéger avant tout.

Conséquences sur l'enfant

Dès lors, nous pouvons saisir combien il est douloureux et malaisé pour un enfant de révéler l'inceste dont il est victime. Dire, ici, ne relève plus de l'échange mais de la dénonciation. Cela signifie rompre la loi du silence et les protections qu'elle garantissait. C'est en effet dénoncer son parent incestueux et, intrinsèquement, dénoncer le système familial et ses collusions.

L'enfant s'expose alors au risque d'un bannissement familial. Les familles enfermées dans le déni réservent bien souvent ce sort malheureux et injuste à l'enfant « dénonciateur », accusé d'agresser et de mettre en danger la famille. Même la culpabilité du parent incestueux établie, ces familles, de type clanique, réintègrent généralement leur fonctionnement de déni, de collage, de collusion et de retournement de la réalité en son envers. La boucle du mécanisme pervers est ainsi bouclée par le renversement des places de victime et de coupable.

Lorsque le comportement du parent fait violence à l'enfant, celui-ci se trouve immanquablement renvoyé au sentiment de désamour de son parent, et fragilisé par ce qui en découle (insécurité, indignité, perte de confiance, culpabilité). Toutefois, les degrés élevés de violences parentales produisent en retour un paroxysme dans leurs effets.

De fait, ces violences engendrent à leur tour chez l'enfant une violence démesurée qui le déborde et l'écrase par l'ampleur des sentiments persécutifs et coupables qu'elle suscite. Des scénarios vengeurs et meurtriers le hantent et confirment l'image monstrueuse qu'il s'est attribuée. La haine de soi et du (ou des) parent(s) sourd. La honte et le mépris dégradent. La confiance en soi, en l'autre et en la vie meurt. L'impuissance, la terreur, la désolation et le chagrin dévastent. La mort en soi et autour de soi impose sa marque et assigne le vivant à demeurer dans l'ombre.

En outre, la profonde carence parentale n'offre pas à l'enfant l'étayage indispensable pour asseoir le développement de son autonomie, bien au contraire. Seul pour assurer sa propre survie psychique, l'enfant peut très tôt compenser les manques par une sollicitation excessive de ses propres ressources, devenir en quelque sorte son propre parent et un mini-adulte. Mais sa précocité relève en vérité d'un mécanisme de survie et non d'une véritable autonomie dont les fondations reposent sur des sables mouvants. La personne de l'enfant, puis de l'adulte qu'il devient, reste en réalité profondément dépendante et *accro* à l'amour et à l'attention dont elle fut si douloureusement privée.

Généralement, la personne va rééditer malgré elle ce lien de violence dans sa vie relationnelle d'adulte et particulièrement de couple. Cette répétition ne relève pas nécessairement d'un fonctionnement masochiste. Elle se relie souvent à l'attente inconsciente et impérieuse d'une transformation du partenaire violent (maltraitant, abuseur, haineux, abandonnique, etc.) en partenaire aimant et consolateur. La personne transfère ainsi inconsciemment sur son partenaire la figure du parent terrible et, à son insu, le charge de réparer l'image du parent monstrueux et de l'enfant dévasté[1].

Ces tentatives inconscientes de résolution s'avèrent cependant inadaptées et vaines, attisent conflits, déceptions et souffrances, intensifient la violence. Le lien de dépendance toxique, loin de s'infléchir, perdure. S'en

---

1. Dans ces schémas de répétition, le partenaire en est un des protagonistes privilégiés. Toutefois, ces scénarios peuvent également se remettre en scène dans d'autres relations, avec un enfant ou un supérieur hiérarchique par exemple.

dégager implique alors la nécessité de se défaire de ce passé douloureux, condition indispensable pour accéder à sa vie réelle et présente.

S'engager dans une psychanalyse constitue une voie de dégagement possible – chemin long et ardu, mais fructueux – pour réintégrer, assimiler et digérer psychiquement cette violence originelle. Identifier la monstruosité du (ou des) parent(s), renoncer à le(s) transformer et faire le deuil des désirs si chers et incomblables de l'enfant en soi constitue un passage difficile et plein de douleurs. Mais par-delà ces temps difficiles, cela représente aussi et surtout une réelle voie de libération pour soi et pour les siens en faisant cesser l'enchaînement des générations dans un lien de mort.

★★★

Les multiples formes d'absence comme les diverses manifestations de violence, bien que différentes dans leur teneur et leurs expressions, se renvoient néanmoins en miroir leur propre reflet.

Ainsi, l'absence d'un parent déserteur ou indisponible psychiquement produit un vécu de violence chez l'enfant. De leur côté, les violences et abus commis sur l'enfant signent en miroir la réalité cruelle d'une véritable absence psychique du parent envers l'enfant.

En outre, absences et violences ont en commun un vécu de désamour ressenti par l'enfant au plus profond de son être.

Ce constat de désamour signe pour lui un état de désaveu, sécrétant culpabilité et honte. Le désamour s'apparente également pour l'enfant à un vécu d'abandon, qui le met en situation d'hémorragie psychique et affective et nourrit des sentiments de perdition et de dépendance lourde. L'enfant en manque de parent se trouve dans l'impossibilité d'intérioriser sa présence et s'installe dans une confusion assimilant présence physique et présence psychique. Il devient *accro*.

Par ailleurs, la lecture de ces formes de désamour révèle des scénarios inconscients de délégations, de missions et de transmissions : délégation à l'enfant de places autres que la sienne, mission de vivre le destin d'un autre auquel il est identifié, transmission des chaînes de la haine, de la violence, du secret.

Ainsi, bien souvent, les parents eux-mêmes assujettis à un enchaînement générationnel mortifère peuvent à leur tour reproduire ces formes d'aliénation en reconstruisant avec leur(s) enfant(s) un lien du même ordre que celui dont ils ont souffert avec leurs propres parents ou grands-parents. Cet aspect non négligeable dans l'histoire de la souffrance humaine nous introduit au vaste pan des héritages familiaux.

Les héritages familiaux

6

La famille représente le prototype de toute entité groupale ; le petit humain y prend naissance et s'initie au fonctionnement de la vie en communauté. Elle constitue son terreau des origines ainsi que son ancrage dans une identité familiale qui le précède, à laquelle il appartient et qui participe à l'instauration de son identité propre et le relie à l'ensemble des membres qui la compose. Ainsi, le groupe familial et son histoire préexistent à tout individu qui en est issu et fondent le socle sur lequel il se construira.

Quelles que soient la qualité et la nature des liens propres aux familles, un phénomène d'attachement (et de rattachement) s'impose et perdure, y compris quand il y a eu altération ou rupture des relations familiales. Les racines familiales restent inscrites en chacun de nous et l'héritage de ces racines demeure actif. Être coupé ou privé de sa famille n'abolit en rien les origines dont nous sommes issus. I. Boszormenyi-Nagy souligne cette particularité et note à ce propos que ce qui pousse les familles « à s'intéresser les uns aux autres, ce n'est pas la qualité de leur relation, c'est leur communauté de procréation et de racines[1] ».

Comme nous l'avons vu, il existe de façon masquée mais réelle un phénomène de transmission des traumatismes et blessures restés inassimilés chez des ascendants, dont l'enfant hérite d'une manière ou d'une autre[2].

C'est pourquoi un certain nombre de psychanalystes partagent une conception semblable à celle de Serge Tisseron, selon qui « l'approche en termes d'influences entre générations, d'"héritage" familial et de "fantôme" éclaire l'intensité des symptômes en les plaçant sous le signe de nécessités psychiques qui n'engagent pas le sujet seul, mais aussi ses ascendants et ses proches, dans une dynamique psychique intersubjective. Cette approche complète et enrichit l'approche freudienne traditionnelle de la constitution des symptômes[3] ».

L'héritage de nos parents et ascendants ne se limite donc pas au patrimoine mobilier et immobilier ni aux gènes, mais concerne également le patrimoine généalogique. Par ailleurs, tout comme en droit des successions où l'héritage comprend également les dettes du défunt, le passif généalogique est lui aussi transmissible.

---

1. I. Boszormenyi-Nagy et B. Krasner, « La confiance comme base thérapeutique : la méthode contextuelle », *Dialogue*, n° 111, 1991.
2. Les délégations et missions diffèrent selon les héritiers et notamment, par exemple, selon leur rang dans la fratrie, selon les circonstances de leur naissance, selon leur ressemblance physique ou de caractère avec un personnage familial, etc.
3. S. Tisseron, « Le couple et les héritages familiaux », *Dialogue*, n° 134, 1996. Sur la base de cette approche, Tisseron a par exemple donné une lecture perspicace et alors inédite de l'œuvre du dessinateur Hergé. Il y établit une correspondance éclairante entre le personnage célèbre de Tintin (et ses inséparables compagnons) et l'héritage généalogique de son créateur. *Cf. Tintin et les secrets de famille*, Séguier, 1990.

Dès lors, en quoi consistent ces héritages ? Comment et pourquoi sont-ils transmis ? Quels sont leurs impacts, notamment sur le plan des dépendances affectives ?

L'héritage généalogique et ses transmissions[1]

Selon Evelyn Granjon, l'héritage généalogique « concerne les vécus psychiques de ceux qui nous précèdent dans l'ordre des générations » et qui nous sont transmis[2]. Toutefois, le mode et la qualité de leur transmission diffèrent selon le destin qui leur a été réservé dans la psyché de leurs détenteurs.

Les transmissions entre générations

Lorsque des événements familiaux, y compris douloureux ou traumatiques, ont été suffisamment digérés psychiquement par les ascendants, ils deviennent pensables et pensés, racontables et racontés, assimilables et assimilés par les générations suivantes. Ce qui est alors transmis et transformé d'une génération à l'autre nourrit l'histoire familiale et ses mythes,

---

1. Au cours de mes réflexions sur les héritages généalogiques, j'aborderai différents contextes et événements familiaux instaurant et « justifiant » leur contenu. Toutefois, il existe un autre pan – que je ne développerai pas ici mais qu'il est important de signaler – qui peut initier, favoriser ou accentuer la formation et la transmission de ces héritages. Je veux parler du pan sociétal. En effet, l'environnement social, économique et politique ou le contexte historique ont une incidence sur la vie des familles. Ils peuvent parfois exercer une grande influence sur le destin de certaines générations. Les climats d'insécurité profonde (guerres, persécutions, régimes totalitaires), les crises économiques graves, les fléaux, etc., traversent et désorganisent les familles avec une grande violence. Les vécus de destruction, de terreur, de dénuement et de déchirements qui en résultent produisent alors des ondes de choc sur plusieurs générations.
2. E. Granjon, « Alliance et aliénation : ou les avatars de la transmission psychique intergénérationnelle », *Dialogue*, n° 108, 1990.

permet son intégration dans la psyché individuelle des membres de la famille ainsi que la circulation et la création de pensées, de récits, d'interprétations du roman familial à la fois communes et personnelles. Ici, l'histoire et les héritages familiaux font lien entre les générations, consolident le sentiment d'appartenance au groupe familial et situent la famille dans le temps avec un passé, un présent et un avenir.

Cette forme de transmission est qualifiée d'*intergénérationnelle*. Le préfixe *inter* met l'accent sur la présence d'un intervalle entre les générations. Par cet espace entre elles, les générations sont différenciées et les héritages transformés en passant des unes aux autres. Ce type de transmission procède ainsi d'une dynamique vivante, évolutive et féconde au sein du groupe familial.

À l'inverse, lorsque les vécus d'un autre temps sont restés inassimilés par ceux qui les ont portés, leur transmission s'opère en quelque sorte à l'état brut, c'est-à-dire sans digestion ni transformation possibles. Ils deviennent indicibles, puis dans les générations suivantes, impensables et irreprésentables. Faute de pouvoir être pensés et transformés, leur omniprésence hante la famille, principalement sous la forme de secrets, de délégations mortifères et de « fantômes[1] ».

La mémoire consciente de ces héritages s'efface. Il n'en reste que des traces, souvent énigmatiques et difficilement identifiables, traductions codées de ces vécus non digérés et tus. Le processus vivant et créateur de

---

1. Du point de vue psychanalytique, nous entendons par fantôme les effets d'un secret ou d'un deuil impossible d'un parent ou d'un ascendant sur la vie psychique d'un descendant. Tel un revenant, ce passé, ni vraiment mort ni vivant, se loge dans l'inconscient du sujet, hante son être et empiète sur sa vie. Le phénomène du fantôme trouve une illustration dans le rêve d'Antoine mettant en scène l'intrusion et l'installation chez lui de visiteurs, ni connus ni totalement inconnus, et venant perturber sa vie présente.

la transmission entre générations se trouve bloqué. Nous ne nous situons plus en effet dans une différence générationnelle mais dans un télescopage des générations qui s'encastrent les unes dans les autres. Les successeurs héritent de vécus insaisissables qu'ils ne sont dès lors plus en mesure de transformer.

Ces vécus intouchables restent alors en dépôt dans la vie psychique du groupe familial. Ils entravent ses capacités d'adaptation et d'évolution et aliènent ses membres. Nous nous situons ici dans le cadre de la transmission dite *transgénérationnelle*.

Comme E. Granjon le souligne, « on ne peut pas ne pas transmettre ». Ainsi, quel que soit le contenu positif ou négatif des héritages généalogiques, ceux-ci sont nécessairement transmis d'une génération à l'autre. En revanche, ce qui différencie la portée de ces héritages tient à la possibilité pour leurs héritiers de les transformer ou non et, par là même, de nourrir ou de scléroser la vie psychique du groupe familial et des sujets qui le composent.

En outre, le blocage du travail de transformation ligote les descendants dans un paradoxe ingérable tenant à la nécessité de soigner les blessures familiales et au devoir de ne toucher à rien. L'impact de ce type d'injonctions peut être considérable et donner lieu chez les descendants à des passages à l'acte ou à des symptomatologies psychiques ou somatiques graves, à entendre comme des tentatives de résolution de l'inconciliable.

Les mythes familiaux participent à ce processus de transmission générationnelle. Constitués à partir d'événements fondateurs ou de crises profondes traversées par le groupe familial, les mythes tiennent un rôle primordial dans le fonctionnement de la famille. Ils occupent une place centrale dans l'héritage généalogique dont ils découlent et qu'ils façonnent à la fois.

Les mythes familiaux

« Le mythe familial est une représentation familiale intériorisée. Il apparaît [...] comme une production imaginaire collective, sécrétée par le groupe familial[1]. » Le mythe familial représente ainsi un ensemble de croyances partagées par la famille qui met en mots, en images, en figuration et en signification ce qui relève de l'énigmatique (comme les origines).

Né à l'occasion de périodes cruciales touchant à la constitution ou à la vie du groupe familial (couple fondateur, exil, guerres, ruptures familiales, événement extraordinaire ou tragique survenu dans la lignée, etc.), le mythe véhicule une expression groupale des traces de ce passé et de l'expérience familiale, dont les enseignements restent opérants. Il constitue ainsi un consensus familial de base qui, par-delà les oppositions entre membres du groupe, reste partagé par tous.

Les mythes recèlent une part originale et singulière propre à chaque famille. Leurs variantes sont infinies, mais nous pouvons en donner quelques illustrations : « Malgré les épreuves, la famille renaît de ses cendres », « Préserver la famille, c'est préserver la pureté du sang », « Le salut passe par la prévoyance des femmes, par le courage des hommes, par l'effort, par l'audace, etc. », « La lignée se perpétue par la réussite sociale, par la perpétuation d'un bien, d'une tradition, d'un métier, etc. », « Chez nous, on n'est pas des mauviettes », « Plus on est discret, mieux c'est », etc.

Le mythe familial assure des fonctions essentielles : celle de la cohésion de la famille et celle d'établir une frontière entre le groupe, lié par des croyances communes, et les autres. Le mythe institue le sentiment d'appartenance, le « chez-nous ». En outre, sa valeur de vérité d'expérience,

---

1. G. Decherf, « Un travail d'ermite. Des mythes familiaux à la relation d'objet », *Le divan familial*, n° 4, 2000.

intégrée comme telle par la famille, confère à cette dernière une dynamique : les membres du groupe peuvent aller de l'avant en prenant appui sur cette vérité partagée.

Le mythe, par sa dimension porteuse et ses fonctions de contenance (le « chez-nous »), de cohésion, de symbolisation de l'histoire familiale, structure le fonctionnement du groupe familial et les psychés individuelles qui le constituent.

Transmis par les récits mais aussi par des communications non verbales (comportements, gestuelle, atmosphère, tabous, etc.), le mythe donne à la famille son style, ses rituels et ses règles. S'en démarquer ou les contester engendre des oppositions et peut produire des conflits parfois vifs, sans pour autant remettre en cause le sentiment d'appartenance. Toutefois, lorsque la contestation équivaut à la remise en question du mythe, cela revient à récuser le sentiment d'appartenance et à susciter en retour le rejet condamnateur, par la famille, du sujet « profanateur », et parfois même son excommunication.

Pour autant, la famille, comme tout organisme vivant, privilégie ce qui assure sa sécurité et sa croissance et, lors de changements profonds ou de crises graves, lutte pour sa survie. Face à ces enjeux, le groupe familial va généralement mobiliser ses capacités d'adaptation et de transformation. Il peut ainsi être amené à réaménager le contenu du mythe, à en réinventer de nouvelles configurations, à transformer ses parts devenues inadaptées ou obsolètes[1].

« En effet, inscrite dans une tradition et un héritage mythiques, la famille est aussi le lieu psychique où se transforment certains héritages [...]. La

---

1. En thérapie familiale psychanalytique, la capacité de la famille à créer et transformer ses mythes se nomme la fonction mythopoïétique.

famille est donc héritière et créatrice de mythes. Fondée sur des discours qui lui préexistent, elle construit sans cesse des récits permettant d'admettre réalité et changements[1]. » Imposée par les circonstances, la transformation du mythe familial répond aux nécessités d'adaptation, de resserrement des liens (la famille *se serre les coudes*) et de ralliement face à son devenir.

Quand le mythe devient idéologie

Toutefois, au fil des générations, le mythe parfois se rigidifie. Cela peut advenir à la suite de désordres, de chocs, de bouleversements internes (deuil très douloureux, faillite, suicide, etc.) ou externes (guerre, pogromes, exil, scandale, etc.) qui fragilisent, désorganisent ou menacent l'intégrité du groupe familial.

Parfois, le contexte de violence est tel que la pensée familiale vole en éclats, se dissout ou s'appauvrit et l'indigence mythique s'installe. Dans d'autres situations, face au contexte d'agression ou de traumatisme, la famille se coalise autour d'un mythe défensif destiné à *resserrer les rangs* et à se protéger des dangers (réels ou imaginaires) ou à les conjurer.

Lorsque la pauvreté ou la rigidité du mythe se pérennise, la famille ne parvient plus à adapter ses héritages à la réalité des générations suivantes. Les fardeaux généalogiques se transmettent sans assimilation ni transformation possibles. Les injustices, vengeances, ruptures, haines et autres violences se perpétuent dans la lignée. D'une pensée mythique, la famille passe alors à un discours idéologique.

L'idéologie familiale se définit donc comme l'expression de la rigidification d'un mythe. C'est une façon monolithique de se représenter, de

---

1. E. Granjon, « Mythopoïèse et souffrance familiale », *Le divan familial, op. cit.*

penser la famille et ce qui lui est extérieur, d'organiser son fonctionnement et les comportements à l'intérieur et à l'extérieur du groupe familial. L'idéologie ne laisse pas place aux variantes, aux différences ni à la création de scénarios individuels, et les membres se trouvent enserrés dans un discours figé et plaqué qui ne tolère ni opposition ni divergences. Selon l'expression de F. Aubertel, nous sommes dans le « c'est comme ça, et pas autrement[1] ».

Principalement destinée à protéger le groupe familial d'angoisse d'éclatement ou d'anéantissement, l'idéologie tend à nier ou à annuler tout ce qui peut réveiller ces formes d'angoisse. Conflits et différences sont évacués ou prohibés. Dans ce sens, l'idéologie cimente les zones de déni et le silence sur ce qui fait ou pourrait faire problème au sein du groupe. On ne parle pas des sujets qui fâchent, on se conforme au modèle et tout le monde pense (ou plutôt doit penser) à l'identique.

En tant que pensée unique, réductrice et totalisante, l'idéologie familiale n'est pas appréhendée comme une des façons d'interpréter la réalité mais comme la réalité elle-même. Cette position simplificatrice et assujettissante court-circuite la dynamique, la souplesse, la liberté et la richesse des échanges au sein de la famille ; de même qu'elle réduit les capacités d'adaptabilité et de créativité du groupe familial face aux changements.

De cette rigidité découle un interdit implicite pour les membres du groupe de se positionner comme sujet pensant et agissant différemment des autres. Nous nous situons ici davantage dans un fonctionnement d'imitation des figures dominantes du groupe que dans un processus d'identification. En outre, toutes manifestations de différenciation et

---

1. F. Aubertel, « La fonction de l'idéologie familiale », *Dialogue*, n° 108, *op. cit.*

d'individuation sont très vite interprétées comme des formes d'attaque menaçant l'unité et la stabilité du groupe. Le sujet jugé « bon » est celui qui se coule dans le moule et suit les préceptes familiaux sans les contester, ou mieux encore, qui les exalte. Celui qui se démarque du modèle, ou pire, le récuse, devient le « mauvais » élément du groupe sur qui se concentrent la réprobation, le blâme et, si besoin, le rejet.

Dénoncer les aberrations ou les dysfonctionnements familiaux s'assimile plus encore à une véritable agression et à un acte de haute trahison amenant en retour la condamnation unanime et l'exclusion du membre perturbateur. Celui-ci devient le bouc émissaire sur qui tout le « mauvais » est déchargé et contre qui l'ensemble du groupe peut faire de nouveau corps. C'est par exemple le cas de familles incestueuses qui se retournent contre l'enfant « dénonciateur », en le désignant comme l'agresseur du groupe familial.

Dès lors, l'angoisse de morcellement – que l'idéologie familiale est censée canaliser – reste active puisque tout ce qui ne s'aligne pas sur elle devient aussitôt persécutif, assimilé à un danger et objet de rejet.

Le mythe de la famille idéale

Parmi les exemples de rigidification de mythes édifiés en dogme, nous trouvons notamment le mythe de la famille idéale. Nous sommes ici en présence d'un fonctionnement d'idéalisation de la famille qui se suffirait à elle-même. À l'image du ventre maternel, le groupe familial constitue une bulle dans laquelle tout le monde ressentirait et penserait la même chose et où chacun apporterait à l'autre ce dont il a besoin. C'est le culte du même et de l'autosuffisance. Nulle nécessité de l'extérieur et encore moins de ce qui est étranger à la famille. L'autre représente un prolongement de soi et n'existe pas dans sa véritable altérité. Cependant, derrière cette représentation en apparence idyllique, la famille est en lutte contre ce qui relève des différences, de la séparation, des conflits, source d'angoisses d'éclatement ou de persécution, et dès lors ressentis comme incarnant un danger.

Cette formation idéologique peut s'être construite à la suite de vécus antérieurs très désorganisants dans l'histoire du groupe familial, telles des ruptures, des exclusions ou la perte de figures essentielles dans la lignée. Par la prévalence de l'autarcie et de l'entente parfaite, le retour de possibles ruptures est mis à distance et conjuré. Mais en contrepoint, cela signe une impossible indépendance des membres du groupe. Autonomie personnelle, différenciation et individuation deviennent incompatibles.

Hors nous, point de salut

Une autre variante de ce mythe défensif s'exprime dans la devise selon laquelle en dehors de la famille, point de salut. Là aussi le corps familial est au centre de la vie des individus qui le constituent. Il est investi comme source et finalité de ses membres. S'en dégager ou en être séparé reviendrait à être démembré ou amputé.

Les angoisses de morcellement apparaissent comme prédominantes et peuvent trouver leurs origines dans des expériences anciennes et douloureuses de déracinement ou d'arrachement au sein de la lignée. Parallèlement, cette idéologie traduit une peur de l'étranger qu'elle tente d'éloigner ou de rejeter. Cependant, l'esprit endogamique et la rigidification du mythe produisent bien souvent chez chacun des individus des angoisses de dévoration ou de dilution au sein du groupe. Les membres de la famille se trouvent alors aux prises avec deux énonciations indissociables et pourtant inconciliables : ne pouvoir se sentir vivant en étant ensemble ni survivre à la séparation. Pour reprendre l'expression de

G. Decherf, la famille, en quelque sorte, énonce la formulation suivante : «Vivre de nos mythes nous tue, hors de nos mythes, nous mourons[1].»

C'est ce dont témoigne le vécu en couple de Diane et Gildas. Transformer leur fonctionnement conjugal ne les implique pas seulement dans leur individualité, mais remet aussi en question leur loyauté envers le fonctionnement et l'idéologie du groupe familial. Nous rejoignons ici le constat de Tisseron de « nécessités psychiques qui n'engagent pas le sujet seul, mais aussi ses ascendants et ses proches ».

La famille victime

Un troisième exemple de mythe érigé en idéologie se rapporte à celui de la famille victime. Le resserrement des liens entre les membres du groupe s'opère sur la base du sentiment (réel ou supposé) de persécution, de rejet et d'ostracisme. Il prend souvent corps à partir de la réalité d'un vécu d'isolement, qui peut provenir d'une situation d'exil, d'émigration ou de mise au ban de la famille par exemple.

Ce mythe à la fois rend compte de la douleur familiale, cimente les liens à l'intérieur du groupe en faisant bloc contre un extérieur perçu comme hostile, empêche une désintégration psychique dont la famille se sent menacée par son vécu d'exil ou de bannissement, et étaye son sentiment de sécurité mis à mal.

Toutefois, lorsque le mythe devient idéologie, il enferme la cellule familiale dans une place de bouc émissaire ou de souffre-douleur et empêche toute forme d'intégration véritable de ses jeunes générations à leur vie présente.

---

1. G. Decherf, *op. cit.*

En effet, sortir de cette place et en occuper une autre implique une réélaboration et une transformation du mythe. S'en défaire attise alors des angoisses de délitement car, si le respect du dogme astreint à un vécu pénible, il assure en contrepartie l'unité et la solidarité du groupe.

Ce mythe peut d'autre part assumer d'autres fonctions, masquées mais essentielles. Il peut par exemple protéger le groupe contre une réalité encore plus douloureuse, celle de l'impossibilité du retour dans le pays ou la famille d'origine. Mobilisée autour de la souffrance de son isolement, la famille ne remet pas en question l'espoir de retrouver ses racines puisqu'elle est accaparée par une autre réalité.

La victimisation peut en outre préserver le groupe d'un sentiment de culpabilité trop lourd. Lorsque la séparation a été assimilée à un abandon ou une trahison de la famille d'origine, ou bien encore a résulté d'une honte, rester assujetti à un vécu douloureux peut représenter inconsciemment pour le groupe le moyen de payer son tribut à ceux qu'il a quittés ou déshonorés.

Nous pouvons ainsi repérer combien la pérennité d'un mythe, devenu dogme, découle du deuil non accompli d'un passé douloureux et/ou d'un sentiment de dette envers un ou des ascendants.

Le malheur, destin de la famille

Lorsque la lignée est confrontée à un vécu d'adversité sur plusieurs générations, le sentiment soutenu de fatalité s'installe au sein de la famille. La répétition des drames, des épreuves ou des échecs la convainc en effet d'un destin inéluctable, comme si le bonheur familial était interdit.

L'accompagnement thérapeutique de ces familles ou d'un de ses membres laisse habituellement apparaître un héritage généalogique lourd et non assimilé psychiquement qui révèle l'existence d'actes transgressifs, de honte ou d'une malédiction survenus dans la lignée.

La transgression s'avère en général de nature sexuelle (inceste, viol, adultère…) ou criminelle (meurtre, spoliation, escroquerie, trafics, etc.). La honte, quant à elle, peut découler de ces formes de transgression ou d'autres vécus non transgressifs mais perçus comme déshonorants par certains membres de la famille ou par l'environnement (maladie, handicap, stérilité, enfant naturel, faillite, alcoolisme…).

Certaines familles parlent également de malédiction soit prononcée ouvertement par un aïeul, soit redoutée (à la suite d'une injustice grave, d'une trahison, d'un comportement hautement condamnable).

Quels que soient les cas de figure, les dépositaires de ces héritages nourrissent un profond sentiment de culpabilité et de dette inconsciemment transmis d'une génération à une autre. Ce qui est alors en jeu au sein des familles touche à la soumission à des fantômes terrorisants, à l'expiation des fautes ou de la honte et au remboursement de la dette (parfois ressentie comme inextinguible). Le malheur ou le sacrifice sur plusieurs générations peut ainsi s'apparenter à une mesure de châtiment en rachat des « péchés », ou à une offrande destinée à apaiser le courroux de l'ancêtre (offensé ou persécuteur).

La crainte du châtiment

S'extraire du malheur et transformer son destin et le mythe qui le pérennise peut également s'avérer hautement anxiogène. C'est en effet éveiller la crainte du redoublement de la colère des dieux et des représailles terribles qui s'ensuivraient.

Iris a été sous le coup d'une telle terreur. Confrontée à une succession de malheurs au cours de sa vie, elle sentait peser sur elle une malédiction et

236

l'interdiction d'être heureuse, particulièrement en amour. Dans la seconde partie de sa psychanalyse, elle s'est penchée sur l'histoire familiale et notamment sur la lignée des femmes au destin malheureux. La notion du « contrat » a alors réémergé et pris une nouvelle tonalité.

Au fil de ses élaborations sur l'héritage transgénérationnel des femmes de sa famille, Iris saisit la part généalogique de ce contrat. Elle y décèle ainsi la pérennisation d'un lien d'assujettissement de ses ascendantes à des hommes « au cœur de pierre » incarnant inconsciemment une figure ancestrale d'homme monstrueux à laquelle une aïeule aurait été asservie en échange de sa survie.

La prise de conscience et la réélaboration de cet héritage, resté jusqu'alors impensable et intouchable, ont dès lors ouvert de nouvelles perspectives. De fait, elles ont permis à Iris de se dégager d'une identification inconsciente, transmise de mères en filles, à cette aïeule martyre. Elle a pu ainsi se distancier du pacte originaire auquel la lignée maternelle était restée enchaînée. La nécessité d'assurer sa survie en s'inféodant à une figure masculine monstrueuse, de même que la terreur des représailles, pouvaient enfin se désagréger.

La perpétuation du malheur au sein d'une lignée évoque un devoir de sacrifice transmis d'une génération à l'autre. C'est ainsi que dans certaines familles la notion de sacrifice devient centrale au point qu'elle constitue le thème fondamental du mythe familial sur lequel le groupe se structure.

La famille et le sacrifice

Communément, le sacrifice s'entend comme une offrande ou une privation en vue d'obtenir en retour une bienveillance, un bienfait ou la réalisation d'un espoir. La notion de sacrifice met ainsi en présence deux propositions simultanées : l'obtention d'un bénéfice en échange d'un don. Toutefois, le sacrifice ne relève pas d'un simple échange. Il sous-tend la reconnaissance de la prééminence d'un être ou d'une idée à qui l'offrande est consacrée et de qui dépendrait le retour bénéfique attendu. De plus, l'idée de sacrifice implique que le don corresponde à une offrande qui a du prix, à un acte qui coûte.

La souffrance peut représenter ce coût. C'est généralement elle qui est déposée sur l'autel des familles sacrificielles. Quelles fonctions le sacrifice familial assume-t-il ? Quels enjeux sont en cause ? Quels bénéfices offre-t-il ?

L'offrande faite à l'ancêtre

Comme nous l'avons observé pour les familles « victimes » ou poursuivies par une destinée malheureuse, l'histoire des familles sacrificielles a généralement été traversée, sur une ou plusieurs générations, par des événements graves ou des bouleversements angoissants. Lorsque ces vécus n'ont pu suffisamment être assimilés psychiquement par ceux qui les ont connus, des sentiments de culpabilité et/ou de honte s'installent au sein du groupe familial, puis se perpétuent chez les héritiers sous forme d'une dette non soldée et transmissible.

Le passé douloureux, ressenti comme coupable ou honteux, a été soumis à la loi du silence puis, pour les générations suivantes, est devenu insaisissable et irreprésentable. Cet héritage généalogique devenu impensable (au sens d'un interdit à être pensé) et impensé (au sens d'une méconnaissance) ne parvient pas à être transformé ni symbolisé par les descendants, mais pourtant la dette persiste !

Dans d'autres cas, la douleur est restée intacte et commémorée par celui ou ceux qui l'ont subie, et qui transmettent ainsi aux descendants un

culte de l'affliction et de son souvenir. De tels héritages résultent généralement d'une perte traumatique, et souvent source de culpabilité, d'un
(ou plusieurs) ascendant(s) dont le deuil n'a pas été accompli. Il peut alors
en découler, dans la succession des générations, une idéalisation et une
vénération vouées au(x) mort(s) dont la mémoire est sans cesse rappelée.
La présence de ces morts dans le discours familial devient en quelque
sorte plus vigoureuse que celle des vivants et, quoi qu'il en soit, occupe
une place centrale parmi eux. Dès lors, « être vivant, point trop n'en
faut ! », au risque de se montrer coupable et déloyal. Les deuils indépas-
sables peuvent ainsi conduire insidieusement les vivants à sacrifier leur
place au profit des morts.

Dans d'autres cas encore, c'est l'héritage d'une violence originelle
(tyrannie, persécution, haine) qui se perpétue. Devenues sans mémoire,
les traces de cette violence initiale persistent néanmoins à travers l'aliénation inconsciente et prégnante des membres de la lignée à une figure
mortifère et terrifiante. Une angoisse d'anéantissement règne de façon
diffuse au sein de la filiation et peut engendrer des défenses masochistes
destinées à conjurer cette angoisse. Ainsi, une relation familiale de souffrance et d'asservissement s'institue et tient lieu d'offrande à la figure
mortifère ancestrale.

L'héritage d'Iris et de la lignée des femmes de sa famille, précédemment
évoqué, illustre ces formes de legs et le devoir de sacrifice auquel la
famille se soumet inconsciemment. Dans la fantasmatique familiale
inconsciente, le groupe, par son sacrifice, fait allégeance à une figure
démoniaque afin d'être épargné de sa cruauté.

Ainsi, les comportements de sacrifice, souvent inconscients, s'inscrivent
dans une démarche de rédemption de la famille, d'expiation des fautes,
de remboursement d'une dette ou de soumission à un personnage tout-

puissant et terrifiant. Le mort (ou les morts), victime ou bourreau, à qui le groupe offre son sacrifice devient omnipotent dans la mythologie familiale et élevé au rang de quasi-divinité[1].

Cependant, derrière l'idéalisation ou la crainte envers le mort « divinisé », se terrent parfois des sentiments d'agressivité ou de haine mis sous silence et masqués par le comportement de soumission. Le sacrifice permet alors, à l'insu de tous, de payer la culpabilité ravivée par ces sentiments et d'éviter leur prise de conscience trop angoissante parce que susceptible d'intensifier les craintes de représailles.

La place du sacrifié

Le sacrifice dans la famille détient donc un rôle fondamental dans la préservation fantasmatique des « intérêts supérieurs du groupe et de la communauté[2] ». Préserver le groupe constitue d'ailleurs une des *loyautés familiales* essentielles. Le sacrifié assume à cet égard une part considérable dans leur prise en charge. Celui-ci peut être reconnu ouvertement comme victime : sa vie d'abnégation ou de martyre est admise par tous, et le sacrifice apparaît de façon manifeste (« se tuer à la tâche, « sacrifier sa carrière », « souffrir le martyre », consacrer sa vie à un parent, etc.). Mais le sacrifié peut aussi être nié en tant que tel et son sacrifice difficilement identifiable. C'est notamment le cas de la « brebis galeuse » ou du « bouc émissaire » à qui toutes les fautes sont attribuées, sur qui les

---

1. Cela donne d'ailleurs au sacrifice toute sa puissance car n'oublions pas que du point de vue étymologique « sacrifier » signifie faire un acte sacré (*sacrificare* vient de *sacrum facere*). Dans le même sens, Bergson conçoit le sacrifice « d'abord [comme] une offrande destinée à acheter la faveur du dieu ou à détourner sa colère ».
2. F. Couchard, « Destins sacrificiels de la vierge antique et de la fille déshonorée. Fantasmatique féminine sur cette mise à mort », *Dialogue*, n° 116, 1992.

conflits se condensent et grâce à qui l'union familiale se trouve rétablie ou sauvegardée.

En outre, la place de sacrifié apparaît dans certaines familles comme le seul chemin menant à la reconnaissance des siens. Le mythe ici en vigueur peut se formuler ainsi : « Se sacrifier, c'est être aimé. »

C'est par exemple le cas de fils ou de filles qui, de leur vivant, n'éveillaient que peu d'intérêt chez leurs parents ou même ne recevaient que mépris. Morts, les voilà magnifiés, quasi sanctifiés, loués pour leurs mérites et leurs souffrances pleurées et exaltées. Ils prennent place dans le panthéon des sacrifiés morts au combat et deviennent à leur tour des morts par trop vivants. D'endettés, ils deviennent créanciers, et les vivants leurs débiteurs.

La dette s'alourdit considérablement dans la famille lorsqu'une mère meurt en donnant la vie. Selon F. Couchard, cela représente « le sacrifice extrême » et crée une « dette de vie impossible à rembourser[1] ». Pour la cellule familiale, cette perte est de l'ordre d'un véritable cataclysme où vie et mort se télescopent et dont les secousses produisent des ondes de choc au plus profond de la vie psychique du groupe et des psychés individuelles qui la composent. Cette tragédie, source de chagrin incommensurable, plonge les proches dans un deuil interminable et souvent indépassable.

Bien que n'ayant jamais connu leur aïeule, bien des petits-enfants ou arrière-petits-enfants restent eux-mêmes empreints de la tragédie dont le parent ou le grand-parent, resté orphelin de mère, s'est fait le chantre. Ainsi en a-t-il été pour Mélodie dont la vie de fille fut hantée par le spectre de sa grand-mère paternelle décédée en couches. Inconsolable, son

---

1. F. Couchard, *Emprise et violence maternelles, op. cit.*

père n'a cessé de faire peser sur les siens son chagrin et l'épouvante d'une telle perte. Mélodie a, de cette façon, grandi dans la croyance qu'« une maman, ça peut toujours se perdre » et qu'être une « vraie » mère passe par un sacrifice de sa personne. C'est ce qu'elle a reproduit durant une grande partie de sa vie de mère en sacrifiant la femme en elle, notamment par le choix inconscient d'un homme pervers et virtuose dans la capacité à mutiler ses qualités et sa dignité de femme. Être à la fois femme et mère relevait de l'inconcevable. Mélodie, à son insu, a ainsi traduit sa loyauté au mythe familial et au devoir de sacrifice en mémoire de son aïeule.

L'enfant voleur de vie

De son côté, l'enfant né et survivant de cette catastrophe reçoit un héritage redoutable et tragique. Issu en quelque sorte de la mort de sa mère, il en portera une culpabilité intense et aliénante. Persistera en lui sa part d'enfant éternellement redevable d'une double dette de vie : la sienne, reçue à sa naissance, et celle de sa mère, soustraite en échange de la sienne. Incapable de rembourser cette double dette, il risque fort de se condamner à une vie de perpétuel sacrifice.

Par ailleurs, son sentiment aigu de culpabilité peut se trouver amplifié par l'ambivalence de l'entourage à son égard. Père, fratrie, grands-parents maternels nourriront bien souvent un ressentiment, pour le moins inconscient, envers l'enfant « dérobeur » de mère. Cette rancune ou amertume peut parfois se traduire par une réelle et vive hostilité envers lui, alors ouvertement désigné comme responsable et, conséquemment, coupable de la mort de sa mère.

Ce terrible et funeste sort est conté dans le roman *Les âmes grises*. Emmuré dans sa douleur d'avoir perdu sa chère épouse décédée en couches, le narrateur dévoile sa haine meurtrière pour son enfant « monstrueux », ce

« petit assassin sans conscience et sans remords » qui, dit-il dans ses confessions adressées à sa défunte femme, « t'avait tuée pour naître[1] ».

Ainsi la perte jamais acceptée et le deuil jamais dépassé de cet homme anéantiront en lui toute capacité de reconnaître et d'accueillir son enfant voué à une haine mortelle.

Pourtant quelle source alimentait une telle exécration ? Bien sûr, il y relie sa souffrance infinie de la mort prématurée de sa jeune épouse. Cependant, une rare et fugace confidence sur son enfance laisse entrevoir l'emprise d'un héritage douloureux et récurrent, figeant père et fils dans un interdit de se rejoindre. Ainsi parle-t-il de sa relation avec son propre père : « Il y avait toujours eu la mort de ma mère entre nous, comme une épine, un pan de silence épais et qu'aucun de nous deux n'avait osé découper pour tendre la main vers l'autre. »

Transparaît ici la répétition de destins funestes où la mort a laissé une empreinte indélébile dans le monde des vivants ensevelis avec leurs disparus. C'est d'ailleurs dans cet esprit qu'il résume son existence : « Toute ma vie tient à ce dialogue avec quelques morts[2]. »

Lorsque l'abomination tombe sur l'enfant perçu comme « voleur de vie », comment absorber une telle haine et assimiler la mort et le sacrifice maternels ? Quel sera son devenir et particulièrement son devenir de parent ? Cette question s'avère plus encore cruciale pour une fille car comment se reconnaître et s'accepter comme mère quand on porte l'effroyable conviction d'avoir tué la sienne ? Si la douleur et le traumatisme sont demeurés en l'état, s'autoriser à être mère, et une « bonne » mère, relève dès lors du défi : il s'agit de défier l'image auréolée de sa

---

1. P. Claudel, *op. cit.*
2. *Ibid.*

mère sacrifiée, de la destituer (destitution assimilée, du point de vue fantasmatique, à la tuer de nouveau) et de transgresser l'idéologie et la sentence du groupe familial auxquelles elle est assujettie.

Sacrifiée à la vindicte familiale, il est à craindre qu'elle devienne à son tour – tel le narrateur des *Âmes grises* – sacrificatrice envers son enfant et plus encore si l'héritier, comme elle, est une fille.

Tout comme au temps de son enfance, le bonheur et la joie au sein de son foyer relèvent du sacrilège. Afin de s'en prémunir, le risque est grand qu'elle immole sur l'autel familial sa vie de mère et de femme, son couple (par le choix inconscient d'un homme violent par exemple) et le bien-être de son enfant, tout particulièrement de sa fille profondément identifiée à elle.

Inconsciemment assimilée à la part sacrifiée de sa mère, cette fille se trouve alors bien souvent vouée à partager avec elle le destin commun d'enfant victime. Mais elle est également et secrètement identifiée aux parts haïes de l'enfant « pilleur » de vie. La haine subie dans l'enfance de la mère suinte de partout et continue à propager ses effets destructeurs sur la génération nouvelle.

Le pacte mère-fille – originairement scellé dans le sang – se perpétue et assigne la fille de la génération suivante à un devoir de sacrifice et de loyauté indéfectibles. S'en démarquer ou les contester devient alors pour la mère signe d'une profonde trahison, et pour la fille annonciateur de représailles lourdes.

La survenue de ces morts tragiques plaque les familles sous le coup d'une violence inouïe barrant souvent la possibilité pour les proches d'assimiler psychiquement ce traumatisme et la culpabilité intense qui en découle. Au sacrifice initial répond alors une succession de sacrifices dans la lignée, en expiation de cette culpabilité inassimilée. D'un sacrifice à l'autre, la dette se perpétue.

Une pensée sacrifiée

Quels que soient leurs formes et le contexte familial qui a institué l'esprit sacrificiel et ses pratiques, les générations liées entre elles par la transmission de ces héritages se trouvent assujetties à un sacrifice commun et inhérent à tous les autres : celui de la pensée.

Respecter les loyautés et préserver le groupe de menaces (réelles ou imaginaires) – mettant en jeu son intégrité, sa sécurité et sa cohésion – impose aux sujets du groupe de faire corps avec l'idéologie en vigueur. La sauvegarder et, surtout, ne pas la démentir impliquent ainsi la mise sous séquestre d'une pensée propre et différenciée de celle du corps familial. Dans ce sens, M. Soulié parle du « sacrifice d'une pensée autonome [...] en fonctionnant sur une "communauté de dénis"[1] ».

Alors que le mythe étaye le développement des psychés individuelles constitutives du groupe familial, les nourrit et les structure, l'idéologie, au contraire, produit un appauvrissement de la pensée individuelle et de la dynamique des échanges.

La différenciation entre les membres de la famille, leur individuation et l'autonomie de la pensée, loin d'être investies comme des sources vives, sont avant tout perçues comme sources de contestations, de divisions et de conflits. Différent – au sens d'*autre* – et différend – au sens de *désaccord* – sont confondus. Ces formes de singularité sont dès lors perçues par le

---

1. Muriel Soulié, « Du sacrifice de la pensée à la pensée du sacrifice », *Dialogue*, n° 116, *op. cit.*

groupe comme un danger pour sa cohésion, et réactivent les angoisses d'éclatement contre lesquelles l'idéologie s'était mobilisée et dans lesquelles elle s'est fossilisée. Différences, autonomie et individuation sont implicitement proscrites et combattues. À l'inverse, collage et soumission apparaissent comme le mode privilégié du fonctionnement familial.

Ainsi, les héritages généalogiques douloureux et non intégrés enferment leurs dépositaires dans des liens de dettes et d'aliénation qui fragilisent la constitution et l'essor des individualités tout en renforçant les liens de dépendance.

Comme nous avons pu le constater dans l'étude de l'accaparement et du désamour, le rôle, la place, le mode de relation et d'investissement des parents envers l'enfant influent profondément dans sa capacité à accéder à son autonomie. Toutefois, la prise en compte de la dimension groupale de la famille et des influences entre générations révèle combien les failles parentales découlent de ce qu'eux-mêmes ont vécu et reçu en héritage.

Celui par qui le changement advient

Nous pouvons ainsi saisir la diversité et la complexité des sources auxquelles les dépendances affectives s'alimentent. Ces héritages peuvent en effet lourdement entraver les parents et l'enfant dans la construction, le développement et l'exercice de leur autonomie. Délégations et missions transgénérationnelles peuvent s'y opposer et engendrer une grande culpabilité chez celui qui tente de s'y soustraire. Cette culpabilité, à son tour, constitue un handicap certain à l'autonomisation.

Cependant, si le poids encombrant de certains héritages familiaux pèse incontestablement sur les psychés individuelles, ce constat ne doit pas pour autant nous enfermer dans le pessimisme. Comme le rappelle avec justesse D. Morel, il importe de « garder en mémoire que la plupart des véritables créations sont nées à partir d'une expérience manquée, tel le célèbre gâteau qui porte ce nom[1] ».

À cet égard, le « fauteur de troubles » de la famille tient en quelque sorte le rôle du cuisinier malhabile ou étourdi qui, malencontreusement, « casse les œufs », se trompe dans la recette familiale et n'en suit pas fidèlement les prescriptions. Les esprits « puristes » de la famille s'en offusquent et tempêtent : « Comment ! Saboter ainsi la recette de nos anciens, label de notre famille ! Quelle irrévérence, que dis-je, quel scandale ! »

Toutefois, par ses ratés ou sa non-conformité, l'élément « déviant » ne produit pas simplement déboires et désordres dans le groupe : il est aussi celui par qui le changement peut advenir. À la fois porteur du symptôme de la souffrance familiale et dénonciateur du dysfonctionnement, il dérange et perturbe la mécanique familiale ; il est, en quelque sorte, « l'empêcheur de tourner en rond ».

Il met le doigt là où ça fait mal et ce sont précisément ses « dérapages » qui offrent l'opportunité à la communauté d'entendre les dissonances, de s'y pencher et de rechercher de nouvelles harmonies par la création d'accords inédits.

★★★

Héritier, serviteur et maillon de la chaîne générationnelle, dépositaire des rêves, attentes, exigences et interdits parentaux, porteur des idéaux communautaires, l'individu est empreint de toutes ces influences. Notre réflexion sur l'accaparement du parent, le désamour parental et les héritages

---

1. D. Morel, « Choix du partenaire et généalogie », *Dialogue*, n° 89.

familiaux montre combien la part des autres joue un rôle central dans la formation et la fixation des dépendances affectives ! Pour autant, même pétris de ces vécus et transmissions, nous ne sommes pas que cela. Existe aussi la dimension singulière de notre personne : être unique, sujet pensant, acteur et créateur, animé et soutenu par son désir, « c'est la part vive de l'être qui dit "je"[1] ». Cette part intime de notre être nous appartient et le seul véritable pouvoir que nous détenons est celui de penser, parler et décider en notre nom comme celui d'agir sur nous-mêmes pour retrouver la voie/voix de notre désir. Comme René Kaës le spécifie, si l'être en nous « est agi, il est aussi actif et acteur. Il n'est pas le reflet du groupe et sa dépendance à son égard est aussi sa création[2] ».

Accueillir en nous et écouter nos héritages parentaux et générationnels les rend pensables, questionnables, élaborables et transformables. Un processus de dégagement s'opère alors et libère nos ressources vivantes et créatives.

Mais cela suppose de quitter les sentiers battus de nos plaintes et de nos automatismes, de surmonter nos peurs, de renoncer à nos attentes incomblables, d'accepter de nous engager dans l'inconnu et la nouveauté, et au fond de lâcher nos résistances. Dès lors, il ne s'agit pas seulement de transformer nos héritages mais de nous transformer nous-mêmes en accédant à notre « Je ».

C'est ce que je vous propose de découvrir en abordant la dernière étape de notre réflexion : la part à soi.

---

1. Expression de S. Tomasella et K. Trystram sur la notion de Sujet, atelier de psychanalyse « Corps et éthique du sujet dans la clinique psychanalytique », Fédération des ateliers de psychanalyse.
2. R. Kaës, *op. cit.*

TROISIÈME PARTIE

Quand le « Je » persiste, de l'obstination à la persévérance

Parfois, l'existence semble vécue comme une privation, une geôle dans laquelle la personne se sent recluse, une servitude à laquelle elle ne pourrait échapper. Pourtant, il y a méprise : la vie est fondamentalement un don, elle est précieuse. D'ailleurs, rares sont ceux, même souffrants ou plaintifs, qui s'avouent prêts à la perdre. Un instinct puissant nous raccroche à la vie.

Cette méprise se rapporte tout d'abord à une confusion entre la cause et l'effet. De fait, ce n'est pas la vie elle-même qui nous enchaîne dans le mal-être, mais ce qui, dans nos modes de vie, nous handicape et nous empêche d'accéder à la dimension vivante de l'existence. Ce sont en effet nos propres entraves qui constituent la source principale de nos maux et qui rendent notre vie difficile, non l'inverse.

Ces entraves se présentent sous de multiples formes, impossibles à dénombrer. Elles se relient par exemple à la concupiscence, l'avidité, aux artifices, aveuglements et surdités, à l'enfermement (subi ou agi) dans des relations destructrices, malheureuses ou assujettissantes, etc. Être sous le joug de dépendances affectives toxiques et douloureuses relève donc aussi de la longue liste des souffrances et calamités humaines.

La plupart de nos maux sont généralement mis sur le compte de l'adversité, de l'injustice, de l'incurie ou de la malveillance des autres. C'est parfois le cas, mais pas toujours ou pas seulement. Nos maux peuvent résulter de nos propres dysfonctionnements ou de notre participation, inconsciente mais active, à nos tourments. Nous enferrer dans la plainte et dans une place de victime nous dessaisit alors de nos facultés réelles de nous dégager de ce qui nous encombre et nous blesse.

On peut subsister sans réellement vivre ni véritablement exister, et traverser la vie en aveugle. Toutefois, à la différence de l'aveugle qui compense son handicap par le développement de ses autres sens, ce serait ici comme avoir perdu nos sens (perte de l'entendement, du goût, des capacités de sentir et de saisir) ainsi que le sens de la vie.

Récupérer nos sens et notre bon sens s'avère donc capital pour sortir de méprises profondément aliénantes et pour reprendre pied dans notre existence.

De même, nos dépendances affectives, enracinées dans notre enfance et notre préhistoire familiale, ne constituent pas une fatalité à laquelle nous ne pourrions échapper. Certes, la « part des autres » a érigé le socle de nos dépendances, et le lien de dépendance naturelle de l'enfant que nous fûmes l'a fortement arrimé. Mais, si notre part « plurielle » puise à la source de ces autres dont on dépendait, une autre part nous constitue : notre part singulière et unique, capable de se penser comme « Je », de se dissocier d'un « on » indifférencié, et de se dégager de ce qui l'entrave.

Cette part, c'est la nôtre, celle qui peut nous libérer du joug des dépendances affectives ou nous y maintenir. Le pouvoir de transformer notre lien à l'autre nous appartient. Personne ne se trouve à notre place ni ne peut agir de notre place.

Cela appelle à se tourner vers la « part à soi » : prêter attention à ce qui nous meut et à ce que nous agissons à notre insu ; s'engager vers le changement ; accéder au « Je » et à la liberté d'être soi. Nous passerons ainsi du « Je » enfermé dans ses obstinations au « Je » qui persévère et se libère.

Les coulisses
de la dépendance

La présente étude sur les dépendances affectives révèle d'évidence leurs caractères angoissants, douloureux et aliénants. Toutefois, nous ne pouvons clore ce travail sans y appréhender l'existence d'autres facettes bien moins manifestes, décelables, et même avouables. Leur prise en compte s'avère pourtant essentielle afin de permettre un dégagement et une transformation en soi de ces formes toxiques et captives de dépendances. La prise en considération de leur face cachée fait alors directement appel à l'écoute de « la part à soi ».

Tel un théâtre où se joue sur la scène le drame affectif dans ses multiples versions, d'autres lieux appartiennent à cet ensemble mais restent dérobés au regard, je veux parler des coulisses. À quel regard s'agit-il de soustraire l'envers du décor ? À celui des autres, certes ; mais plus en profondeur, à notre propre regard.

Ainsi, nous sommes généralement favorables à ce que du meilleur advienne, en attente de mieux-être ou de mieux-vivre. Pour cela, nous espérons le plus souvent que le changement surgira comme une grâce tombée du ciel, ou qu'il proviendra des autres : les proches, l'environnement amical, professionnel, social, mais aussi le psychanalyste (et autres thérapeutes) fréquemment investi comme un personnage tout-puissant qui détiendrait le savoir et le pouvoir de guérir[1].

Or, la mutation de nos souffrances psychiques et affectives implique une transformation intérieure. Là se situe donc une première difficulté : celle de percevoir, de reconnaître et d'accepter que le changement – pour ce qui nous concerne en propre – est à opérer en soi. Reconnaître cette réalité constitue une étape primordiale.

Une seconde étape consiste à surmonter nos freins au changement, freins qui relèvent d'une force d'inertie parfois considérable.

Parmi ces entraves se trouve la peur de l'inconnu. Ainsi, il nous paraît souvent préférable de demeurer dans nos fonctionnements usuels, certes producteurs de déplaisir ou de souffrances, mais, en tout cas, de maux qui nous sont familiers. Abandonner nos vieux mécanismes pour en découvrir et en expérimenter de nouveaux engendre généralement inquiétude et parfois épouvante. Lâcher prise peut en effet devenir source d'angoisse, car cela ouvre sur un temps d'obscurité, de doute, et sur la sensation d'un

---

1. Détrompez-vous ! Le psychanalyste est aussi ignorant que ses patients (et même plus qu'eux) des maux dont ils souffrent lorsqu'ils viennent le consulter. Certes, il détient un savoir théorique ainsi que son expérience clinique et humaine. Pour autant, il ne possède pas la Vérité ni celle de ses patients qu'eux seuls détiennent, même si elle leur reste encore méconnue. Son rôle n'est pas de savoir à la place des analysants ni de décider pour eux, mais de les accompagner, de les soutenir et de les seconder. Il est le « thérapeute » au sens du *therapon* tel que Françoise Davoine le décrit : « En ancien grec, *therapon* signifie le second au combat. Celui qui prend soin des blessures de l'autre, qui fait corps avec lui, sans lequel aucun combat n'est possible – Patrocle pour Achille. »

LES COULISSES DE LA DÉPENDANCE

vide, de ne plus rien maîtriser, de ne plus rien savoir. Dans les premiers temps, tout cela semble peu rassurant.

Par ailleurs, une autre forme de résistance au changement opère en arrière-plan et s'avère probablement la plus tenace, celle de renoncer aux bénéfices inconscients en jeu dans les rapports de dépendance. Ces bénéfices impérieusement recherchés sont constitutifs d'un fonctionnement aliénant aux effets pernicieux pour la personne, pour l'autre et pour la relation en général.

Les bénéfices inconscients

Les bénéfices inconscients se rapportent à la recherche de satisfactions inavouées car incompatibles ou trop discordantes avec les exigences et les interdits intériorisés par la personne. Cette démarche reste donc circonscrite à l'inconscient par le processus du refoulement[1].

Ainsi, les dépendances affectives, dans leur face visible, produisent angoisse, frustration et souffrance, mais peuvent parallèlement offrir en retour des bénéfices contenus dans leur face cachée. Le rapport de dépendance peut en effet être inconsciemment utilisé dans trois directions principales : l'apaisement d'une poussée pulsionnelle, le refus de renoncer à une attente très chère et la remise en jeu d'une ancienne relation de dépendance.

Répondre à une pulsion

Le bénéfice recherché dans le lien de dépendance peut se relier à une poussée pulsionnelle. Y répondre produit un soulagement de la tension exercée par la pulsion et un plaisir puissant.

---

1. Le refoulement se définit comme une opération psychique par laquelle le sujet chasse ou réprime dans l'inconscient les pensées, les attentes, les souvenirs, etc., déplaisants.

L'apaisement d'une tension

Lors de séances, Iris note qu'à la suite de pensées, de paroles ou de comportements agressifs, une très grande tension monte en elle et l'envahit durablement. L'analyse de ses ressentis violents peu à peu laisse poindre son angoisse sous-jacente de représailles de la figure du « monstre » en réponse à son agressivité assimilée à une forme d'insoumission.

Prend alors sens pour elle la présence d'une pulsion impérieuse : retourner auprès des connaissances masculines ressenties comme nocives. Pendant longtemps, Iris a comparé son attitude compulsive à celle d'une personne en manque qui se précipite sur « la bouteille planquée dans le placard ». Peu à peu, Iris identifie que retourner auprès de ces figures délétères représente inconsciemment un acte d'allégeance destiné à éviter les représailles tant redoutées. Elle parvenait ainsi à apaiser l'extrême tension qui l'habitait. De la sorte, rester dans un rapport étroit de dépendance offrait en retour le sentiment d'être préservée d'une mesure de châtiment.

L'accès à une jouissance

Par ailleurs, son assujettissement à une figure mortifère suscitait angoisse, chagrin et douleur ; mais dans des moments rares et éphémères, le tourment se transformait en délice : le « monstre » se laissait séduire et dispensait ses faveurs. Retrouver l'intensité de ces instants exceptionnels entretenait ainsi le feu de la passion... mais aussi le lien de dépendance duquel cette jouissance surgissait.

La jouissance, comme satisfaction directe et immédiate d'une pulsion, produit un plaisir puissant. En effet, elle soulage dans l'immédiateté la tension provoquée par la poussée pulsionnelle, en même temps qu'elle anime un sentiment de triomphe par le retournement d'un ressenti d'emprise ou de soumission en un vécu de maîtrise ou de domination.

Cependant, la jouissance est captive. La puissance de ses délices fait mesure égale avec sa brièveté et sa fugacité. La satisfaction est immédiate tout autant que passagère. Elle n'est jamais acquise et la retrouver implique d'y retourner, telle l'image suggérée par Iris de la personne « *accro* » qui retourne à la bouteille.

Le rapport de dépendance devient alors, en partie, source et conséquence d'une jouissance. De fait, cette dernière découle de la première en même temps qu'elle la renforce.

D'autres manifestations pulsionnelles peuvent être à l'œuvre dans les liens serrés des dépendances affectives. Parmi celles-ci, nous trouvons la pulsion d'agression.

Pulsion d'agression

Le lien de dépendance peut en effet être inconsciemment utilisé comme expression détournée d'une agressivité profonde, et comme moyen de porter attaque à celui ou celle envers qui la personne se sent dépendante.

Au cours de sa psychanalyse, Rafaela a pris de plus en plus nettement conscience de cette face cachée. Proche de la trentaine, elle travaillait et gagnait sa vie depuis plusieurs années. Bien qu'en âge et en mesure de quitter le domicile familial, Rafaela restait dans une dépendance étroite à ses parents.

Comme abordé en première partie de cet ouvrage, Rafaela s'est longtemps revêtue d'une enveloppe d'indifférence destinée à la couper de ses éprouvés de culpabilité et de honte ainsi que de tout sentiment de dépendance. Toutefois, son cramponnement à ses parents et sa persistance à demeurer chez eux révélaient le maintien d'un rapport de dépendance. Celui-ci impliquait un lourd tribut, notamment le sacrifice de sa liberté et de sa vie d'adulte ; Rafaela restait l'éternel enfant de ses parents.

Son cheminement psychanalytique l'a notamment menée à prendre conscience de sa volonté de « punir » ses parents de ses frustrations, déceptions et blessures de son enfance. De cette façon, rester dépendante d'eux induisait en retour chez ces derniers le sentiment coupable d'avoir échoué dans l'éducation de leur fille. Cela amenait également des frustrations et une entrave à leur liberté, notamment celle de retourner au pays natal à l'occasion de leur retraite.

Ainsi, le rapport de dépendance dans lequel Rafaela se trouvait enfermée représentait en partie, et à son insu, un moyen de rétorsion. Vengeance et représailles s'exerçaient secrètement. Mais cela avait un prix : l'intensification de ses sentiments de culpabilité et de honte qui, à leur tour, alimentaient ressentiments et agressivité.

Le lien de grande dépendance dans le couple de Catherine et Patrick trahit lui aussi, en partie, une volonté de représailles. Lors d'une séance, Patrick soulève cet aspect.

« Je soupçonne ma femme de vouloir me faire payer d'avoir abandonné son métier d'ingénieur pour me suivre dans mes mutations professionnelles et élever les enfants. Je pense qu'elle s'est sentie sacrifiée et qu'elle m'en veut. C'est sa façon de se venger ! »

Bien que confirmant le sentiment d'avoir sacrifié sa vie professionnelle, Catherine réfute catégoriquement les allégations de Patrick. L'idée que son attachement massif et douloureux à son mari puisse en partie assouvir des sentiments vengeurs lui est insupportable. Pourtant, force est de constater que ce rapport de dépendance a démarré à cette période où, dit-elle : « J'ai tout lâché pour suivre mon mari. »

Bien entendu, la relation de grande dépendance de Catherine à Patrick n'a pas pour origine l'exercice d'une pulsion d'agression. Cependant, la reviviscence dans son couple d'un ancien rapport d'assujettissement, toujours d'actualité, ainsi que l'héritage du devoir de sacrifice animaient en elle ressentiments et hostilité. Ses sentiments agressifs, trop difficilement pensables, ne pouvaient s'exprimer ouvertement. L'emprise exercée sur son mari représentait ainsi le moyen de les évacuer subrepticement et entretenait le lien de dépendance par les bénéfices inconscients qu'elle en tirait.

Pulsion d'emprise

Ces observations nous conduisent à un troisième type de motion pulsionnelle repérable dans certaines formes de dépendances affectives : la pulsion d'emprise.

Dépendre entièrement de l'autre, c'est aussi enchaîner cet autre dont on ne pourrait se passer. La personne ouvertement dépendante exerce, à sa manière, un chantage à la culpabilité. En quelque sorte, elle dit à cet autre dont elle se sent si dépendante : « Je ne peux pas vivre sans toi et, si tu n'acceptes pas d'être tout à moi, j'en souffrirai terriblement. »

Nous savons combien il est culpabilisant de ne pas répondre aux demandes impérieuses d'une personne, et plus encore d'un proche, qui exprime sa dépendance à notre égard. Un parent peut également exercer son emprise sur l'enfant sous la forme de ce chantage affectif : « Si tu ne réponds pas à mon attente, c'est que tu ne m'aimes pas. »

À sa façon, Patrick vit cette forme d'emprise qu'il ressent comme « insupportable » et nourrit en lui le sentiment de « [se] faire engloutir ».

Ainsi, les dépendances affectives, source de souffrances, peuvent parallèlement représenter un moyen de maintenir sur l'autre une mainmise lui interdisant, sous peine d'une culpabilisation, de s'affranchir et de recourir à sa liberté de sujet. Elles peuvent alors constituer un véritable *diktat* et instituer un rapport d'assujettissement.

Cette forme d'accaparement résulte elle aussi d'une tension pulsionnelle très forte en écho à une angoisse d'anéantissement ou d'effondrement. L'assujettissement de l'autre permet alors temporairement de l'apaiser. Mais, comme toute satisfaction immédiate et directe d'une pulsion, le soulagement n'est que provisoire et appelle son incessante réitération.

Par ailleurs, l'assujettissement de l'autre peut s'opérer par une inversion du rapport de dépendance. Il s'agit cette fois de mettre l'autre en dépendance. C'est ce que Don Juan, virtuose et infatigable conquérant, met en acte : ravir le cœur des belles qui le charment, pour mieux fuir et garder sous contrôle sa propre dépendance. Chez notre séducteur impénitent, la pulsion d'emprise apparaît en effet incoercible.

Avoir prise sur l'autre pour le garder à soi ou pour lui échapper constitue ainsi une autre catégorie de bénéfices inconscients issus du rapport de dépendance.

Dépendances à une attente incomblée

L'« utilisation » inconsciente du lien de dépendance comme moyen d'obtention d'une satisfaction cachée peut également se relier à un refus de renoncer à une attente très chère. Il s'agit avant tout d'exaucer une attente ardente, restée incomblée au temps de l'enfance, et remise en jeu dans la relation actuelle.

Cela peut répondre à un douloureux manque de bras, de présence, d'amour, ou à un passé d'accaparement qui réveille le vœu toujours opérant d'être tout pour l'aimé(e), comme en témoigne le parcours amoureux de Léa qui, au fil de ses relations, poursuivait la quête de la figure maternelle et son aspiration à être tout pour elle : la fille, la mère, la sœur, l'amie et l'amante.

Quelle que soit la nature de l'attente, l'exigence de réparation d'une blessure ou d'une injustice passées sourd dans la relation de dépendance. Rester accroché(e) à sa souffrance et à sa plainte traduit plus en profondeur cette revendication à laquelle la personne demeure en réalité fixée et à laquelle elle refuse de renoncer.

Le mariage d'Armand dévoile cette facette. S'aliéner à une femme haïssable traduisait dans une large mesure l'exigence que justice lui soit enfin rendue, à savoir la reconnaissance de son statut de victime. Cette requête fut d'ailleurs l'enjeu principal de son divorce ; mais elle s'enracinait dans une autre réalité, celle de son vécu ignoré d'enfant victime d'une mère « terrible » sous une apparence irréprochable. Choisir pour épouse une femme chez qui il pressentait le pire et persister dans cette voie reposait notamment sur sa volonté inconsciente de dénoncer les agissements inacceptables de la figure maternelle et de remédier à un « déni de justice ».

Le prix de ce bénéfice inconscient tant désiré a été celui de l'aliénation, pendant de longues années, de son droit et de sa liberté d'exister. Ce lourd tribut révélait ainsi la puissance de son attente à laquelle il se refusait de renoncer. Maintenir cette revendication dans le secret de son inconscient lui évitait, de cette façon, de devoir en faire le deuil et le dispensait de toute introspection.

Ce dernier aspect apparaît d'ailleurs récurrent. Refuser inconsciemment de renoncer à une attente trahit souvent la recherche d'un second bénéfice : l'évitement de se remettre en question. Ainsi, en se maintenant dans un lien étroit de dépendance, on se conforte dans l'idée que tout dépendrait de l'autre et, par voie de conséquence, que nos infortunes ne peuvent être que la faute de l'autre. Dès lors, point n'est besoin de s'interroger sur soi ni sur le bien-fondé de nos revendications !

Revendication, attente, supplique et récrimination traduisent la demande pressante et l'espoir tenace pour l'enfant en nous de recevoir réparation des préjudices subis et d'être comblé.

Le rapport de dépendance, dans le présent de la personne, sert en quelque sorte de bureau des plaintes et doléances d'antan. Les deux époques se relient dans la dépendance : la dépendance actuelle à un(e) partenaire se substitue à celle vécue enfant avec nos parents. Rester fixé(e) dans une attente appartenant à une époque révolue nous situe dans un « présent composé » où s'actualise dans l'ici et maintenant un vécu relatif au passé.

La voie de la répétition

Ceci nous conduit à envisager les bénéfices inconscients sous un troisième angle : la remise en jeu d'une ancienne relation de dépendance. Dans ses recherches sur l'inconscient, Freud avait observé que « ce qui est demeuré incompris fait retour ; telle une âme en peine, il n'a pas de repos jusqu'à ce que soient trouvées résolution et délivrance ». Ce retour s'opère par la voie de la *répétition*, que l'on peut définir comme un processus inconscient par lequel la personne crée dans le présent des conditions de remise en circuit de situations douloureuses du passé.

Répétition des rôles

Ce mécanisme est généralement présent dans le choix inconscient du (ou de la) partenaire. Lorsque le lien de dépendance de l'enfant à ses parents a produit des manques douloureux, de l'accaparement, de la violence, de l'abandon, etc., et que ces vécus sont restés indigestes et non assimilés psychiquement, les personnes porteuses de ces vécus reproduiront, à leur insu, un lien de dépendance semblable avec leur partenaire. Cela pourra se traduire par le choix inconscient d'un compagnon ou d'une compagne à l'image du parent abandonnique, violent, accapareur, décevant, etc.

La ressemblance n'apparaîtra d'ailleurs pas nécessairement d'évidence, et moins encore pour les protagonistes. Le choix conscient peut même se diriger vers une personne à l'opposé du parent, secrètement ou ouvertement, adoré ou honni. Or, lorsque des conflits surgissent dans le couple, c'est précisément cette face cachée, attribuée (à tort ou à raison) au partenaire, qui émerge.

Par exemple, l'attrait d'une femme envers un homme ressenti comme doux peut s'effacer peu à peu devant le sentiment que ce même homme, par ses agissements ou ses omissions, lui fait violence. Dans le couple de Catherine et Patrick, l'inversion en son contraire avait elle aussi joué. Ainsi Patrick avait été séduit par la personnalité « très indépendante » et « autonome » de Catherine ! Sa déconvenue fut de taille lorsqu'il commença à percevoir l'envers de la relation qui le précipitait alors dans ses anciens tourments de fils accaparé par une mère exclusive. De même, Camille exprime combien elle fut attirée par la tranquillité qui émanait de Laure et qui la rassurait beaucoup. Pourtant, lorsque les tensions émergèrent dans leur couple, Camille prit conscience de la présence chez

Laure d'une part angoissée qui l'« *insécurisait* » et réveillait son vécu d'enfant auprès d'une mère fragile.

Par ailleurs, la répétition dans le lien de couple peut se perpétrer par une inversion des places occupées du temps de l'enfance. Ainsi, Antoine reproduit avec Annabelle sa relation à sa mère par une inversion en son contraire. Cette fois, il revêt les attributs de sa mère tyrannique et délègue à sa compagne son ancienne place d'enfant capté dans une relation d'emprise.

Quelles que soient les formes de répétition privilégiées dans les couples, ces divers exemples témoignent de la réactualisation, dans la relation présente, du lien de dépendance qui a fait souffrance pour chacun des protagonistes à l'époque de l'enfance. Cette reviviscence remet en circulation les maux de la dépendance de l'enfant aux parents.

Mais la répétition peut également rejouer un lien de dépendance issu de l'héritage généalogique. Le choix inconscient du partenaire repose en effet, et en partie, sur ce que nous avons reçu en succession de nos parents et ascendants.

Répétition familiale

S'unir à un(e) autre, c'est aussi accueillir en soi, de bonne ou de mauvaise grâce, la famille de cet(te) autre. Que nous soyons en contact ou non avec elle, qu'elle nous paraisse sympathique ou détestable, accueillante ou fermée, insipide ou savoureuse, bref, quelles que soient la combinaison de nos attraits et aversions et la qualité de nos rapports avec elle, notre belle-famille occupe toujours une place dans notre lien de couple.

Pour E. Granjon, l'alliance avec un(e) partenaire représente « la rencontre de deux lignées, dans leur complémentarité et leurs échecs » et la tentative, pour chacun des partenaires, « de remettre en jeu dans un autre groupe » familial ce qui a été hérité de sa propre famille et qui reste en souffrance[1].

De même, Kaës et Tisseron soutiennent l'existence, dans le lien de couple, d'un pacte inconscient par lequel chaque conjoint « cherche en l'autre l'écho à son propre impensé personnel et familial ». De cette façon, l'alliance repose sur « une compréhension inconsciente » mutuelle et une secrète entente où chacun « partage le même intérêt à ne pas questionner en l'autre ce qu'il a fait taire en lui »[2].

Les dépendances héritées de nos prédécesseurs (culpabilité, dettes, sacrifice, etc.) font bien souvent écho avec l'héritage généalogique de notre partenaire. Bien que l'histoire familiale de chacun soit singulière et unique, des effluves comparables s'en dégagent. Cela peut concerner des deuils douloureux et restés enkystés dans le groupe familial de chacun, un enchaînement des générations dans la haine, dans le sacrifice ou le sentiment de honte, ou bien encore des vécus d'abandon, d'exil ou de trahison, etc.

Quoi qu'il en soit, une blessure familiale, à la fois spécifique et analogue, réunit inconsciemment les deux membres du couple et leur lignée. Il n'est alors pas surprenant de retrouver chez la belle-famille, pourtant si différente de la famille dont nous sommes issus, des airs de ressemblance : entre personnes (par exemple des traits communs de caractère entre l'un des beaux-parents et l'un de nos parents), du point de vue de la place qui nous est allouée (de porteur d'une cause ou de bouc émissaire par exemple) ou bien encore au regard de peines ou de blessures étrangement familières.

---

1. E. Granjon, « Traces sans mémoire et liens généalogiques dans la constitution du groupe familial », *Dialogue*, n° 98, 1987.
2. Groupe de recherche de l'AFCCC de Lyon, « Zones d'ombre et secrets à deux. Le pacte dénégatif en thérapie de couple », *Dialogue*, n° 134, 1996.

Ainsi, l'héritage générationnel de liens douloureux de dépendance peut aussi être inconsciemment remis en jeu dans le couple que l'on forme avec notre conjoint. La répétition de nouveau est à l'œuvre. Si elle opère tout particulièrement dans le lien de couple, elle ne lui est cependant pas exclusive. Le mécanisme de la répétition peut jouer dans d'autres types de relation : un parent avec son enfant, une personne avec un supérieur hiérarchique ou l'analysant avec son psychanalyste.

Répétition en psychanalyse

Ce phénomène est en effet particulièrement actif dans la relation psychanalytique (ou psychothérapeutique), cadre privilégié de la réactualisation des anciens conflits, souffrances et attentes ainsi que de leur résolution ; c'est ce que l'on désigne sous le terme de *transfert*.

La venue en psychanalyse répond habituellement à une situation de souffrance que la personne souhaite faire disparaître. Son état de mal-être, de détresse et d'affliction la place souvent dans un sentiment de grand dénuement. Elle se ressent impuissante et fragile. Ces éprouvés réunissent toutes les conditions au réveil du sentiment, et plus encore de l'angoisse, de dépendance et cela d'autant que la personne vient s'en remettre à quelqu'un de qui, pense-t-elle, tout dépendrait. La crainte parfois est telle que la démarche auprès d'un thérapeute reste inenvisageable ou s'en trouve rapidement écourtée.

D'autres, malgré leurs appréhensions, persistent. Les affres de la dépendance, puisant leur source dans l'enfance, se manifestent alors pleinement. Cela se traduit souvent par un double mouvement : d'une part, une attente immense envers le psychanalyste, investi comme tout-puissant – tel le petit enfant à l'égard de son parent ; et d'autre part, une défiance (en écho à l'enfant meurtri et déçu), consciente ou non, à la mesure des attentes et de l'omnipotence accordée au thérapeute.

Dans le déroulement de la thérapie, un des versants des manifestations de dépendances affectives peut prendre le dessus. La personne ou le couple peut adopter une position passive et signifier tout attendre du psychanalyste. C'est ce que Catherine, parlant au nom de son couple, exprimait en me disant : « Sauvez-nous ! »

Dans d'autres situations, une angoisse d'aliénation règne dans l'ombre. Elle demeure masquée mais omniprésente. Afin de conjurer cette angoisse et de mettre à distance tout lien éventuel de dépendance, la personne adopte auprès du psychanalyste un fonctionnement défensif comparable à celui en vigueur dans sa vie relationnelle. Par exemple, Anaïs, Rafaela et Armand ont, chacun à leur manière, remis en jeu un fonctionnement de coupure. Pour Anaïs, ce fut principalement par le biais de ses absences récurrentes. Rafaela, durant la première partie de son analyse, s'est enfermée dans le ressassement et la censure de ses rêves et pensées « déplaisantes ». Armand, quant à lui, s'est longtemps réfugié dans un discours opérationnel ou anecdotique avant d'oser libérer et explorer son monde intérieur.

Parfois, l'angoisse de dépendance s'énonce très ouvertement et la personne dit sa peur de ne plus pouvoir se passer de son analyse ni de son psychanalyste. B. Brusset parle à ce propos de « fantasme toxicomaniaque », l'analysant(e) exprimant là sa crainte de devenir « accro »[1].

Marthe, elle aussi, exprimait une vive appréhension. Ainsi, à la suite de notre première rencontre, elle me fait part de son bouleversement, de sa

---

1. B. Brusset, « L'adolescente anorexique et sa mère », *op. cit.*

« peur » d'un rapport de dépendance et d'être assujettie à « quelqu'un d'incompétent », de l'éventualité de « [s']enfuir à toutes jambes » si nécessaire.

La répétition : persévérance ou obstination ?

Les dépendances affectives et leur cortège de plaintes, d'angoisse et de meurtrissures font donc inévitablement retour dans la relation psychanalytique. S'abandonner (au sens de lâcher prise), se confier et faire confiance au thérapeute ravive les plaies et les peurs. Les enjeux et avatars d'un autre temps, restés irrésolus, ressurgissent sous le camouflage d'un vécu strictement d'actualité.

Or, c'est grâce à ces retrouvailles que l'analysant(e) sera en mesure d'effectuer une trouvaille ! La personne va en effet se confronter avec ce qui est demeuré en souffrance en elle, mais dans un environnement différent de son passé : non plus seule mais avec son *therapon* qui la seconde au combat. Se présente alors pour elle l'opportunité de transformer et de digérer ce qui était resté « en travers de la gorge » ou « sur l'estomac », de panser les blessures, de trouver et d'expérimenter un mode relationnel nouveau et plus vivant. Nous rejoignons l'observation de Freud : répéter pour enfin trouver « résolution et délivrance ».

Nous pouvons alors entendre la répétition au sens de la persévérance : recommencer inlassablement jusqu'à la trouvaille d'une issue et d'un dégagement. Toutefois, lorsque la répétition se poursuit au sens de l'obstination, elle ne s'apparente plus à un acte de résistance en lutte pour la vie, mais à une opposition au changement et au refus de renoncer aux satisfactions inconsciemment recherchées. En quelque sorte, la personne dit : « Je ne veux pas le savoir et je finirai bien par obtenir ce que je veux. »

Cependant, ces satisfactions trouvent rarement réalisation. Lorsqu'elles surviennent, l'enchantement n'est que de courte durée et exige son retour en même temps qu'il alimente souvent honte et culpabilité. Rien n'est résolu et la répétition peut reprendre ! Cette forme obstinée de « récidive » n'ouvre donc pas sur des satisfactions profondes ni durables et, par ailleurs, engendre une nocivité certaine.

L'obstination et ses effets pernicieux

Le cramponnement à un rapport inadapté de dépendance affective et aux bénéfices inconscients qui en résulteraient produit en effet des effets néfastes sur soi, sur l'autre et sur la relation.

L'enfermement dans la plainte

Au regard de la personne elle-même, la répercussion première tient à un confinement dans la plainte, le ressassement, la frustration, la tristesse et l'amertume.

Si prêter l'oreille à nos plaintes intérieures peut nous être d'un quelconque secours, c'est, à mon sens, celui de tendre notre écoute vers ce qui rumine à l'intérieur de nous-mêmes : entendre « de quoi ça parle », « de quoi il retourne ». Cela nous situe déjà dans une position active de celui ou celle qui accorde une attention à ce qui « tourne en rond » et « ne tourne pas rond ». Ceci constitue, de ce fait, un premier pas pour en transformer quelque chose.

Il en va tout autrement lorsque la plainte se résume à un rabâchage et à un re-mâchage. Cet état s'apparente alors à un enfermement dans la plainte qui, au fond, contient celle de ne pas obtenir satisfaction aux attentes secrètes et incomblées. Ressasser est une façon de maintenir de pied ferme leur revendication ; mais son coût s'avère élevé. Il revient à se claquemurer dans un univers clos sur lui-même, à se couper de la réalité extérieure ainsi que du « bon », ignoré ou méprisé, qu'elle peut offrir et à se fixer dans une position passive de celui ou celle qui subit. Rien ne peut être réellement transformé et ce serait comme si tout devait rester en l'état jusqu'à obtention d'un « dû ».

Par ailleurs, s'emmurer dans un rapport réitéré de dépendances affectives alimente les angoisses qui les accompagnent. La dépendance à l'autre, en effet, conforte les sensations d'asphyxie, de dévoration, de vidage ou d'abandon, et ravive colère et peine. Dès lors, pointent de nouveau la plainte et les demandes de réparation, ainsi relancées et accrues. Nous sommes devant l'image du serpent qui se mord la queue et renvoyés, une nouvelle fois, à un état d'enfermement.

Subir sa vie

Un autre effet particulièrement pernicieux conduit à nous défaire de notre qualité de sujet à part entière pour réduire une partie de notre être à un état de marionnette animée par les ficelles de nos revendications tyranniques, de nos envies vengeresses, de nos griefs. De cette façon, nous nous débarrassons et nous nous détournons d'une part fondamentale de nous-mêmes, notre part d'acteur de notre vie.

Nous enfermer dans un rapport de dépendance nous rend certes victime des effets nocifs et douloureux qui en découlent. En outre, nous avons repéré combien la « part des autres » nous meut et nous agit dans nos dépendances. Pour autant, tout cela n'annule pas notre propre part actrice dans ce qui se joue, même si nous en souffrons, et y compris quand nous ne faisons rien. L'abstention ou l'omission est déjà une manière de se positionner.

Reproduire obstinément un tel lien ne consiste donc pas uniquement à subir, mais est également déterminé par notre part agissante (par action ou par omission) dont souvent, dans un premier temps, nous n'aimons pas entendre parler. Même dépositaires d'un héritage lourd, nous ne sommes pas entièrement contraints à la fatalité ni à la victimisation. Les héritages peuvent se transformer et la « part à soi » peut y œuvrer grandement.

Ne pas recourir à notre « Je » et à nos capacités à faire évoluer et à transformer ce qui nous encombre nous condamne à une répétition mortifère et à ne pas occuper notre véritable place. Souvent cela se traduit par le sentiment de « ne pas vivre sa vie » ou de « passer à côté ». Ce ressenti parle juste : par le refus de lâcher nos revendications appartenant à un temps révolu, nous nous déconnectons en effet de la réalité vraie de notre vie présente. Nous restons happés par un passé vers lequel, même à notre insu, nous demeurons tournés… comme si nous cherchions à avancer à reculons !

Un lien néfaste à l'autre

Si les conséquences sur notre personne sont lourdes, elles le sont également pour l'autre avec qui est entretenu un rapport de dépendance. Je les ai évoquées à propos de la recherche des bénéfices inconscients, et cela concerne principalement deux registres : l'emprise et les représailles sur l'autre. Dans la répétition du lien de dépendances affectives à un autre, celui-ci se trouve inconsciemment mis en place et rôle de la figure parentale envers qui la personne est restée assujettie ou en demande. À son insu, cet autre se trouve donc astreint à une place qui ne lui appartient pas et, parfois, aliéné dans son droit et sa liberté à occuper sa véritable place. Le rapport de dépendance exerce sur lui/elle des mesures d'asservissement, d'accaparement, de mise sous contrôle auxquelles bien souvent s'adjoint une volonté, plus ou moins inconsciente, de rétorsion (culpabilisation, punition, vengeance). L'autre se trouve ainsi pris à son tour dans un lien d'enfermement qui, lorsqu'il perdure, asphyxie, dénature et dégrade la relation.

Assujettir l'autre comme se river à lui dans un lien serré de dépendance a pour corollaire de fausser la relation et de la mettre en danger. Nous ne nous situons plus en effet dans une relation ancrée dans la réalité présente, ni dans un vrai lien d'amour. L'autre n'est plus sujet de notre amour, mais objet de nos attentes de comblement, de nos récriminations et, parfois, objet de jouissance – au sens d'en disposer comme d'en tirer plaisir. Aimer l'autre et se l'approprier se confondent. Nous sommes dans le règne de la confusion et de la méprise.

Les développements qui précédent mettent ainsi en lumière l'existence d'une part à soi cachée et actrice dans le maintien des dépendances affectives. Notre part propre tient à la fois à la recherche de satisfactions inavouées ainsi qu'à notre faculté et à notre liberté de s'obstiner ou de persévérer dans une transformation de ce qui nous meut intérieurement.

Le prix de la répétition obstinée est élevé : perpétuation des sentiments de frustration, de peine, de dépit et de colère, intensification des angoisses, renforcement du sentiment de culpabilité, aliénation de notre statut de sujet, entrave à notre liberté d'être et à celle de l'autre, mise à mal de la relation.

Pour autant, la perduration des dépendances affectives n'est pas inéluctable. Nous détenons en nous la capacité de changer et de transformer notre relation aux autres et à la vie. La question qui se pose relève moins de la possibilité d'y accéder que de la volonté et des moyens que nous sommes prêts à mettre en œuvre pour cela. Car en effet, si le cramponnement à la dépendance impose son tribut, s'en dessaisir en comporte un aussi. Toutefois, la qualité et la saveur des fruits récoltés sont incomparables. Pour poursuivre la métaphore, qu'il s'agisse de récolte, de moisson ou de vendange, chaque transformation nécessite un temps préalable d'efforts et d'engagement dans un travail approfondi, long, parfois fastidieux, mais aussi plein de piment, d'agréments et de richesses.

Le « Je » en vaut la peine ! C'est passer de la survie à la vie…

À la découverte d'une terre nouvelle et étrangement familière : le chemin de l'analyse

8

À l'image de l'abondante et riche diversité de la vie, les voies d'expression, d'évolution et de déploiement de notre être sont multiples. Les arts et la création, la foi, l'engagement au service d'une cause, la réponse à une vocation, l'exercice d'un métier, le goût des autres, des voyages, de la découverte, d'un art de vivre, etc., constituent autant de chemins possibles d'épanouissement ou d'accomplissement. Ces voies de réalisation s'enracinent dans notre individualité même et s'en nourrissent en même temps qu'elles appellent à un dépassement de l'ego logé en chacun de nous.

À l'inverse, le nombrilisme et l'égotisme font de nous des Narcisse captés par leur image, leur avidités, leur frustrations et leur tourments. Nous devenons alors, selon l'expression de F. Roustang, des « champions de la plainte », coupés de notre réalité profonde, des autres et de ce qui nous entoure. Dans ces conditions, nous ne vivons pas mais ne faisons que survivre.

Rejoindre le vivant, s'acheminer vers le déploiement de l'être et de l'humanité qui nous constituent, passe par un ancrage en soi ainsi que par une transformation et un dépassement de nos entraves et de nos étroitesses.

La psychanalyse figure, elle aussi, parmi ces diverses voies possibles d'évolution et d'épanouissement. Elle offre l'opportunité de découvrir, puis d'expérimenter la part à soi et la liberté d'être soi. Son objet est en effet de « rendre sa liberté à la vie du désir et au désir de la vie[1] ».

Toutefois, s'acheminer dans cette voie requiert de se confronter à l'inconnu, au changement ; de tendre une écoute de plus en plus affinée sur ce qui nous meut, nous entrave ; de porter un regard plus clairvoyant sur ce que nous agissons ; de nous défaire de nos automatismes ; de renoncer à nos attentes incomblables ou illégitimes ; de nous relier avec la réalité.

Cela implique de « prendre sur soi », d'oser dépasser peurs et résistances ainsi que d'être plus vrai envers soi-même. Tout ceci représente un véritable engagement de notre personne et nécessite temps et mûrissement avant de s'y aventurer.

Le changement, j'y vais, j'y vais pas ? vers le désir d'exister

L'engagement en psychanalyse et le franchissement de nouvelles étapes dans la cure psychanalytique éveillent très souvent des hésitations. Après le temps de l'inventaire des souffrances, de l'exposé des plaintes et, pour certains, de la récurrence des reproches envers les autres (de qui tout

---

1. N. Rand, *op. cit.* Je rappelle que le terme « désir » est à entendre dans le sens de ce qui insuffle et anime en nous un élan vers la vie et vers toujours plus de vie.

proviendrait ou tout dépendrait), arrive le constat que cela ne suffit pas pour transformer les souffrances et parvenir à un fonctionnement plus satisfaisant.

Renoncer à la plainte

S'impose peu à peu l'évidence de la nécessaire implication de notre personne propre et d'une conversion intérieure pour opérer un véritable changement. La « part à soi » se trouve directement interpellée et c'est elle qui soulève le plus de résistances. Tout analysant s'y trouve confronté à un moment ou à un autre de son analyse.

Comme nous l'avons vu, cet atermoiement repose notamment sur le cramponnement à une revendication chère et tenace et, en écho, sur son renoncement. Pour Armand, par exemple, il s'agissait de reconnaître, puis de dépasser, son exigence de réparation de l'injustice subie, ainsi que sa volonté de représailles envers la figure maternelle haïssable. Pour Rafaela, « y aller » signifiait envisager le deuil, jusqu'alors refusé, de son enfance révolue, de ses envies vengeresses et de sa volonté de satisfactions immédiates.

Conjointement, ces prises de conscience représentent elles aussi des freins à surmonter. Identifier et reconnaître les satisfactions secrètement recherchées et notre implication (active ou passive) dans la réitération de nos souffrances nous renvoie à des parts perçues comme négatives, dont jusqu'alors nous ne voulions pas entendre parler. Ces parts qui nous appartiennent étaient jusque-là attribuées à l'autre ou mises à distance de notre conscience. Les réintégrer réveille un sentiment de culpabilité, et parfois de honte.

Il est important que ces sentiments – avec lesquels il est toujours difficile de s'accommoder – ne conduisent pas à un « arrêt sur image » mais puissent être accueillis. C'est une condition essentielle à leur assimilation, à l'intégration de nos parts déplaisantes et, de cette manière, à une transformation de ce qui dysfonctionne en soi.

Rafaela s'est ainsi confrontée à cet écueil. Après un long temps d'évitement, elle a peu à peu repéré ses parts actrices et sa volonté de « punir » ses parents. Cette prise de conscience a alors ravivé culpabilité et honte ainsi que le risque d'un enlisement dans les autoreproches. Rafaela est néanmoins parvenue à surmonter ce cap, en accueillant de façon plus humble ses sentiments coupables et en allant au-delà de la consternation et de l'affolement qu'ils avaient tout d'abord produits en elle. Cette étape était essentielle pour accéder aux suivantes : l'intégration et la transformation de ses propres parts ainsi que la restauration du sentiment d'estime de soi.

Par ailleurs, la réticence à se lancer fait souvent écho à une peur de l'inconnu et à une angoisse de perte. Ainsi Paul évoque-t-il sa crainte du changement : « J'ai peur de perdre prise et de perdre ceux à qui je suis attaché. C'est, je crois, une angoisse d'abandon qui revient, comme lorsque ma mère m'oubliait dans les allées des supermarchés. »

Peurs et résistances

La peur concerne également la rencontre avec son propre inconscient et les sentiments secrètement enfouis. Dans ce sens, les manifestations de l'inconscient, tels les rêves, les lapsus ou les actes manqués, ont longtemps été ressenties par Iris comme persécutives. De même, la remontée de toute forme d'agressivité, fortement muselée, était vue comme dangereuse et à éradiquer. Ces irruptions dans le champ de la conscience produisaient en elle des sensations d'envahissement et d'agression. Iris comparait alors son inconscient à une entité extérieure à elle, sorte d'« esprit malin qui tente de [lui] jouer des tours ».

De son côté, Rafaela a longtemps résisté à toute forme d'écoute du langage de ses rêves. Les prenant au pied de la lettre, elle ne percevait en eux « rien de bon ni de vrai » et les condamnait à un rejet sans appel. Chez Rafaela rôdait aussi la représentation d'un esprit « mauvais », fauteur de troubles, tel un oiseau de mauvais augure.

Face aux peurs et aux résistances que l'écoute de notre monde intérieur suscite et aux remaniements psychiques que cela suppose, certains décident de « ne pas y aller ». Catherine et Patrick ont saisi que la résolution de leurs conflits ne relevait pas d'une intervention extérieure, seule et unique, du thérapeute, mais nécessitait une implication intérieure de chacun. Catherine dit combien cela la « déroute ». Après un temps de réflexion, elle m'informe de leur décision commune de ne pas poursuivre car, précise-t-elle « ça remue trop de choses en nous... ».

C'est la liberté de Catherine et de Patrick de ne pas s'engager dans la voie d'une introspection. En outre, comme je le soulignais plus haut, d'autres chemins d'évolution existent. Écouter la voix de son désir est essentiel ; oser l'aventure psychanalytique, comme toute aventure, suppose d'aller à la rencontre de la nouveauté, de l'imprévu et de péripéties. S'y lancer sans en nourrir un véritable désir revient à nous priver des moyens et de notre liberté de mener à bien cette entreprise.

Malgré des résistances très fortes, d'autres décident de persévérer dans la voie d'un changement, poussés par la détermination de sortir des ornières qui les enferment dans des impasses. L'aspiration profonde à se sentir plus libre et plus vivant, à ne plus subir mais à incarner sa vie, anime et guide la personne. En d'autres mots, c'est le désir d'exister qui domine et qui l'emporte.

Choisir de vivre

Au cœur de ses atermoiements, Rafaela prend conscience que s'enfermer dans la bouderie, le mutisme, censurer ses pensées déplaisantes et ses rêves revient à « ne pas jouer les règles du jeu » psychanalytique. Elle saisit, peu à peu, que ce qu'elle met en acte dans son analyse n'est rien d'autre qu'une reproduction de la façon dont elle agit plus généralement dans sa vie.

Dans la suite de ces constats, Rafaela réalise que de se positionner ainsi, « c'est comme faire un gros caprice » et se priver de ses facultés et de sa liberté. Elle se pénètre d'une réalité profonde, et pendant longtemps délaissée, celle de détenir le pouvoir et la liberté de transformer son rapport à elle-même, aux autres et à la vie.

La question du « j'y vais, j'y vais pas ? » prend alors toute sa dimension. Rafaela soupèse les enjeux :

> « Le "j'y vais pas", c'est ce monde que je me suis fabriqué et dans lequel je me camoufle. Mais je m'y sens mal. C'est un monde sombre et sans vie. Le "j'y vais", c'est un univers bien plus vivant et lumineux vers lequel j'ai vraiment envie d'aller. Mais c'est aussi quelque chose d'entièrement nouveau pour moi et je ne me sens pas rassurée. »

Rafaela a finalement opté pour le vivant et privilégié son désir d'exister. Le chemin n'est pas pour autant tout tracé. Il comprend des sinuosités, des montées et des descentes, des passages dégagés et encombrés, des paysages savoureux et réjouissants mais, parfois aussi, déplaisants et arides. Bref, la route de Rafaela se poursuit d'un bon pas et n'exclut pas cependant la rencontre d'obstacles, de réticences ou d'appréhension. Les côtoyer s'avère nécessaire : c'est un moyen de les revisiter et d'y trouver des issues différentes et inédites.

Du côté de l'analyste

Le désir d'exister constitue ainsi un puissant levier, moteur du changement. Un autre facteur essentiel se trouve du côté du psychanalyste (car n'oublions pas que cette aventure se vit et se partage ensemble). Cela tient, d'une part, à sa fiabilité et, d'autre part, à sa foi dans les capacités de son/sa patient(e) à accéder à sa liberté d'être.

Fiabilité et foi du thérapeute édifient et consolident un lien de confiance indispensable à un tel cheminement. L'analysant doit pouvoir faire confiance à la valeur de son *therapon*, sur lequel il va prendre appui pour « aller au combat » ; réciproquement, le (ou la) psychanalyste doit croire en la valeur de son/sa patient(e), sur laquelle il pourra lui aussi prendre appui pour surmonter les temps de disette et de découragement. Cela suppose de la part du psychanalyste de ne pas se faire dupe de ce qui se trame dans les coulisses de chacun, tout en restant en alliance avec celui ou celle qu'il accompagne.

Soutenir son désir d'exister et s'acheminer dans cette voie conduit à la découverte d'un monde à la fois étranger, parce que nouveau, et familier car en contact avec notre être profond.

Le sentiment d'étrangeté

Au cours de ses investigations sur l'inconscient, Freud a développé la notion d'« inquiétante étrangeté » dont il dit : « [Ce] n'est en réalité rien de nouveau ou d'étranger, mais quelque chose qui est pour la vie psychique familier de tout temps, et qui ne lui est devenu étranger que par le processus du refoulement[1]. »

---

1. S. Freud, *L'inquiétante étrangeté et autres essais*, Gallimard, 1985.

Renouer avec ses émotions

Au fil de son évolution personnelle, l'analysant se dirige en quelque sorte vers une destination nouvelle. La personne part à la découverte de soi et de sa relation aux autres, et s'achemine dans une recherche et une expérience tout d'abord ressenties comme insolites. Elle se trouve ainsi reliée avec un sentiment d'étrangeté. Cette perception est par exemple partagée par des patients qui reprennent contact avec le monde de leurs émotions profondément refoulées depuis l'enfance.

Généralement, se manifeste tout d'abord le sentiment marqué d'une absence d'émotion. La personne dit « ne rien ressentir » ou parle d'une sensation de « vide ». Puis, dans un second temps, elle en suppose l'existence mais ressent fortement une incapacité à les identifier. Elle se perçoit alors coupée de ses émotions et dépourvue des moyens de s'en saisir.

Grâce à l'écoute de ses sensations et des images intérieures qui en émanent, l'analysant peut retrouver le chemin de ses émotions. Mais renouer avec elles représente une démarche inhabituelle et étrange qui suscite le trouble et des appréhensions. C'est, par exemple, la crainte d'être débordé par leur surgissement, la peur de s'y perdre ou bien encore la sensation de pénétrer dans un monde inconnu et effrayant.

Par ailleurs, les prises de conscience, les découvertes, la mise en contact avec des sphères intérieures abandonnées, la perception différente de la réalité, etc., constituent autant de facteurs de transformation de notre personne. Les métamorphoses qui s'opèrent peuvent également produire un sentiment *d'inquiétante étrangeté*.

Abandonner ses anciens automatismes

Au fil de ses avancées, Rafaela repère la survenue de changements en elle. Elle se surprend à être plus spontanée et authentique. Elle découvre ainsi une part nouvelle d'elle-même ressentie comme « *étrangère* ». Ses paroles, ses réactions la déconcertent par leur aspect inhabituel et la sensation d'un décalage par rapport à ses anciens automatismes.

> « Je m'étonne moi-même par certains de mes comportements. Ça me fait quelque chose de bizarre. Par moments, je me sens vraiment naturelle et puis subitement c'est comme si je me voyais faire, et je m'entends me dire : "Qui c'est, celle-là ?" Alors, ça me fait peur et j'ai la tentation de repartir dans mes vieux fonctionnements. Là, je suis en terrain connu et j'ai l'impression de contrôler les choses. »

Toutefois, Rafaela est désormais consciente que ses « vieux fonctionnements » aliènent sa vraie liberté d'être et que « l'impression de contrôler » n'est qu'illusion. Elle ne lâche pas son désir d'exister et persévère. L'impression d'étrangeté persiste, mais les peurs cèdent la place à un sentiment de trouble moins inquiétant.

> « Je vis bien plus naturellement ce qui se présente, et je fais des choses que je ne faisais pas avant. Cela me procure un vrai bien-être. Je me sens bien, et à la fois tout cela me paraît encore étrange. Je me dis : "C'est moi qui fais ça, qui dis ça, qui réagis comme ça ?" Ça ne m'angoisse plus, mais ça me trouble. »

La découverte de parties et de capacités méconnues de soi ouvre en effet sur un temps de déstabilisation par la fuite de nos anciens repères, le délitement de nos automatismes, l'abordage d'une terre nouvelle. Tout ce qui est nouveau ou étranger à nos fonctionnements habituels éveille méfiance et peur. Mais le cap de l'inconnu franchi, l'inquiétude cède du terrain. L'étonnement se manifeste sous d'autres visages : nous ne sommes pas dévastés par nos émotions mais plus en paix ou, comme Rafaela, nous nous surprenons par nos hardiesses et nos nouveautés. Une satisfaction profonde grandit et une familiarité s'établit.

L'exploration de notre monde intérieur nous réserve ainsi bien des surprises. De l'effarement premier, nous passons à l'ébahissement, puis à l'étonnement curieux pour découvrir avec bonheur de l'émerveillement. Une autre surprise nous attend. Notre entrée dans l'aventure s'accompagne du sentiment marqué de poser pied en terrain inconnu et étranger, voire hostile. Mais, au fil de nos avancées, nous remarquons que l'inconnu tant redouté fait résonance avec notre intimité profonde. Nous nous découvrons alors en train de cheminer à la rencontre d'une terre étrangement familière.

Cette marche intérieure s'apparente en effet à un retour aux sources et, plus justement, à la source de notre être. Pénétrer notre personne dans sa profondeur et dans son entièreté permet de se reconnecter avec des parties de soi ignorées ou désertées. Par cette mise en relation, nous réinsufflons de la vie et du mouvement là où régnait l'ombre, le dessèchement, la paralysie ou l'engourdissement.

Le langage du corps

L'une des voies principales pour prendre contact avec notre être se rapporte au corps et à ses communications en deçà du langage. Corps et psyché sont indissociables. L'un est support de l'autre. F. Roustang ou D. Anzieu le soulignent : il n'y a rien dans l'esprit qui ne soit d'abord passé par les sens. Ainsi, prêter l'oreille au langage du corps produit du sens.

À l'écoute du corps parlant

Faire une psychanalyse c'est notamment se mettre à l'écoute de notre psyché. Mais le défaut de matérialité de celle-ci ne permet pas de l'aborder directement. Parallèlement, nos mécanismes défensifs brouillent les pistes, tout comme certaines empreintes inscrites dans les profondeurs de notre inconscient restent inaccessibles par la voie directe de la pensée et des mots. En effet, ces empreintes ne relèvent pas du registre des souvenirs, mais correspondent à des traces provenant d'expériences ou d'héritages se situant bien avant le déploiement de la pensée personnelle et antérieurs à l'acquisition du langage.

Les voies d'accès passent donc par des chemins de traverse. Les rêves, les actes manqués, la libre association d'idées[1] en font partie. Un autre champ d'investigation particulièrement riche concerne le monde des sensations, des émotions, des sentiments et l'écoute du corps dans son ensemble. Le corps est en effet central, c'est lui qui abrite notre psyché. Comme F. Roustang l'écrit : « Elle ne peut exister, elle ne peut avoir de consistance que si elle se manifeste dans et par un corps. Et nous ne pouvons la saisir, la connaître et la comprendre que sous les traits du corps animé[2]. »

Prêter l'oreille au corps et à ce qu'il communique par les maux, les mouvements, les raideurs, la gestuelle, l'intonation, les sens, les ressentis, etc., parle de notre être : ce qu'il a mémorisé, ce qu'il vit et met en circuit (ou hors circuit) dans sa chair, ses entrailles, son cœur. Cette démarche est en réalité rarement spontanée.

---

1. La *libre association d'idées* consiste, pour le patient, à dire spontanément ce qui passe à son esprit et constitue un enchaînement d'idées (l'une en amenant une autre et ainsi de suite) qui se déroule au fil de la séance.
2. François Roustang, *La fin de la plainte*, Odile Jacob, 2001.

Notre conception habituelle du corps se rapporte généralement à ses aspects physiologiques, fonctionnels et esthétiques. Pourtant il est bien plus que cela. Il constitue notre mémoire la plus profonde et la plus ancienne[1], communique l'état de notre être, prend à sa charge et évacue ce que notre psychisme ne parvient pas à assimiler.

Pour l'analysant, se pencher sur cette dimension subtile du corps apparaît souvent déroutant, voire incongru, et éveille le sentiment d'étrangeté. Toutefois, au temps de la désorientation et de tâtonnement succède un temps de découverte puis de réinvestissement différent du corps.

Ainsi, la personne découvre combien elle s'établissait dans une coupure corps/esprit, comme deux entités clivées et étrangères l'une à l'autre. Se couper de la réalité subtile du corps conduit souvent à un surinvestissement de l'intellect : la personne se trouve enfermée dans un fonctionnement cérébral qui la met en orbite autour d'elle-même. D'autres repèrent en eux une représentation exclusive ou prédominante de leur corps en tant que « mécanique », qu'« organes », que « fardeau », qu'« instrument » ou « objet ». D'autres encore discernent un dégoût, un rejet, des peurs ou bien l'idée d'un corps inexistant ou sans importance. Ce peut être aussi ne le percevoir ou ne le ressentir que par le seul biais de sensations douloureuses, etc.

Dans la suite de ces prises de conscience, les horizons de l'écoute s'élargissent : les sensations, les émotions, l'ensemble des ressentis prennent une autre texture et deviennent source de sens. Se relier à ces éprouvés, sentir ce qu'ils éveillent comme images et perceptions, permet ensuite de les rendre accessibles à notre pensée, à la verbalisation et à la prise de sens.

---

1. Les ostéopathes l'éprouvent régulièrement dans leur pratique.

Des ressentis pleins de sens

Une illustration peut en être donnée à partir de l'expérimentation, pour Iris et Mélodie, de la position allongée en psychanalyse.

Invitée et encouragée à porter son écoute sur ses ressentis corporels, Iris réalise de plus en plus consciemment une réaction réflexe de resserrement de tout son corps dès son installation en position allongée sur le divan. La perception plus affinée de cet éprouvé corporel favorise alors une détente du corps qui s'accompagne d'une plus grande liberté de pensée. L'écoute de ses sensations, des images internes et le déroulement des associations d'idées font peu à peu émerger, au fil de sa psychanalyse, des représentations d'enfermement, d'emprisonnement, d'absence de liberté de mouvement, de captivité. C'est à partir de cette période qu'Iris entre en résonance avec l'héritage de la lignée des femmes de sa famille et du pacte inconscient de servitude à une figure masculine tyrannique, transmis de mères en filles.

Ces éléments jusqu'alors impensables et inabordables ont ainsi pu devenir accessibles à la pensée et au travail psychique grâce à ce détour par le corps et à ce qu'il communiquait en deçà des mots et de la pensée. Le vécu de resserrement renvoyait à une position ancestrale d'asservissement ; s'allonger revenait pour elle, comme dans le sens argotique du terme, à parler, à révéler. Par la voie de son corps, Iris a pu ainsi se ressaisir d'enjeux agissant à son insu et les rendre accessibles à un travail de transformation psychique.

Mélodie, de son côté, note que s'allonger sur le divan s'accompagne du besoin impératif de garder les yeux fermés et de ne les rouvrir qu'au moment de se relever. Cette communication inconsciente par la voie du corps ouvrira peu à peu sur une compréhension plus profonde de fonctionnements dans lesquels elle se trouvait enfermée : fermer les yeux sur des aspects pénibles à regarder et mettre en scène son « sentiment de solitude depuis toujours » ainsi que celui de « ne pas exister » en présence de l'autre.

Par ailleurs, sentir et écouter ce qu'ouvrir les yeux éveillait en elle lui a permis de débusquer l'inscription d'une expérience infantile refoulée : garder les yeux ouverts la replongeait dans le vécu du regard subjugué par ce qu'il voit et qui produisait un effet de fascination captatrice. Maintenir les yeux fermés lui évitait de reprendre contact avec ce que son corps avait mémorisé et lui restituait. En mesure d'accueillir désormais cette mémoire ancienne, Mélodie a pu alors expérimenter et intégrer un autre regard : non plus celui capté par un « voir », mais celui qui porte au loin et laisse la pensée libre.

Une troisième illustration peut aider à figurer la dimension parlante du corps. Après une période de vacances, Léa revient en séance. Au moment de s'allonger sur le divan, elle opère un mouvement réflexe du corps vers l'avant, puis, troublée, dit : « Mais qu'est-ce que je fais ? » et s'allonge. Le déroulement de ses associations d'idées au cours de sa séance viendra peu à peu corroborer et éclairer son mouvement surprenant du début de séance. Elle fait pêle-mêle le résumé de la quinzaine passée. Progressivement, elle perçoit combien elle résiste inconsciemment aux changements qui se dessinent dans sa vie en « faisant une chose et son contraire ». Puis, elle ajoute : « J'ai l'impression de mettre la charrue avant les bœufs. » De même, vers la fin de sa séance, elle constate l'avoir commencée en faisant référence à « un gros rêve », dont elle souhaitait parler, et finalement avoir « parlé d'autres choses ». Me revient alors à l'esprit son mouvement incongru au moment de s'allonger : je lui en fais part. Léa reste silencieuse, comme intriguée, puis me dit : « C'est vrai, déjà là en m'allongeant, je faisais le contraire de ce que j'étais censée faire ! » En effet, au lieu de se laisser aller, Léa luttait en adoptant un mouvement inverse.

Sa résistance active, mais inconsciente, a pu émerger au cours de la séance grâce au déroulement du fil associatif. Cependant, Léa en a mesuré toute la portée grâce à la prise de conscience de ce que son corps mettait en acte et qui, alors, « a pris corps » dans son esprit.

L'écoute du corps « parlant » et le travail psychique sur lequel elle ouvre représentent ainsi des moyens précieux pour nous réapproprier notre personne en nous ressaisissant de nos parts ignorées, désertées ou perçues comme étrangères. Cette réappropriation permet à son tour de nous établir dans une appréciation plus juste de nos facultés et de notre véritable réalité.

Le langage des rêves

Prêter attention à ce qui nous meut, à ce qui se joue et se trame en nous à notre insu, requiert ainsi de nous tourner vers des univers inexplorés et pourtant nôtres. Les communications corporelles en font partie. Les rêves en sont une autre manifestation. Eux aussi apparaissent couramment comme bizarres, saugrenus, obscurs, inquiétants ou angoissants. Ils renvoient à un langage habituellement perçu comme absurde et incompréhensible. Pourtant, la découverte de cette langue étrangère offre une grande richesse d'accès à ce qui œuvre en nous et nous échappait jusque-là.

Une réalité propre

Le rêve représente une voie privilégiée – qualifiée par Freud de « royale » – de mise en contact avec notre personne profonde. Accueillir nos rêves, sentir et écouter ce qu'ils communiquent permet de nous rapprocher de ce qui nous anime inconsciemment, de nous éclairer et de nous ressaisir de parts de nous-mêmes méconnues ou désinvesties.

Le rêve exprime généralement une réalité propre au rêveur et, à sa manière, pointe les hiatus, les impasses ou les confusions dans lesquels il se trouve. Il traduit par exemple l'existence de conflits internes, de satisfactions inconscientes recherchées, de résistances au changement, etc. Par cet éclairage qu'il apporte, le rêve signifie en même temps les voies possibles de remaniement et de transformation.

Par exemple, si dans son scénario le rêve met en scène une situation incohérente (comme téléphoner à une personne qui se trouve dans la même pièce), il signifie la présence de quelque chose de paradoxal, d'insensé ou d'inadapté sur quoi le rêveur est invité à se pencher. C'est alors l'occasion pour lui de dégager de l'ombre ce quelque chose facteur d'impasse, de mieux l'identifier et, par là même, de cheminer vers d'autres modes de fonctionnement. Ainsi, le rêve agit comme un révélateur en même temps qu'il est porteur de sens et messager d'un positionnement autre à envisager.

Une langue à part

Le rêve est profondément sensé. Cependant son langage, non directement accessible, donne souvent une première impression de « charabia » ou d'absurdité. De même, la méconnaissance de la langue des rêves mène à des méprises, notamment par un entendement au pied de la lettre.

Or le rêve, avant tout, met en images une pensée, une parole, destinées au rêveur. À cet égard, Lacan le comparait à « un rébus ». De fait, le rêve figure visuellement une abstraction. C'est pourquoi il est à entendre dans son sens figuré. Par exemple, la présence dans le rêve d'une personne en particulier ne concernera généralement pas cette personne en tant que telle, mais ce qu'elle représente pour le rêveur (un trait de caractère, un souvenir, un conflit, un désir, etc.).

Pourquoi cet aspect « trompeur » ? J'ai utilisé le terme de « langue ». En apprenant à la connaître, cette langue, d'abord étrangère, nous devient plus familière. La parole exprimée dans le rêve se trouve en effet transformée et déformée par des mécanismes appartenant au registre de l'inconscient[1].

Le rêve comporte ainsi deux contenus. L'un, appelé *contenu latent*, recèle la version exacte du message du rêve et est transformé sous forme d'un scénario, appelé *contenu manifeste*, qui met en image et en signe ledit message. La transformation en images de l'idée contenue dans le rêve s'opère par plusieurs mécanismes spécifiques aux processus inconscients qui produisent une déformation.

Le rêve recourt notamment au processus de *condensation*. De ce fait, un élément du rêve peut représenter plusieurs aspects ; ou, à l'inverse, plusieurs éléments peuvent figurer un seul aspect sous forme disparate. Une ou plusieurs personnes peuvent par exemple exprimer différents traits de la personnalité du rêveur.

Le rêve peut également utiliser le processus du *déplacement* qui consiste à détacher l'intensité d'une pensée en la représentant sous la forme d'un détail anodin (par exemple, représenter le cramponnement à un désir infantile par la présence d'une peluche aux côtés du rêveur).

La *figurabilité*, ou figuration, appartient également au langage du rêve. Ainsi, différents éléments sont utilisés pour traduire en image une abstraction : un vêtement peut figurer l'enveloppe psychique du rêveur, un animal sa part instinctuelle ou agressive, un enterrement peut symboliser un renoncement, la nuit un aspect ténébreux ou une difficulté à identifier, etc.

---

1. Voir S. Freud, *L'interprétation du rêve*, PUF, 2002.

Ces interprétations ne sont citées qu'à titre d'illustration et ne peuvent être considérées comme exclusives de toute autre ou appliquées de façon péremptoire. Seul le rêveur détient les clés de ses rêves et est en mesure de les interpréter avec justesse. La symbolique peut ouvrir des pistes, et peut aider à interpréter (par exemple, l'œuf symbolise la vie embryonnaire, la maison représente souvent la demeure de notre être) mais ne constitue que les grandes lignes d'une grille de lecture. Toutefois, le rêve prend sens essentiellement à partir de ce que la personne ressent, de ce qui lui vient spontanément à l'esprit et du fil associatif qui se déroule au fur et à mesure de l'évocation du rêve[1].

Un pont entre conscient et inconscient

L'abord complexe, incongru ou inintelligible des rêves conduit souvent à les considérer comme insignifiants, stupides, mensongers ou comme l'émanation d'un esprit retors, maléfique ou inquiétant. Or, les rêves ne mentent pas et représentent des aides précieuses par la lumière qu'ils portent sur des zones troubles ou d'ombre qui nous entravent. De fait, le rêve constitue un pont entre notre inconscient et notre conscient. Par ce lien, des éléments contenus dans notre inconscient (qui détient des informations bien plus vastes que notre conscience) peuvent accéder au conscient.

À sa manière, le rêve participe ainsi à l'équilibre de notre être. En effet, il contribue à la réunification de parts qui nous appartiennent et qui pourtant restent scindées de notre conscience parce que sous le coup de nos mécanismes défensifs (refoulement, déni, évitement, etc.), ou parce que

---

1. Généralement, le rêve ne s'interprète jamais entièrement ni définitivement. Il reste chaque fois une zone inexplorée ou impénétrable, ce que Freud appelle « l'ombilic du rêve ». Peu importe, l'essentiel n'est pas de tout savoir, mais de parvenir à un éclairage qui permette au rêveur de progresser dans son cheminement.

jusqu'alors irreprésentables et donc inaccessibles. D'autre part, il signale ce qui agit en nous, à notre insu, et qui obstrue ou restreint notre liberté d'être. Le rêve peut par exemple parler des obstinations qui nous enferment et nous déconnectent de notre réalité présente. Il peut aussi souligner l'existence de richesses en nous inexploitées et nous inviter à nous en saisir.

Un rêve d'Antoine illustre ces aspects. Depuis quelques mois, Antoine et Annabelle ont fait l'acquisition d'une maison. Mais Antoine ne parvient pas à l'investir vraiment comme sienne et s'y sent à l'étroit. Une nuit, il fait le rêve suivant :

« Je suis dans la maison. Je me sens enfermé et morose. Par la fenêtre, je ne vois que le mur d'en face qui ferme la vue. Puis, du monde arrive. Nous recevons de la famille. Nous sommes attablés dans le jardin. Ma tante est assise à côté de moi et je me plains des inconvénients de la vie urbaine, du bruit, du manque de nature, de la petitesse du jardin et du manque de dégagement. Ma tante me fait remarquer que nous habitons un endroit agréable et très calme. Elle me laisse entendre que je ne prête pas suffisamment attention à ce qui m'entoure.

À partir de ce moment du rêve, c'est comme si je sortais du groupe. Je suis dans le jardin. J'écoute. L'endroit est en effet calme, j'en suis étonné parce que ça ne correspond pas à ce que je pensais. Je regarde autour de moi et il me vient une certitude : le jardin est en réalité plus grand, il existe une autre partie que je ne connais pas. Ce que je réalise là m'apparaît comme une vérité que j'aurais toujours sue et à laquelle je n'avais jamais pensé. En regardant de plus près, je trouve un petit passage qui mène en effet à une partie bien plus vaste. C'est un très grand terrain verdoyant, avec sur la droite deux ou trois grands arbres majestueux et au loin des champs. Je suis heureux et ému que tout cela m'appartienne. Ma vision de la vie et de ma vie se transforme complètement. Je me dirige vers les grands arbres qui m'attirent. Je ne sais plus si je m'assois sous l'un d'eux ou si je grimpe dedans. »

L'analyse de ce rêve s'est avérée très riche. Rapidement, Antoine perçoit que la première partie de son rêve dépeint son état intérieur rongé par l'insatisfaction et la plainte.

« Je crois que la maison, c'est moi ou plutôt ce dans quoi je suis enfermé et qui m'empêche de vivre vraiment et simplement ma vie d'aujourd'hui.
- Dans quoi êtes-vous enfermé ?
- Dans ce qui ne me plaît pas, dans ce que je n'ai pas, dans ce dont je me plains... comme dans le rêve avec ma tante.
- Pourquoi votre tante ?
- Je ne sais pas... C'est quelqu'un que j'aime beaucoup et avec qui j'aime parler. C'est une personne profondément bonne, pleine de finesse et de sagesse. C'est comme si dans mon rêve elle représentait la voix de la sagesse qui me dit de mieux prêter l'oreille à ce qui est. (Silence.) Je me demande si ce n'est pas vous aussi, et mon travail ici en analyse. Ici aussi je déverse toutes mes plaintes et vous m'invitez à être plus en contact avec ce qui se passe en moi. »

Antoine réalise alors que le changement qui s'opère dans son rêve s'effectue à partir de sa mise en contact avec ce qui l'entoure. Il note que les sens sont d'ailleurs très présents dans son rêve : le goût (ils sont à table), la vue, l'ouïe, le toucher (prendre contact et être ému/touché), l'odorat (qu'il repère avec la sensation de respirer, d'air). Ainsi, par l'éveil des sens, un sens nouveau advient.

Cette mise en contact lui permet en effet d'identifier des méprises entre ce qui est et ce qu'il pensait être (le bruit environnant, l'étroitesse du jardin, le manque de dégagement et de nature). Le rêve traduit combien Antoine restait enfermé dans la plainte et dans une vision étriquée de sa vie. Muré dans ses insatisfactions et ses attentes incomblables (figuré dans le rêve par ne voir « que le mur d'en face qui ferme la vue »), Antoine demeurait sourd et aveugle à une réalité profonde : la vie ne se réduit pas à l'étroitesse des plaintes et des attentes vaines, mais recèle une dimension « bien plus vaste », riche et vivante. Cette « vérité », Antoine l'avait « toujours sue », mais ne s'en était pas encore saisi.

Il note que le rêve lui signifie d'« ôter [ses] œillères » et de sortir des représentations erronées qui faussent son jugement et le coupent de la réalité. C'est grâce à ce repositionnement dans le rêve que le discernement émerge et qu'il trouve le « passage » vers des richesses insoupçonnées de sa vie, qu'il recherchait aveuglément, qui étaient là et qu'il n'exploitait pas.

Ainsi, l'accueil et l'écoute de son rêve ont permis à Antoine de toucher une vérité dont il s'est ensuite saisi.

> « Ce rêve m'a laissé une sensation très forte de vrai. Avec lui, j'ai ressenti et saisi que la vie n'a rien d'une prison. C'est moi qui me mettais derrière des barreaux. J'ai réalisé que c'est en soi que ça se passe : s'enfermer ou s'ouvrir. D'être en contact avec le vrai me permet de me sentir dans la vie et non pas à côté. »

Antoine s'est effectivement ancré dans la réalité. Il est de plain-pied dans sa vie présente, et non plus en suspens dans une attente permanente. De son ancrage et de sa transformation, il est également question dans son rêve, figurés sous les traits de « grands arbres majestueux ». L'arbre, symbole de vie, d'enracinement, de verticalité (ou d'élévation) et d'unité (entre les différents mondes souterrain, terrestre et aérien), venait imager ce vers quoi Antoine se dirigeait.

Du rêve au cauchemar

La portée éclairante et secourable des rêves, par-delà les apparences trompeuses, existe également dans les cauchemars. Généralement, ils produisent une aversion et l'impérieuse nécessité de s'en dégager au plus vite. Or, du point de vue psychanalytique, les cauchemars, bien qu'effrayants ou facteurs d'un malaise profond, recèlent une dimension pleinement positive.

La part angoissante – qui transforme le rêve en cauchemar – tient généralement à la confrontation à un aspect hautement anxiogène et jusqu'alors réprimé, nié ou évité. Le rêveur se trouve en quelque sorte pris entre deux feux : d'un côté le rapprochement avec une prise de conscience qui génère peur et agitation, de l'autre les impasses auxquelles le déni, le refoulement ou l'évitement le conduisent.

Mais c'est précisément grâce à cette rencontre avec ce que le rêveur cherche à éviter qu'un changement peut advenir. Accepter de s'y affronter, après un premier temps de répulsion et de malaise, permet d'atteindre une réalité ignorée qui ouvre sur de nouveaux horizons et de s'en saisir.

Un rêve de Jeanne témoigne de ce processus. Arrivant à l'une de ses séances dans un état de trouble et d'agitation, elle me fait part d'un retour d'angoisse survenu quelques jours auparavant. Bien qu'elle pratique l'équitation depuis de nombreuses années, elle s'est récemment sentie envahie par une peur irraisonnée de ne plus pouvoir contrôler son cheval au galop décrit comme « trop dans l'émotion ». Elle évoque ses craintes de débordement, parle ensuite d'amis d'enfance avec qui elle a renoué dernièrement, et finalement me raconte un cauchemar.

« J'étais prise par mon travail, je n'arrivais pas à me libérer alors que c'était l'enterrement de ma mère. Quand je sors du bureau, l'enterrement est passé. Je décide d'emprunter le chemin que le convoi funéraire a pris pour essayer de m'imprégner des lieux que ma mère a traversés dans son dernier parcours. Mais au fur et à mesure, je me rends compte qu'en n'ayant pas été présente je ne pourrai pas m'approprier ce que j'ai raté. Je sens que cette quête me condamne à rester comme une âme en peine. »

Au fil de ses associations d'idées où s'entrecroisent la reprise de contact avec ses amis d'enfance, ses craintes de perdre contrôle et son rêve, Jeanne perçoit l'existence d'un élément commun. Elle ressent que toutes ces situations la ramènent à l'impérieuse nécessité de « ne pas se laisser aller ».

« J'évite toujours de me laisser aller parce que j'ai peur de ne plus rien maîtriser et d'être complètement débordée par les émotions. Je les renferme toujours. J'ai le sentiment très fort que si je les laisse sortir, je serai perdue. Déjà fillette, je faisais tout pour les réprimer... À l'école, il y avait quelques enfants handicapés : des petits trisomiques et une petite fille atteinte de poliomyélite qui portait le même prénom que moi. Ils exprimaient leurs émotions de façon très impulsive. Ça m'effrayait et j'avais peur de devenir comme eux... Depuis toute jeune, j'ai eu le sentiment de ne pas vivre une vie normale comme celle des autres enfants. Je pensais être anormale et j'avais peur que ça se voie. »

Jeanne relie avec son investissement marqué pour l'intellect, une sorte de valeur sûre dans laquelle elle s'est beaucoup réfugiée. Privilégier l'intellect lui permettait de garder ses émotions à distance et attestait de son intelligence. C'était ainsi le moyen de se prémunir contre l'anormalité tant redoutée. Jeanne ajoute : « J'ai conscience de m'être depuis longtemps barricadée dans le cérébral. » Peu à peu défilent des associations autour d'un état d'enfermement : enfermer ses émotions, mais aussi être enfermée dans sa tête, être prise dans sa tête.

Jeanne sent alors quelque chose de comparable dans son rêve : être « prise par [son] travail »... qui lui « prend la tête », et dont elle « ne parvenait pas à se dégager ». Lui vient dans la foulée une seconde évidence.

« C'est l'enterrement de ma mère. Pourtant le rêve n'exprime aucun sentiment, aucune peine ! La seule chose que je ressens, c'est d'être contrainte par mon travail dans lequel je suis enfermée et qui m'empêche de me rendre à l'enterrement de ma mère... Ça me rappelle un film où, à la suite d'expériences médicales, un homme devient très intelligent et finalement se rend compte qu'il a perdu son humanité. Il décide d'abandonner ces expériences et de redevenir un homme simple pour retrouver son cœur et ses émotions... Ce film m'a beaucoup touchée, je me suis identifiée à cet homme. »

Jeanne pleure. Elle sent que, « barricadée dans le cérébral », elle perd le contact avec son cœur et ses émotions, avec son humanité. Ainsi saisit-elle que fonctionner en circuit fermé dans sa tête la préserve de ressentis pénibles, mais la coupe de parts vivantes et précieuses.

C'est en effet ce que son rêve lui révèle. Rester « barricadée » dans son travail figure sa tentative d'évitement du deuil de sa mère ainsi que des sentiments et émotions que le deuil implique. Mais, comme le rêve l'indique, cet évitement fonctionne telle une illusion et son coût est élevé : rien ne peut être assimilé, dépassé ni évacué. « N'étant pas présente » à la perte et aux ressentis qui en découlent, elle ne peut se les « approprier », mais reste en deçà – en courant derrière quelque chose qui n'est plus – et en dehors du monde vivant telle « une âme en peine ».

Être confrontée à la nécessité de lâcher ses défenses (surinvestissement de son intellect), d'accepter la perte et d'accueillir son monde émotionnel et affectif a produit chez Jeanne, durant son sommeil, le sentiment de vivre un cauchemar. C'est en effet ce contre quoi elle luttait depuis long-temps. Recourir, dans son jeune âge, à ces fonctionnements lui a permis de ne pas sombrer et de rester en vie. Ce passé n'est plus, mais le système défensif de Jeanne a perduré. De protecteur, il est devenu inhibiteur et handicapant. C'est ce que Jeanne vit également dans son rêve sous forme de cauchemar.

Toutefois, il importait de dépasser le sentiment premier d'horreur, pro-duit par le rêve, pour l'accueillir, l'explorer et accéder à sa dimension bienveillante et salutaire. L'écoute du rêve a notamment permis à Jeanne d'éclairer une zone d'ombre : l'existence d'une profonde méprise dans sa représentation des émotions.

Jeanne réalise combien elle associait indifféremment émotions et pul-sions, ainsi que la connotation exclusivement négative qu'elle attribuait au monde émotionnel. Pour la première fois, elle saisit que l'émotion ne se résume pas à la gamme variée des peurs (terreur, frayeur, épouvante, etc.), mais comprend des émois bien plus vastes, notamment ceux décou-lant de la joie, de la gaieté, de l'exaltation.

Que son cheval « soit dans l'émotion », comme un professionnel le lui avait récemment affirmé, devient soudainement entendable et positive-ment recevable. Les velléités de galoper de l'animal ne se rapportaient donc pas fatalement à un emballement provoqué par la peur mais pou-vaient aussi exprimer son enthousiasme !

Pour la première fois, Jeanne, bouleversée, laisse ruisseler ses larmes... de joie !

★★★

Le chemin de la psychanalyse constitue une voie d'accès à une réalité plus vraie et plus vivante de notre vie présente. S'y engager soulève dans toute son acuité la question du « j'y vais, j'y vais pas ». Donner droit de cité à notre désir d'exister et à être plus vivant, c'est décider « d'y aller ». C'est aussi accepter de se confronter à l'inquiétante étrangeté que cela soulève. Mais ce n'est pas que cela. Par cette étrange aventure nous découvrons en fin de compte du familier en retrouvant peu à peu, en particulier par l'écoute du langage du corps et des rêves, les voix de notre intimité profonde. C'est reprendre contact avec nous-mêmes, se ressaisir de notre être et nous acheminer vers une plus grande liberté.

Vers une liberté vraie

Les liens nocifs de dépendances affectives s'avèrent indiscutablement liberticides. Par leurs effets d'asservissement, de captation, de soumission, d'oppression et d'assujettissement, ces liens enchaînent l'individu dans sa liberté d'être, d'agir et de vivre en tant que sujet à part entière.

Le concept de liberté est vaste et difficilement résumable. Nous pouvons cependant tenter de définir ce qui constitue les bases de notre liberté de sujet à travers trois points principaux :

• l'autonomie ;

• la possession et l'exercice de notre libre arbitre ;

• le dégagement de contraintes illégitimes ou abusives qui entravent nos facultés de penser, de dire, d'agir et d'être.

Ainsi, le chemin vers une liberté plus vraie passe par une réappropriation de notre personne et l'accès à notre « Je ».

Accéder à soi

Il s'agit tout d'abord d'exercer notre aptitude à vivre, penser, parler et agir de notre place de Sujet.

Cela implique tout d'abord de prendre appui sur notre « part à soi » afin d'entendre, de discerner la voix des autres qui parle en nous (et à notre place) et la voix de nos attentes passées restées incomblées et devenues vaines. Ce discernement permet de nous dégager de contraintes et d'expectatives qui ligotent nos parts vivantes (d'initiative, d'inventivité, d'action, etc.). Cela ouvre sur la possibilité de nous ancrer dans une dimension plus vivante et plus vraie de notre vie. Par « plus vraie », j'entends une approche plus juste, plus sincère et plus authentique de notre réalité propre et de celle qui nous entoure. Cet aspect n'est pas des moindres ; car ce qui est vrai éclaire et libère ; ce qui est mensonge ou duperie enferme et asservit[1].

Deuxièmement, incarner notre « Je », c'est exister en présence comme en l'absence de l'autre. Cela fait appel à notre capacité d'individuation aux côtés de l'autre : ne pas nous diluer en lui ou, à l'inverse, le vampiriser, mais garder notre singularité et accepter son altérité. Par ailleurs, continuer à exister en dehors de sa présence sollicite nos capacités à puiser dans nos ressources propres, à les développer et accroître notre autonomie.

---

1. Nous évoluons dans un monde où le mensonge, la tromperie et la confusion règnent souvent en maîtres et introduisent les méprises, le trouble, la méfiance et la peur. L'affirmation de contrevérités ou le retournement du vrai en son envers devient monnaie courante. Ainsi les engagements jamais tenus, les slogans fallacieux, les discours de tout genre qui tentent de nous faire croire que ce qui brille éclaire, que le qualitatif est une affaire de quantitatif, que paraître c'est être, que la croissance passe par l'exploitation avide des richesses humaines et des ressources de notre planète, que faire la guerre c'est lutter pour la paix, etc. Dans ces conditions, le « vrai » devient pour beaucoup une direction malaisée à trouver et difficile à garder.

© Groupe Eyrolles

Troisièmement, accéder au « Je » nous met en relation avec les autres. C'est nous situer dans l'échange, dans le donner et le recevoir, dans la différenciation entre soi et l'autre, dans le respect du Sujet qui est en soi et en l'autre. Nous quittons un rapport de soumission ou de domination pour nous engager dans une relation humaine avec nos semblables.

Je, Tu, Nous

Le « Je » ne relève donc pas de l'individualisme mais de l'*individuation* ; il n'est pas antinomique avec le « Tu » et le « Nous ». Bien au contraire, le « Nous » reste vivant lorsque les « Je » qui le constituent ont droit de cité. De même, le « Tu » est reconnu dès lors que le « Je » existe.

Iris en parle dans des écrits pleins de justesse et de clairvoyance :

> « Se laisser sombrer dans le manque, ce n'est pas reconnaître l'autre comme sujet mais comme objet.
>
> Se limiter au manque c'est se réduire à l'état d'objet. Je ne puis envisager l'Autre sujet si je me réduis à cette quête avide et sans "objet". Il me faut devenir sujet ; en écrivant ces mots je ressens une intime émotion de "vrai". »

Exister et grandir passe par la relation aux autres : nos parents, nos racines, nos proches, notre environnement. Comme Marie Balmary le soutient, « on devient humain par la relation »… et, j'ajouterais, par une relation humaine et humanisante. La relation psychanalytique, ancrée dans un rapport d'humanité, permet d'en faire l'expérience. En effet, « ce passage par l'autre inhérent à toute tentative de ressaisie de soi[1] » puise notamment sa

---

1. Monique Schneider, « Le trauma et son impact sur le "creux de la mère" », in *La psychanalyse avec Nicolas Abraham et Maria Torok*, Érès, 2001.

vigueur dans le positionnement du psychanalyste envers l'analysant. L'investissement de son patient dans sa qualité de Sujet, quelle que soit sa souffrance, et la foi en ses véritables ressources constituent des points d'ancrage et d'étayage essentiels pour toute personne en quête de son « Je ».

Par ailleurs, favoriser cette « ressaisie de soi » implique chez l'analyste un travail non pas d'interprétation, mais de réfléchissement de « ce que le patient apporte ». Pour Winnicott, c'est cela qui aide l'analysant à accéder à « un soi », à « exister soi-même » et à « se sentir réel »[1].

Accéder au « Je », exister par soi-même, se sentir vivant et réel... voici les visages de la liberté trouvée d'être soi. Les chemins qui y mènent ne sont pas exclusifs les uns des autres mais se croisent, s'entrelacent et se complètent.

Sentir, accueillir et écouter sont les bases du réveil de la liberté et de la vie qui dorment en nous. Comme Gide nous le révèle : « Le plus beau sommeil ne vaut pas le moment où l'on se réveille. »

Sentir, accueillir et écouter

Le cheminement psychanalytique ne relève pas d'une approche cérébrale. Beaucoup de personnes qui entreprennent leur psychanalyse arrivent pourtant avec cette conception en tête. Le premier mouvement, généralement, consiste à se positionner sur le plan de l'intellect. La personne dit « vouloir comprendre » et « maîtriser » ce qui la déborde. Sa revendication est bien sûr compréhensible mais le positionnement s'avère

---

1. D.W. Winnicott, « Le rôle du miroir de la mère et de la famille », in *Jeu et réalité, l'espace potentiel, op. cit.*

faussé. « Comprendre » est en effet couramment associé à « expliquer », « savoir ce qui se passe », garder le contrôle sur ce qui échappe. La personne se situe alors sous l'angle d'une compréhension intellectuelle[1].

Or, en psychanalyse, solliciter prioritairement l'intellect et privilégier ce mode de cheminement conduit à une méprise. Savoir ne transforme pas nos souffrances ni notre relation au monde et aux autres ! D'ailleurs, certaines personnes perçoivent en partie cette réalité en disant : « Je sais ce dont je souffre, en parler ne changera rien pour moi. » D'autres encore, après un temps de psychanalyse ou de psychothérapie, aboutissent parfois à cette conclusion : « J'ai tout compris mais ça n'a rien changé. » Toutes savent que savoir ne suffit pas ; toutefois, en envisageant cette démarche sous le seul angle de l'explicatif et du narratif, elles ne sont qu'à mi-chemin de cette vérité pressentie. À leur insu, elles restent enfermées dans le savoir.

Comprendre... ou saisir ?

Contrôler, expliquer, savoir relèvent du cérébral. Se situer sur ce plan revient à se couper d'une partie de notre être qui, en réalité, ne se résume pas à notre intellect, loin s'en faut.

S'engager dans un travail de transformation de ce qui nous fait souffrir ou de ce qui nous désanime demande de nous mettre en contact avec tout ce qui nous habite (nos ressentis, nos rêves, nos représentations, nos fantasmes) et avec ce qui nous porte (notre corps, nos racines, nos relations, nos actions ou inactions). Il s'agit en effet d'être en contact avec tout notre être, et non de rester dans le « ça-voir ».

---

1. Mon intention est de souligner que l'intellect ne constitue pas l'outil privilégié de la cure psychanalytique, non de le dénigrer. Il nous est par ailleurs fort utile : c'est en partie en lui que je puise pour réaliser ce travail d'écriture !

Or, le contact se rapporte à ce qui est de l'ordre du toucher : être touché par ce que nous vivons et toucher ce qui se passe en soi. Le contact comme le toucher renvoient à une intimité, à une rencontre, à un rapprochement.

C'est également le toucher au sens de saisir, de « mettre la main dessus » : de trouver. Les expressions « toucher du doigt » ou « faire toucher du doigt » traduisent en image cette expérience de saisir un aspect essentiel ou d'atteindre une évidence. Cela réfère à une compréhension profonde et non pas seulement intellectuelle. Lorsque l'on dit « j'ai saisi », cela signifie « j'ai vraiment compris, je me suis pénétré du sens ». Nous rejoignons là l'étymologie du mot « comprendre » ayant pour origine latine *comprehendere* qui signifie *saisir*[1]. De fait, le cheminement psychanalytique se rapporte moins à une compréhension qu'à une ressaisie de soi.

Lorsque je sollicite les patients à se mettre en contact avec eux-mêmes, bon nombre peuvent, dans les débuts de leur analyse, s'étonner et se sentir déconcertés ou déroutés. Cela signifie en effet se décramponner de la part cérébrale. Cette réorientation de leur écoute peut éveiller de la peur car délaisser l'intellect suppose de lâcher un sentiment (illusoire) de maîtrise. Se réfugier dans le cérébral est bien souvent signe d'une tentative de contrôle, notamment des affects par crainte d'un débordement.

Ce « lâcher-prise » s'effectue progressivement et demande parfois beaucoup de temps. Il est néanmoins indispensable pour se mettre en contact

---

1. Dans certaines de ses œuvres, Rembrandt traduit admirablement le lien indissociable entre être en contact et saisir. Dans son tableau *La leçon d'anatomie du docteur Tulp* (1632), saisir passe par l'écoute et non par le regard. Dans *La Prophétesse Anne* (1631), la connaissance passe par la main en contact avec le Livre des Écritures. De même, dans *Le Retour de l'enfant prodigue* (1668), c'est encore par le contact, entre le père et le fils, que Rembrandt nous donne à saisir l'intensité et l'émotion de l'instant des retrouvailles.

avec des dimensions plus subtiles de notre être. En outre, la compréhension intellectuelle n'a de sens qu'au terme de cette recherche et non à son commencement. Nous en conviendrons tous : il est plus judicieux de commencer par le début que par la fin.

Prendre contact par exemple avec nos sens ouvre sur nos sensations, puis nos émotions, nos sentiments, des souvenirs ; tout cela accompagné d'images internes et d'associations d'idées qui acheminent vers une mise en pensée et une ouverture sur le langage et le sens.

Sentir, accueillir et écouter donnent la possibilité de mettre en mots ce qui jusqu'alors restait indicible parce qu'insaisissable. C'est en quelque sorte « mettre la main dessus », non en comprenant, mais en nous saisissant de la teneur et de la portée de ce qui agissait en nous et à notre insu.

L'analysant se trouve ainsi invité à se connecter d'abord avec ce qu'il sent, à l'écouter puis à l'investiguer. C'est dans la suite de ces différentes étapes d'écoute puis d'associations, d'élaboration et d'intégration que notre intellect peut s'inscrire.

L'une des principales voies d'accueil et d'écoute passe, comme nous l'avons vu, par les voix du corps. Je ne développerai donc pas ce point de vue à nouveau. En revanche, je laisse la parole à Iris qui, sous sa plume poétique, témoigne de son expérience[1].

Trouver la signification,
Dissimulée dans les crispations
Où le corps prend le relais du cœur
Évoquant sans cesse ses malheurs

---

1. Je remercie Iris pour son précieux présent et la confiance dont elle m'honore.

★

Étroit conduit de cheminée
Par lequel il faut passer
Et pourtant, le petit ramoneur
De suie tout enduit, avance avec lenteur

★

Sans mollir ; sans tiédir, vaillant
Il s'élève patiemment
Là-haut, tout là-haut, une trouée
Du ciel bleu, un appel, la noirceur évincée

★

Ainsi se passe la naissance
Allongé au fil des séances
Mouvements de reptations
Indiquent la direction

★

Le tracé n'est pas linéaire
Avancer de trois pas
Dans l'espoir de toucher du doigt
Ce qui sème la guerre

★

Puis dans un mouvement contraire
Comme pour s'épargner une brûlure
Reculer de deux pas, fuir la fêlure
Surtout ne pas être amer

★

C'est toujours un pas de pris
Et ne pas compter ses efforts
Pour qu'un jour le corps
Concorde avec le cœur !
Iris

Sentir, accueillir et écouter par les voies du corps mais aussi des rêves, des images internes, des fantasmes, des ressentis, etc., nous placent avant tout dans une position de réceptivité (et non de réflexion) et nous engage vers une plus grande liberté. Cela nous offre en effet l'opportunité de saisir (et non de contrôler) des parts qui nous échappent ou qui nous entravent, et de les intégrer psychiquement. Cela ouvre sur une ressaisie de soi qui s'accomplit notamment par un éveil de notre être, un déverrouillage de zones figées, la libération d'énergies bloquées, l'ancrage dans une dimension plus vivante de soi et de la vie, la découverte et l'expérience de facultés ignorées et pourtant nôtres. Inventivité et créativité renaissent à la vie.

S'ouvrir à l'inventivité et à la créativité

À des degrés plus ou moins élaborés, les êtres vivants disposent, dans leur ensemble, de capacités d'inventivité et de créativité qui participent à une dynamique d'évolution et de transformation. Ces ressources, indissociables du vivant, habitent particulièrement l'être humain, doté de compétences et de talents vastes et subtils. Pourtant, pour certains d'entre nous, elles semblent s'être immobilisées, sclérosées ou appauvries. Cela se manifeste notamment dans les problématiques des dépendances affectives où ces facultés apparaissent souvent en souffrance. Les personnes enfermées dans un rapport (recherché ou fui) de dépendance excessive paraissent en effet avoir perdu la clé de leur potentiel inventif et créateur.

Un manque créateur

Cette vacuité se relie en grande partie au manque et à la séparation, ressentis comme intolérables, et qui alimentent ainsi une quête permanente de l'autre (ou, comme nous l'avons vu, une fuite perpétuelle). Or, l'un et l'autre sont source et nourritures de l'inventivité et de la créativité : le manque, en tant qu'animateur du désir et introducteur de quelque chose d'autre et de nouveau ; la séparation, au sens de l'écart, de la différenciation.

Les toutes premières expériences d'inventivité et de créativité remontent aux premiers mois de la vie. Les moments de manque ou d'absence (supportables) de la mère deviennent des temps féconds où le bébé développe ses capacités d'inventivité et de créativité. Dans ces espaces-temps, il trouve et utilise en effet des objets (le fameux « doudou » par exemple), des sons (lallations, babillage), etc. C'est ainsi qu'en les trouvant et les utilisant, il se fait inventeur et créateur.

Winnicott a désigné cet espace, « rempli par les productions de la propre imagination créatrice du bébé », sous les termes d'« espace potentiel » ou « aire transitionnelle ». Cet espace de création est un entre-deux qui a pour particularité de ne relever ni de la seule réalité intérieure du bébé, ni de la réalité extérieure. De même, il constitue une aire d'expérience par les trouvailles que le bébé y fait et expérimente. Enfin, cet espace « à la fois unit et sépare le bébé et la mère » dans la mesure où les trouvailles symbolisent une présence maternelle à laquelle le bébé se relie alors même qu'il en est séparé[1].

Cela représente ainsi un passage entre l'état de grande dépendance du petit humain et les prémices de son autonomie. Cet espace-temps fructueux et

---

1. D. W. Winnicott, *Jeu et réalité, l'espace potentiel, op. cit.*

créateur permet en effet au bébé de réinventer la présence maternelle et d'y substituer ses propres créations. C'est le début de l'aire du jeu, elle aussi productrice d'inventivité et de créativité et qui, plus tard, débouche sur l'expérience culturelle dont elle est le prolongement.

Or, accéder à ces ressources d'inventivité et de créativité, les utiliser et les développer nécessite à la base l'édification d'un sentiment de sécurité par la présence d'un entourage suffisamment bon et fiable. Ce sentiment instaure et consolide le sentiment de confiance qui, lui-même, rend supportables et vivants les intervalles de manque et de séparation.

Rétablir la confiance

L'établissement du sentiment de sécurité et le développement de la confiance constituent ainsi les bases fondamentales du passage de la dépendance à l'autonomie. La qualité d'accompagnement de l'entourage (dont la mère) pour le bébé s'avère donc essentielle, tout comme celle du thérapeute pour le patient.

La relation psychanalytique et le cheminement qui s'y déploie aident l'analysant à établir (ou rétablir) des sentiments de sécurité et de confiance qui lui ont fait défaut par le passé. Cela nécessite du côté du psychanalyste qu'il exerce sa qualité de *therapon* qui veille, soigne et seconde son analysant. Mais cela exige aussi tendresse, foi et confiance envers son patient. C'est grâce aux compétences et aux qualités d'humanité de son thérapeute que la personne pourra reprendre pied, investir ses propres ressources et les faire fructifier.

À partir de l'établissement d'un climat suffisamment sécurisant et confiant, le patient va pouvoir explorer l'espace de l'analyse telle l'« aire transitionnelle » pour le bébé. L'espace psychanalytique en recèle en effet les caractéristiques : il n'est ni la réalité psychique de l'analysant ni la réalité extérieure, il instaure pour le patient une aire d'expérience (où le patient fait des trouvailles et les investit, les utilise pour en façonner encore de nouvelles), il repose sur une relation où patient et thérapeute sont à la fois unis et séparés.

L'analysant peut alors utiliser cet espace-temps singulier dans sa dimension inventive et créative qui devient aire du « Je » et de jeu, dans un échange de co-création entre lui et son psychanalyste. Ce dernier, garant de cette aire de créativité et d'autonomisation, aide son patient à trouver et à utiliser ses ressources ignorées et pourtant existantes. Il doit donc veiller à ne pas se montrer intrusif par des interprétations ou des propos qui envahiraient l'espace et empêcheraient son patient d'accéder lui-même à ses propres trouvailles. Cela repose en effet sur une réalité profonde que Gide exprime en ces mots : « L'expérience instruit plus sûrement que le conseil. »

Cet espace de co-création s'illustre par exemple à partir de ce que j'ai décrit plus haut au regard de l'écoute du corps et des rêves. Il se développe aussi à partir de la chaîne associative des idées que la personne déroule au fil de sa séance et qui s'entrecroisent et se combinent avec celles qui germent en l'analyste.

L'activité de co-création se déploie également à partir des images – sorte de « penser visuel » selon les termes de M.-C. Defores – qui émergent chez le patient et chez l'analyste. En étant « une articulation entre la sensation et la pensée, une médiation entre le corps et la psyché, un vecteur de communication entre l'analysant(e) et l'analyste [...] l'image est transitionnelle. [Elle] est un lieu vivant où peut se créer de la pensée[1] ». Ainsi,

---

1. S. Tomasella, « De l'image inconsciente du corps à l'image consciente du cœur », *Psychanalyse magazine*, novembre 2003.

« avec l'image, le sujet est d'emblée dans la création. La demande de soin qui souvent justifie la demande d'analyse se transforme en position d'artiste [...]. [Les analysants] deviennent les peintres de leur réalité intérieure[1] ».

Quels que soient les « objets transitionnels » trouvés et utilisés (association libre, jeu, dessin, images internes, contes, génogramme[2], rêves, écoute du corps, etc.), ils favorisent un cheminement créatif pour l'analysant qui, peu à peu, découvre, explore et remanie sa réalité intérieure, sort de ses automatismes, expérimente de nouvelles voies de fonctionnement, innove en osant exploiter et développer ses propres ressources.

La résurgence et l'accroissement, au sein de l'analyse, de l'inventivité et de la créativité de l'analysant ne se limitent pas à l'univers de ses séances, mais fleurissent dans le cours même de sa vie. Croire en elles-mêmes et en leurs facultés donne en général la liberté aux personnes d'oser exercer leur goût ou leur talent : l'une se lancera dans la musique, le théâtre, la sculpture ou l'écriture ; une autre entreprendra une reconversion professionnelle ou personnelle ; une troisième affirmera ses choix (de vivre à l'étranger, d'avoir un enfant, de privilégier la vie familiale, de larguer les amarres...), etc.

Quels que soient les formes et les chemins qu'elle emprunte, une renaissance s'opère par laquelle la personne se saisit d'une liberté d'être et accède à une partie plus vraie d'elle-même. Elle se découvre « parler vrai et être vrai(e) ».

---

1. M.-C. Defores, *op. cit.*
2. Génogramme : tracé spontané et libre par le patient de son arbre généalogique.

Parler vrai et être vrai(e)

Qu'est-ce que la Vérité, et qui peut prétendre la détenir ? Dans le sens premier, le Petit Robert propose : « Ce à quoi l'esprit peut et doit donner son assentiment ; connaissance à laquelle on attribue la plus grande valeur. » Par ailleurs, une citation de Cousin, rapportée dans ce même passage du Petit Robert, ajoute : « Les vérités absolues supposent un Être absolu comme elles. »

Une clarification s'impose donc afin de ne pas nous enfermer dans une méprise. Le cheminement psychanalytique ne consiste pas en la recherche de « vérités absolues ». L'essentiel, en effet, n'est pas là, et le croire conduirait à une confusion et à un déni de la réalité. En revanche, il s'avère plus juste de parler de « vrai », au sens de l'authenticité, de la sincérité et de la justesse.

C'est dans cette voie qu'analysant et analyste s'engagent. Lacan disait à ce propos : « L'analyse a pour but l'avènement d'une parole vraie[1]. »

De fait, l'analysant se trouve convié à « parler vrai » en livrant le plus spontanément possible tout ce qui traverse son être, y compris ce qu'il lui répugne de penser et de dire ou ce qui lui paraît absurde ou grotesque. Cette liberté d'expression rend l'élaboration féconde et participe aux prises de conscience qui, à leur tour, contribuent à un mieux-vivre.

En outre, une parole vraie, au sens d'une parole libérée et sincère, requiert une recherche d'honnêteté : dire ce que l'on préférerait taire, penser ce que l'on préférerait ignorer, aborder ce que l'on voudrait éviter. Esquiver la sincérité et l'authenticité de sa parole prive en effet l'analysant des

---

1. Jacques Lacan, *op. cit.*

moyens de transformer ce qui l'entrave, à l'exemple du rêveur qui se détourne de son rêve dérangeant et se coupe ainsi du message salutaire qu'il contient.

Par ailleurs, « parler vrai » nous achemine vers une parole plus juste avec la réalité de notre monde intérieur et celle de notre relation aux autres et à la vie. Cela permet corrélativement d'affiner nos perceptions et notre entendement, puis d'accéder à un meilleur discernement qui souvent faisait défaut.

Cette remarque en amène ainsi une autre : le « vrai », tel qu'entendu ici, se relie davantage à la réalité avec laquelle il s'accorde qu'à la « vérité » proprement dite.

Enfin, « parler vrai » a pour corollaire celui d'« être vrai(e) ». L'un et l'autre sont intimement liés. Parler vrai nécessite d'être vrai(e) comme être vrai(e) amène à parler vrai. Tous deux participent d'une concordance entre la parole et l'être. Cette correspondance donne toute sa teneur à l'authenticité, la sincérité et la justesse.

Un meilleur ancrage en soi

Tout d'abord, parler vrai/être vrai(e) mène à un meilleur ancrage en soi et dans la réalité.

Sentir, accueillir et écouter au moyen de ce qui se communique à partir de notre corps, des images, des rêves, donnent la possibilité à des vécus enkystés et difficiles à atteindre d'accéder au champ de la conscience et de la parole.

De cette façon, « nous remettons en place l'accord juste entre le corps et le langage. Nous aidons à nommer cette histoire d'enfant qui [...] cette fois-ci, pourra être inscrite dans un langage vrai. Cette mémoire, cette énergie lourde parce que non symbolisée, va pouvoir, en étant reliée au langage [...], devenir une énergie souple qui sera porteuse de forces pour vivre[1] ».

Le corps, qui n'est pas que matière ni une simple mécanique, porte les inscriptions de l'ensemble de nos vécus (heureux et malheureux). Y saisir les traces d'un vécu resté inassimilé rend la parole à une histoire muette et, en même temps, permet à la parole de prendre corps.

Pour Iris, par exemple, l'héritage muet des femmes de la famille – soumises à une figure d'homme monstrueux – a pu trouver le chemin de la conscience et de la parole par l'écoute des réactions de resserrement de son corps et des sensations, des émotions et des images qui s'y reliaient.

De même, lorsque le thérapeute adresse une parole vraie à son patient, elle entre en résonance avec le corps de l'analysant et produit généralement une réaction de détente. François Roustang en témoigne : « S'il vous arrive de trouver le mot propre qui qualifie à cet instant l'état du patient, vous voyez celui-ci chercher et trouver une position de son corps plus conforme à sa réponse aux paroles formulées. Il ne lui est pas possible de penser avec justesse sa situation dans son monde, sans que le corps s'adapte à cette justesse[2]. »

Chercher une parole vraie et s'en saisir produisent ainsi un ré-ancrage dans la totalité de notre être. Cela l'est également par rapport à notre réalité propre et celle qui nous environne. À cet égard, un des effets majeurs qui en découle tient à l'émergence d'un discernement plus clair et d'une capacité de différenciation entre conscient et inconscient, entre réalité propre à soi et réalité extérieure, entre soi et l'autre.

---

1. M.-C. Defores, *op. cit.*
2. F. Roustang, *op. cit.*

Le parcours de Rafaela est particulièrement éclairant. Animée par un puissant désir d'exister, elle s'est peu à peu dégagée d'un enfermement dans la feinte, dans la méprise et dans ses résistances très fortes au changement. Elle s'est ainsi acheminée vers la recherche d'une parole vraie avec laquelle elle ne lâche pas, même si les résistances font parfois retour. Discernement et différenciation figurent parmi les transformations qu'elle identifie et ressent le plus nettement.

> « Je me rends vraiment compte de la confusion dans laquelle j'ai vécu pendant longtemps. Je ne faisais pas la différence entre ma façon de voir les choses et ce qu'il en était réellement. L'existence de cette différence ne m'effleurait même pas l'esprit, c'est comme si l'un et l'autre se confondaient. (Silence.) Je crois que j'ai longtemps fermé les yeux parce que je ne voulais pas prendre en compte cette différence. Je voulais que la réalité se plie à mes désirs, qu'elle y soit conforme. Je voulais avoir gain de cause et me venger... Le problème, c'est que je me suis fabriqué un monde imaginaire où tout était faussé. J'ai inversé le vrai et le faux, le bon et le mauvais. J'ai voulu croire que ce monde imaginaire était le vrai. C'est en réalité une prison... alors que la vie réelle, c'est le vrai et c'est vivant. En même temps, je sais que tout n'est pas réglé. Je sens que ça implique de renoncer à ce que j'attendais dans mon monde imaginaire. Ça me remue et je sens des peurs. Mais je veux continuer à avancer et à être dans le vrai... parce qu'être dans le vrai c'est bon, c'est rassurant et apaisant. J'en fais l'expérience à chaque fois que j'ose être vraie et ça change tout. »

De son côté, Antoine opère un cheminement comparable. À la suite de son « rêve aux grands arbres majestueux », lui aussi repère une confusion entre son monde intérieur clos sur la plainte et la réalité vivante dont il se coupait. Tout comme Rafaela, il constate que cette méprise avait façonné son monde en « une prison ». Tout comme elle, reprendre contact avec une vision plus juste et accéder à une parole plus vraie (dégagée de la plainte et d'attentes vaines) lui ouvrent la voie vers un meilleur ancrage en lui-même et dans la vie.

Parler juste

Renouer avec le vrai fait appel à l'authenticité et à la sincérité, qui impliquent comme souligné plus haut une volonté d'honnêteté. Cela suscite et établit également un positionnement plus humble. L'humilité ne se résume pas à la modestie ni à une attitude de soumission ou à un sentiment d'infériorité. Être humble signifie reconnaître et accepter *en toute simplicité* nos limites et nos travers tout autant que nos ressources et notre valeur. C'est être en lien avec notre réalité d'humains à la fois limités, faillibles, et détenteurs de richesses. Dans ce sens, ni la vanité ni la dépréciation ne relèvent d'une parole vraie. Ainsi, vrai et humilité participent d'un ancrage plus juste dans notre réalité humaine.

Un autre effet essentiel, résultant d'une parole vraie, se rattache à la concordance entre la parole et les actes. Une parole qui est en accord avec une réalité, un état, un ressenti sonne juste. Une parole fausse ou faussée crée à l'inverse une dissonance. Plus encore, la parole qui concorde avec l'acte qu'elle signifie prend sens, reçoit crédit et fait autorité. Elle devient une parole vivante et incarnée.

En revanche, lorsqu'un adulte demande, par exemple, à un enfant de se conduire de telle ou telle manière alors que l'adulte lui-même ne s'y tient pas, son comportement amène alors une perte de sens et discrédite la fiabilité de sa parole aux yeux de l'enfant.

Un langage juste, vrai, approprié participe grandement à l'équilibre, à l'autonomie et à la responsabilisation de l'enfant. J'ai eu l'occasion de le souligner : l'important n'est pas d'être des parents parfaits mais de reconnaî-tre nos défaillances envers nos enfants et d'en tenir compte. De cette façon, la parole, en coïncidant avec le comportement, recèle une valeur, prend sens et donne du sens. Comme M.-C. Defores l'explicite, « c'est parce que le ressenti est traduit dans une parole juste donnée par l'adulte "porte-parole", que l'enfant peut avoir accès à un langage qui fait sens, puis à une pensée[1] ».

Si la parole est faussée ou mensongère, il y a rupture entre ce qui est dit par l'adulte et ce qui est ressenti par l'enfant. Dès lors, soit l'enfant se coupe de son ressenti pour accréditer la parole de l'adulte, soit il valide son ressenti et retire alors sa confiance en l'adulte et en sa parole. C'est notamment le cas dans les situations d'abus, de violences ou d'inceste, l'enfant se trouve terriblement confronté à cette dichotomie entre l'énoncé d'un pseudo-amour et son vécu de désastre.

Bien souvent, l'enfant va alors taire en lui une parole vraie. Il ferme les yeux et bâillonne ce qui se murmure en lui. Son souci est alors de pro-téger son parent agresseur en lui procurant des circonstances atténuantes, d'épargner l'autre parent, de sauvegarder la famille et de se préserver lui-même d'une terrible blessure de désamour et des risques d'un désaveu. En outre, la perception du décalage entre les dires et les actes produit une grande violence en ce que l'enfant n'est pas entièrement dupe de la réa-lité profondément meurtrissante qu'il vit.

Dans de telles situations, le vrai se trouve radicalement faussé : par le parent agresseur, manipulateur et menteur ; par l'autre parent quand il se fait condamnateur de l'enfant ou, tout simplement, ignorant ; et par

---

1. M.-C. Defores, *op. cit.*

l'enfant qui se refuse d'accréditer ce qu'il perçoit. Une confusion perverse s'introduit entre le vrai et faux : le vrai est escamoté ou, pire, mis au rang de mensonge et ce dernier se substitue à la vérité.

Les sentiments : liberté d'expression ou pas

L'inadéquation de la parole et des ressentis peut aussi se manifester dans un contexte plus large que celui de la violence manifeste. Ainsi Jeanne a-t-elle grandi dans une famille où les grandes personnes n'exprimaient pas leurs vraies émotions ni leurs réels sentiments, où les affects étaient soit réprimés soit simulés. Jeanne a peu à peu réalisé combien ce climat familial trouble et tronqué a engendré chez elle une difficulté à percevoir émotions et sentiments et introduit une profonde méprise.

« Tout était faussé et je me rends compte avec le recul que ça créait une ambiance trouble et insécurisante. L'ambiance était lourde, inquiétante ou faussement joyeuse, particulièrement lors des fêtes de Noël, quand j'étais petite, où tout le monde faisait semblant d'être content alors que tous pensaient à ma sœur aînée décédée... mais personne n'en parlait. [...] C'est la peur que je ressentais le plus, comme si elle envahissait tout. Comme si c'était la seule émotion existante. Ça me faisait encore plus peur et j'ai tout enfoui en moi. Ce n'est que très récemment que j'ai découvert que les émotions sont plus vastes, qu'il y a des émotions heureuses et bonnes. Jusqu'à présent, j'avais tout emprisonné en moi, émotions et sentiments. [...] J'ai beaucoup de mal à les sentir, à les identifier. C'est difficile d'être dans le vrai quand rien n'était vrai. Tout était faux et dans le paradoxe. L'existence de ma sœur était omniprésente et en même temps niée. D'un côté, il y avait des traces de son existence : des photos, les visites au cimetière où on me laissait dans la loge du gardien. D'un autre côté, c'était comme si elle n'avait jamais existé : personne n'en parlait jamais, c'était le silence ou le mutisme. »

De même, la rigidification du mythe familial (devenant idéologie) institue et perpétue une discordance profonde entre la parole et la réalité. Le mythe de la famille idéale, de l'absence de salut en dehors de la famille, la vénération des morts ou le devoir de sacrifice en sont des illustrations frappantes : une croyance s'impose et fonctionne ici comme parole de « vérité ». Mais la réalité profonde et silencieuse y apporte un continuel démenti qui, pour autant, doit rester occulté.

La sanctification du clan familial, des morts ou du sacrifice repose sur une conviction partagée que sécurité, cohésion et pérennité en résultent. Or, une autre réalité, muette, agit plus en profondeur : l'impossibilité d'une autonomie personnelle et réelle, la prohibition d'une pensée différente et de choix contraires à l'idéologie, la soumission à un code de conduite tyrannique, l'interdit de disposer librement de sa vie ou d'être heureux.

Dans de tels contextes, le « parler vrai » est banni et assimilé à un danger. La loi du silence s'impose : taire les vrais ressentis, les vrais souhaits, les véritables pensées, comme dans la chanson de Brel : « Chez ces gens-là, on ne cause pas, monsieur[1] ! »

Parler vrai, en effet, n'est plus de l'ordre de l'échange, mais équivaut à dénoncer, « faire du mal » ou mettre le groupe en danger. Nous nous trouvons de nouveau en présence de confusions et dans un retournement du vrai en son envers : dire vrai sèmerait la discorde et le mal, cacher ou mentir préserverait la concorde et le bon. La dissociation de la parole avec le ressenti, l'acte ou la réalité auxquels elle se rapporte, produit ainsi une attaque du sens et de la pensée.

---

1. Jacques Brel, « Ces gens-là », 1966.

Une relation plus vraie

À l'inverse, une parole juste introduit à un langage porteur de sens et de symbolisation. Elle devient médiatrice entre nos éprouvés et le champ de notre conscience, et médiatrice entre soi et l'autre. Parler peut ainsi s'inscrire dans le registre d'un véritable échange qui ouvre sur une relation plus vraie à autrui.

Par son accès à une parole plus vraie, Rafaela découvre un nouveau mode de relation aux autres : plus authentique, plus confiant, plus libre. Dégagée de l'enveloppe d'indifférence dans laquelle elle s'est longtemps réfugiée, elle est sortie de la coupure établie entre elle et l'autre. Un lien vrai et vivant s'est instauré. Parler vrai lui permet d'entendre l'autre avec plus de justesse et d'ouverture. Être vraie l'aide à mieux se positionner : ne plus se laisser envahir par les plaintes ou les débordements de l'autre et, en revanche, partager une intimité et une complicité nouvelles avec des proches.

De leur côté, Camille et Laure expérimentent que « parler vrai libère et donne un ancrage ». Même si les disputes rejaillissent parfois, un échange plus sincère et plus libre s'est instauré entre elles. Un processus de différenciation s'est mis en route. Camille et Laure ont peu à peu lâché le lien fusionnel auquel elles s'agrippaient et qui ravivait leurs angoisses d'abandon et d'étouffement. Se rapprocher du vrai les aide à mieux entendre et à mieux reconnaître et respecter la réalité de chacune.

Don Juan fait ici figure de contre-exemple : la parole devient un instrument de manipulation et d'abus de l'autre, le langage est mis au service d'une quête d'assujettissement ou d'attaque d'autrui. Par ce détournement de la fonction et de la valeur du langage, Don Juan pervertit et détruit la relation. Il se coupe de tout véritable lien avec quiconque et se condamne à rester seul au monde. Malgré ses multiples conquêtes et sa volonté d'être désiré par toutes les belles, Don Juan reste, en réalité, profondément coupé et isolé de tous. Il ne peut partager ni affection ni liens denses et vivants. Enfermé dans un rapport faussé aux autres et à la vie, c'est à la mort seule qu'il répond et à qui il s'en remet.

S'orienter vers une parole plus juste, plus sincère et plus authentique aide donc à nous dégager d'entraves qui encombrent notre personne. Cela favorise un ancrage dans la réalité des limites et des richesses de notre être, ainsi que dans la réalité de ce qui nous environne. Cette assise constitue une base solide sur laquelle peuvent s'édifier un raffermissement et une réappropriation de l'ensemble de nos facultés et de notre « Je ». Parallèlement, sécurité et confiance intérieures grandissent. Être en lien avec la réalité profonde et reprendre pied et foi en soi contribuent alors à l'émergence d'un mode de relation plus libre, plus juste et plus vivant à l'autre, et, par prolongement, aux autres. C'est un repositionnement qui ouvre sur « Toi » et « Nous ».

Le temps est un allié

Sentir, accueillir et écouter ; oser la nouveauté, l'inventivité et la créativité ; parler vrai et être vrai(e) concourent à un considérable travail de transformation intérieure et de notre relation au monde.

Ce cheminement se réalise progressivement et nécessite du temps. Dans les débuts de leur analyse, bon nombre de personnes s'en inquiètent, disent « ne pas vouloir y passer des années » et craignent de s'engager dans un processus « interminable ». Trois angles de réflexion peuvent apporter un éclairage utile qui, à la fois, confirme et relativise cette représentation du temps.

D'une part, cette aventure intérieure se réalise en effet dans la durée. Nos peurs, nos parts actrices et inconscientes, nos résistances au changement sont puissantes et freinent nos avancées en dépit de notre désir de changement.

D'autre part, malgré les apparences, le temps est un allié. Lâcher brutalement et trop rapidement nos défenses raviverait d'autant plus intensément nos angoisses et représenterait un risque de désorganisation interne. Au contraire, cheminer progressivement permet d'établir une relation de confiance avec son *therapon*, d'apprivoiser les peurs, de passer peu à peu de l'étrangeté au familier, de découvrir ainsi de nouvelles voies et de se les approprier. Rebâtir et restaurer sa demeure intérieure passe par des étapes qui requièrent du temps, mais qui assurent la solidité et la fiabilité de l'ouvrage.

En outre, si une certaine durée est inévitable, l'analysant recueille les bénéfices de ses avancées au fur et à mesure de sa progression. Fort heureusement pour le patient (et son analyste), il n'est pas nécessaire d'attendre des années avant d'engranger les fruits de son travail. C'est un peu comparable à la tâche de l'explorateur ou de l'archéologue. Ses découvertes et les joies qui en découlent se vivent progressivement et par étapes, jusqu'à l'accomplissement de sa mission qui procure une satisfaction profonde et durable.

Enfin, une psychanalyse s'inscrit dans le temps, non dans l'infini. Certes, la durée s'avère indéterminable car ni l'analysant ni l'analyste n'en connaît d'avance le délai. Pour autant, un des buts essentiels de l'analyse est de parvenir à l'autonomie de l'analysant, non de rester dans un lien perpétuel d'assistance. Dès son démarrage, la relation psychanalytique se trouve donc destinée à prendre fin. Les analyses « interminables » posent donc question et appellent leurs protagonistes à s'interroger.

Par ailleurs, une autre crainte habite souvent les néophytes ou les profanes, celle d'une perte de leur identité (devenir une autre personne), de leur spontanéité ou la survenue de bouleversements catastrophiques (rupture de leur couple par exemple), comme si leur personne ou leur vie risquait de se déliter. S'exprime ici l'appréhension de ne plus s'appartenir. Or, un des autres buts et effets de l'analyse tient précisément à une réappropriation de soi : habiter son être et sa vie, se ressaisir de ses facultés et richesses intérieures, passer d'une position passive à sa place d'acteur. Il ne s'agit donc pas d'être dépossédé, mais bien au contraire, de reprendre possession de soi, de sa capacité à penser et à agir plus librement et de sortir du joug de ses peurs et emprises inconscientes. Accéder à une plus grande conscience de soi, des autres et de la vie me semble en réalité tout à fait salutaire !

Se réconcilier avec soi et s'ouvrir aux autres

S'il y a bien transformations, elles ne produisent donc pas pour autant une transmutation de notre être. Les principales manifestations du changement s'expriment plus simplement, essentiellement sous la forme d'une réconciliation intérieure, d'un passage à l'individuation et d'une ouverture aux autres.

Le processus psychanalytique mène notamment à une réconciliation avec soi. Le cheminement de l'analysant l'amène entre autres à se confronter à la « part à soi » qui participe à son mal de vivre. Le face-à-face avec soi-même éveille toujours dans un premier temps réticence, malaise et peurs ; toutefois, c'est cette rencontre sincère avec nos parts actrices et refoulées qui devient porteuse de changements. Elle permet en effet de sortir de la plainte et des attentes incomblables ou infondées. Ce repositionnement nous réintroduit dans nos capacités à penser, choisir et décider de façon plus libre et plus appropriée.

Par ailleurs, cela nous conduit à plus de relativité et de recul au regard de nos héritages et de la « part des autres ». Nous mesurons mieux le poids de ces héritages d'une génération à l'autre, nous nous y positionnons de façon plus adéquate et nous réattribuons à nos parents (idéalisés ou bannis) une place plus conforme à leur réalité personnelle et familiale. Comme le note M.-C. Defores, c'est aussi « en découvrant la subjectivité des parents [que] nous nous séparons d'eux[1] ».

De ces remaniements émerge davantage de tempérance envers notre entourage, de clémence envers nos parts ressenties depuis si longtemps comme coupables ou honteuses, de distance avec nos peurs, d'acceptation et de souplesse au regard de notre agressivité[2], de reconnaissance et d'investissement de nos vraies ressources. C'est nous découvrir et nous vivre plus en paix avec nous-mêmes[3].

L'évolution de Rafaela en atteste. Ensevelie dans de puissants sentiments d'agressivité, de culpabilité et de honte longtemps refoulés, Rafaela vivait sans exister. Dissimulée derrière un masque d'affabilité et son enveloppe d'indifférence, assaillie par des peurs, elle demeurait camouflée dans l'ombre, maugréant contre son triste sort tout en s'y agrippant. Après un long combat contre elle-même et son désir d'exister, Rafaela a osé se confronter à ses terreurs d'enfant, à sortir du « tunnel » pour gagner la lumière. Depuis, elle est bien plus en paix avec elle-même. Son regard

---

1. M.-C. Defores, *op. cit.*
2. Cela concerne l'agressivité dirigée envers l'autre ou retournée sur soi. Certaines personnes ne parviennent pas à ressentir ou à exprimer leur agressivité. Pour P. Réfabert, elles « ne peuvent pas se le permettre pour la raison qu'enfants, […] leur colère a été brisée ». Ainsi, l'enfant « désapprend très tôt la colère » et retourne sur lui l'agressivité que le parent refuse d'accueillir. *Cf.* Philippe Réfabert, « Faux témoignages – Le témoignage dans la cure », *Épistolettre*, n° 25, avril 2003.
3. Lire dans ce sens l'ouvrage de S. Tomasella, *Faire la paix avec soi-même, op. cit.*

intériorisé, si noir pendant tant d'années, s'est adouci et apaisé. De plus en plus réconciliée avec ses parts « sombres », Rafaela expérimente avec un bonheur certain sa liberté d'être.

Accéder au « Je »

Par ailleurs, cette longue œuvre de réconciliation participe à la restauration des sentiments de sécurité, de confiance et d'estime de soi. Ces transformations engagent ainsi la personne sur les voies de son autonomie dont elle est désormais en mesure de prendre possession. L'entrée dans l'autonomie et la réconciliation avec soi libère alors l'accès au « Je ».

Deux traits essentiels caractérisent principalement le « Je ». Tout d'abord, la *faculté d'exister en présence tout autant qu'en l'absence de l'autre*. Parmi les étapes d'autonomisation du petit enfant, Winnicott a décrit celle de sa « capacité d'être seul en présence de la mère ». Cette capacité se rattache à la possibilité pour l'enfant de jouer seul tout en restant dans l'entourage maternel. Le petit enfant ne cherche pas les bras ni à rester « dans les jupes » de sa mère, mais développe sa capacité d'exister en et par lui-même. L'exercice de cette faculté est rendu possible grâce à la présence maternelle ambiante qui lui assure la sécurité et la confiance dont il a besoin pour s'autonomiser.

Lorsque la personne, durant sa petite enfance, n'a pu expérimenter et faire sienne cette capacité, il lui sera difficile de sentir et de vivre son individualité en présence de l'autre, notamment de son ou sa partenaire. Cela se traduira généralement par une relation de collage et des attentes fusionnelles. C'est ce que Patrick dénonçait et reprochait à sa femme Catherine. C'est également ce que Laure vivait dans son couple avant qu'elle ne commence à expérimenter sa capacité à être seule en présence de Camille.

Si cette faculté n'a pu être intégrée au cours de l'enfance, beaucoup de personnes possèdent la capacité de rétablir l'intériorisation d'une expérience qui leur a fait défaut dans le passé. La relation psychanalytique est particulièrement propice à ce rétablissement[1]. Par la continuité et la fiabilité de la présence du thérapeute, le patient découvre, expérimente et développe sa capacité à entrer dans le jeu/Je. La grande majorité des illustrations exposées ici en témoignent. Ainsi en a-t-il été de Marthe qui a opéré de grands changements et de véritables transformations en elle. Elle a peu à peu consolidé un sentiment de sécurité de base jusqu'alors très endommagé, de même qu'elle a développé une assurance et un ancrage en ses ressources propres et en la vie. Marthe est parvenue à se dégager suffisamment du « sentiment de ne pas exister en dehors de l'autre » et à se lancer dans une expérience différente de sa relation aux autres et au monde.

À l'exemple de Marthe, l'intégration de la capacité d'être seul en présence de l'autre donne accès à la faculté d'être seul en son absence : le sentiment d'existence peut s'établir dans la continuité, y compris dans des moments de séparation ou de solitude. Ces temps ne sont plus vécus comme abandonniques, mais habités par la présence intériorisée des êtres aimés et nourris par nos propres ressources créatives.

Le second trait spécifique au « Je » se rapporte à la capacité d'*individuation* de la personne. Cette capacité n'est pas étrangère à la précédente et en découle. Toutefois, sa particularité tient à l'enracinement de la personne dans son statut et sa qualité de Sujet à part entière. Cela fait appel à la faculté d'assumer sa singularité dans sa relation aux autres reconnus dans

---

1. Mais elle n'en est pas exclusive. Cela peut s'éprouver dans le cadre plus général d'une relation suffisamment continue, saine, vivante et sécurisante. Dans tous les cas, c'est expérimenter un lien efficient avec une figure « parentale » symbolique : un professeur, un employeur, un père spirituel, une tante ou un grand-père, etc.

leurs différences et, à la fois, comme semblables. En d'autres mots, c'est vivre et préserver son individualité en présence des autres, tout en demeurant dans des sentiments d'identification, d'empathie et de respect envers eux.

Cela participe d'un double mouvement : exister dans sa singularité d'être unique et distinct, et appartenir à un ensemble d'êtres différents et pourtant semblables. C'est être à la fois, selon l'expression de R. Kaës, « sujet singulier » et « sujet du groupe ». Nous rejoignons ici la dimension groupale et notre part plurielle. Le processus d'individuation ne se réalise donc pas dans la coupure aux autres et nécessite un enracinement dans un corps groupal. C. Joubert le souligne : « Pour que l'individuation du sujet s'accomplisse pleinement, il est nécessaire que ce dernier soit enraciné, qu'il ait de solides points d'ancrage dans la famille et dans le sociu[1]. »

S'ouvrir à l'Autre, s'ouvrir aux autres

Devenir « Je » s'accompagne donc d'une ouverture sur « Toi » et « Nous ». L'accès à l'individuation ouvre en effet sur l'existence et la réalité de l'Autre.

Ainsi, se différencier d'autrui nous introduit corrélativement à une plus grande reconnaissance de l'autre dans ses différences. Il n'est plus un « instrument » (de soin, de satisfaction, de défouloir, etc.) ni un « doudou », mais un Sujet à part entière.

Parallèlement au processus de différenciation, l'individuation favorise un rapprochement envers soi-même. Cela résulte notamment de l'accès à une parole plus vraie, à plus de tolérance et de réalisme envers nos failles

---

1. Christiane Joubert, « Du sacrifice pour la famille à la famille sacrifiée. Un nouveau mythe, l'individualisme anti-individualité », *Le divan familial*, n° 4, 2000.

et nos limites. Nous rapprocher de notre humanité permet de nous raccorder à celle de notre interlocuteur, devenant ainsi notre semblable et non plus seulement un étranger ou un rival.

De même, faire la paix avec ce qui nous a tant fâchés (en soi et envers nos parents) aide à lâcher nos ressentiments et nos revendications d'un autre temps, à mieux accueillir nos « plus » et ce que l'autre nous donne. Cela ouvre à davantage de mansuétude et de souplesse envers les travers de ce dernier, et davantage de générosité à son égard. Donner ne se réduit plus à se sentir privé, appauvri ou dépossédé.

L'accueil, la souplesse et l'ouverture envers l'autre nous situent dans une relation plus vraie et plus vivante avec lui[1]. C'est être sujet de nos désirs tout en laissant l'autre exister. C'est également être plus proche de lui sans pour autant se perdre en lui. C'est enfin se différencier et pouvoir être séparé de lui tout en existant l'un pour l'autre.

À propos de son couple, une patiente dit :

> « J'ai réalisé que ce n'est pas de mon compagnon dont j'ai besoin pour vivre, mais de moi-même en tant que personne. J'ai longtemps cru que partager ma vie avec un homme, c'était vivre de lui et ne pas pouvoir vivre sans lui. Je suis en train de découvrir que vivre une vraie relation, c'est vivre de moi-même et avec lui. »

Ainsi, le « Je » associé au « Tu » forme un « Nous » constitué de deux individualités qui à la fois coexistent et se conjuguent en un ensemble.

1. Voir l'ouvrage de G. Pho et S. Tomasella, *Vivre en relation. S'ouvrir et rencontrer l'autre*, Eyrolles, 2006.

Par ailleurs, être plus en paix avec *cet* autre et dans un lien plus vivant avec lui aide à nous réconcilier avec notre capacité d'exister en présence *des* autres. Cette expérience représente une sorte de tremplin vers *ces autres* et l'opportunité d'élargir le champ du « Nous » : fonder une famille, agrandir son cercle d'amis, renouveler son entourage, rencontrer de nouvelles personnes…

Exister, échanger et partager au sein du « Nous » nous amène à renouer avec notre part plurielle. C'est alors la possibilité d'expérimenter d'autres manières de vivre dans la communauté du « Nous » : singulier et pluriel s'entrecroisent, s'enrichissent, se querellent, se suppléent et se supplantent, mais, aussi et surtout, cherchent à vivre en alliance[1].

En outre, parvenir à un « Nous » vivant et généreux participe à la sauvegarde des individualités qui le composent et étend le champ de leur liberté grâce à l'accès à de plus amples ressources que celles dont chacun dispose seul.

S'engager dans le Nous

Qu'en est-il de ces ressources que le « Nous » procure ? Ce sont les compétences et qualités de ces autres, qui nous font défaut, et dont nous pouvons alors bénéficier. Cela touche aussi à la richesse de la diversité qui élargit les horizons, les possibilités et les choix. C'est encore la force que nous puisons dans les sentiments de sécurité, de confiance, et dans la dynamique engendrés par le « Nous ».

Voici quelques paroles qui témoignent de ces bénéfices : « C'est une grande liberté de faire route ensemble », « Être à deux, ça donne une

---

1. *Ibid.*

sécurité qui rend libre », « Sans lui, je n'aurais jamais eu une vie si folle et si belle ! », « Sans elle, je n'aurais jamais fait tout ce travail, ni elle sans moi »[1].

La cohabitation et la vitalité des « Je » qui composent le « Nous » prodiguent l'élan et la liberté d'aller au-delà et bien plus loin que là où les ailes de notre liberté individuelle ne peuvent nous porter.

★★★

La découverte, au fil de ces pages, de la « part à soi » a mis en évidence son influence notable, d'une part dans la persistance des dépendances affectives et du mal de vivre qui en émane (par la recherche de bénéfices inconscients et l'action des résistances au changement), et d'autre part dans la transformation de nos maux et l'accès de notre être à des voies plus vivantes et plus vraies.

La psychanalyse représente un mode particulièrement privilégié d'écoute, de sollicitation et d'investissement de cette part intime et singulière. J'ai exposé, au long de cette dernière partie, ce que le cheminement psychanalytique – dans le cadre d'une relation saine, vivante et créative – peut offrir à ceux qui s'y engagent et qui l'expérimentent. L'expérimentation est au cœur du processus psychanalytique : faire l'expérience d'un voyage intérieur et d'une aventure inédite ; sortir des sentiers battus ; éprouver la nouveauté, la différence, la singularité et la créativité.

L'expérience tout à fait singulière de la psychanalyse favorise l'émergence, l'affermissement et l'intériorisation des sentiments de sécurité et de confiance. Elle mène à la découverte de richesses et de ressources

---

1. V. Péronnet, « Je t'aime donc je suis », *Psychologies*, n° 245, octobre 2005.

personnelles inexploitées et aide ainsi à retrouver nos capacités d'inventivité et de créativité, partenaires de notre liberté. Car, en effet, créer ouvre sur une liberté et exercer sa liberté est source de création. Victor Cousin l'exprimait en ces mots : « Nous créons toutes les fois que nous faisons un acte libre. » C'est ainsi accéder à une plus grande liberté d'être, à une plus grande autonomie et à une séparation psychique en devenant un « Je » individué et davantage en lien avec les autres.

Intégrer son individualité, ajuster l'accord entre singularité et pluralité nous déloge du joug *des dépendances affectives* et nous relie à la part humaine et vive de *la dépendance affective*. Dire : « La liberté, pour moi, c'est une réciprocité de dépendance » peut paraître surprenant[1]. Et pourtant, cette affirmation repose sur la reconnaissance d'un lien d'interdépendance entre les personnes.

Nous dépendons les uns des autres pour naître, grandir, prendre notre essor et vivre. Notre dépendance découle de notre réalité humaine. Nous ne sommes ni tout-puissants (en dépit de nos tentatives de faire « comme si ») ni autosuffisants. En contrepartie, c'est l'existence même de notre lien d'interdépendance qui garantit notre droit et notre liberté d'être. Cela peut se formuler ainsi : j'ai besoin de l'autre et l'autre a besoin de moi, je dois donc le préserver comme il le doit envers moi.

Cette réalité profonde, garante de vie et de liberté, s'avère néanmoins régulièrement escamotée, voire niée. Les conflits sanglants dans le monde et la violence assassine du quotidien expriment un mépris profond de cette réalité et voudraient nous faire croire qu'affirmer ou défendre son droit d'exister passe par agresser son voisin. Par ailleurs, le règne ambiant

1. *Ibid.*

de l'individualisme, poussé à son zénith dans les sociétés occidentalisées, participe également à cette terrible méprise.

Toutefois, nous avons d'autres choix que celui de nous soumettre à cette funeste tromperie. Accéder au « Je » permet de nous en distancier par une plus grande liberté de pensée et un ancrage plus juste dans la réalité profonde et vivante de soi, des autres, de notre interdépendance et de la vie.

Conclusion

Cet ouvrage a été l'occasion d'opérer un vaste tour d'horizon sur les dépendances affectives. Nous avons tout d'abord exploré la diversité de leurs visages. Puis, nous sommes remontés aux sources familiales qui concourent à leur édification. La rencontre avec cette part plurielle nous a ensuite menés à redécouvrir et sonder un autre versant, celui de notre part singulière.

Le discernement de ces deux parts a mis en lumière la nécessaire distinction entre les héritages provenant de cette pluralité, dont nous sommes issus, et leurs destinées, relevant du Sujet singulier que nous incarnons.

Quels destins notre « part à soi » décide-t-elle (inconsciemment et consciemment) de leur réserver ? Que faisons-nous des clés détenues quelque part en nous ? Les ignorons-nous ou décidons-nous de nous en saisir ?

Quelle que soit l'option privilégiée, nous opérons en tout état de cause un choix : rester entravés dans les chaînes des dépendances affectives ou nous en affranchir.

Chacun de ces choix a un coût : le tribut de l'assujettissement ou la contribution au changement. Mais, aussi effrayant que ce changement puisse paraître, s'engager vers une ressaisie de soi et une réappropriation de ses richesses intérieures conduit à trouver et vivre sa liberté. Notre voyage au long cours nous a alors conduits à ce rivage plus heureux et paisible où jeter l'ancre.

Notre traversée touche ainsi à sa fin. Mais avant de nous séparer, je propose de faire ensemble quelques pas encore sur cette terre qui se présente à nous : le continent vaste et infini de l'amour.

Bien qu'omniprésents tout au long de cet ouvrage, les sentiments d'amour n'y sont pas directement abordés. Ce demi-silence fait en quelque sorte écho à un appel sans réponse. De fait, où que l'on se tourne, amour et dépendances affectives se cherchent sans parvenir à se trouver. À l'image des paroles de Trenet où « le soleil a rendez-vous avec la lune » : quand l'un « attend », l'autre « n'est pas là ».

L'amour est convoqué, pleuré, jugé ou écarté, mais sans cesse par défaut. Sa place reste vacante, et s'y substitue le « mal d'amour » qui se trouve au cœur et à la source des dépendances affectives.

Dans les relations où gouvernent les liens toxiques et les angoisses massives de dépendance, les méprises dominent en effet. Ainsi se confondent amour et état de manque, amour et envie, amour et séduction, possession ou assouvissement. Bien souvent, ces méprises remontent au temps de l'enfance, et régnaient déjà dans la relation parents-enfant, particulièrement dans les rapports d'accaparement, de parentification, d'emprise ou dans le cadre de fonctionnements incestueux.

Mais alors, qu'est-ce qui définit l'amour et qu'est-ce qu'aimer ?

Au fil des siècles, beaucoup d'encre a décrit, raconté, exalté ou pleuré l'amour. Des auteurs s'y sont penchés pour nous soumettre leurs réflexions. Les religions, particulièrement le christianisme, énoncent l'amour comme loi de vie. Freud lui-même, dans sa réponse à Einstein, propose l'amour comme voie de réflexion dans laquelle s'engager pour traiter « le problème de la prévention de la guerre[1] ». Gide, de son côté, partage cette conviction lorsqu'il déclare que « la sagesse n'est pas dans la raison, mais dans l'amour ». De même, la relation psychanalytique, ancrée dans un rapport d'humanité, repose elle aussi sur un lien d'amour.

Nous percevons combien l'amour se situe au cœur des relations humaines, combien il est sollicité et requis pour transformer et transcender les vicis-situdes humaines, et tout à la fois combien ce vocable recèle une grande polysémie : le sentiment amoureux, l'affection, l'empathie, la gratitude, la miséricorde, la générosité, le dévouement, l'altruisme, la tendresse, la fra-ternité, l'Éros, etc. De même, nous parlons d'amour conjugal, familial, parental (maternel et paternel), filial ou fraternel, sans oublier les liens d'amitié que nous vivons avec nos familles de cœur.

Nous constatons ainsi que l'amour ne se résume pas à une entité unique. Il se compose d'une multitude de variations organisées autour d'un même thème, celui du cœur. En cela, il demeure irréductible, insonda-ble, prospère et vaste. La prodigalité de ses variantes se fait l'écho de son foisonnement fécond : source de vie, de chaleur, de réconfort et d'apai-sement. Il est également infini : donner de l'amour à l'un n'épuise en rien celui que l'on porte à d'autres. Plus notre cœur s'ouvre, davantage et mieux on aime.

L'amour est aussi source vive : il nourrit, réjouit, réchauffe, éclaire, assouplit et pacifie. Ainsi, la profusion de ce qu'il offre le rend indéfinis-sable et insaisissable tout autant que les paradoxes qui le constituent.

---

1. Lettre de Freud à Einstein, « Pourquoi la guerre ? », septembre 1932.

L'amour se révèle à la fois simple et complexe, unique et multiple, fragile et puissant. De même, il est dit « aveugle » et « fou » en même temps qu'il illumine et distille intelligence et sagesse. Ces facultés ne s'alimentent pas en effet à la source de l'intellect ni de la raison, mais à celle du « cœur […] siège de l'intelligence, de la volonté et de l'affectivité. C'est en lui que s'élaborent les pensées, que se prennent les décisions, qu'émergent les sentiments[1] ».

Aussi, aimer ne relève pas de l'explicatif mais, fondamentalement, s'éprouve. Aimer se vit : en donnant et en recevant, en rencontrant et en accueillant, en reconnaissant et en respectant, en échangeant et en partageant. Aimer nous incarne dans notre humanité et nous donne de recevoir en partage l'amour de l'autre et de la vie. C'est nourrir notre être au plus profond, mû par notre besoin d'affection et enrichi par notre capacité à aimer.

La dépendance affective (par opposition aux dépendances affectives) ne se situe donc pas dans un rapport nocif et douloureux à l'autre, mais dans un lien vivant d'interdépendance et d'identification. Elle nous humanise et nous relie les uns aux autres dans notre humaine condition.

Aimer et être aimé(e) impliquent alors de s'aimer soi aussi, non dans un esprit nombriliste ou d'orgueil, mais dans la recherche d'un contact véritable avec la réalité et l'intimité de notre être. La rencontre plus authentique et sincère avec soi, l'émergence d'un parler vrai et d'un positionnement plus juste, et la réconciliation avec ses propres forces et faiblesses, débouchent sur davantage de bienveillance, de paix et de confiance en soi. C'est parvenir non pas à s'aimer plus, mais à mieux s'aimer.

---

1. Paroles de sœur Emmanuelle Billoteau, ermite bénédictine.

S'aimer suppose ainsi d'être en contact avec le bon en soi et de le cultiver. En d'autres mots, cela parle de la capacité de se rapprocher et de se saisir de sa propre humanité, artisan d'un lien d'alliance avec soi et l'autre.

C'est dans cet esprit d'humanité et d'alliance que j'ai entrepris l'écriture de ce livre. Nous voilà arrivés au terme de cet ouvrage, et c'est dans ce même esprit que je vous propose de clore ce long cheminement parcouru ensemble.

Bibliographie

ABRAHAM N. et TOROK M., *L'écorce et le noyau*, Flammarion, Paris, 1987.

ANGELINO I., « Jeu de glaces », *Dialogue*, n° 135, 1997.

ANZIEU D.

Le Moi-peau, Dunod, Paris, 1985.

« L'enveloppe hystérique », in Les *enveloppes psychiques*, Dunod, Paris, 1987.

AUBERTEL F., « La fonction de l'idéologie familiale », *Dialogue*, n° 108, 1990.

AULAGNIER P., *La violence de l'interprétation*, PUF, Paris, 1975.

BALINT M., *Le défaut fondamental*, Payot, Paris, 1991.

BERGER M., « Violence et échec de l'emprise », *Dialogue*, n° 117, 1992.

BLEGER J., *Symbiose et ambiguïté*, PUF, Paris, 1981.

BOSZORMENYI-NAGY I., « La confiance comme base thérapeutique : la méthode contextuelle », *Dialogue*, n° 111, 1991.

BRUSSET B., « L'adolescente anorexique et sa mère », *Dialogue*, n° 99, 1988.

CAILLOT J.-P. et DECHERF G., *Psychanalyse du couple et de la famille*, A.Psy.G. Éditions, Paris, 1989.

CORNEAU G., *Père manquant, fils manqué*, Les Éditions de l'Homme, Québec, 1989.

COUCHARD F.

Emprise et violence maternelles, Dunod, Paris, 1991.
« Destins sacrificiels de la vierge antique et de la fille déshonorée. Fantasmatique féminine sur cette mise à mort », *Dialogue*, n° 116, 1992.

DECHERF G.

« Relation dure, relation molle. Éléments de réflexion sur le couple et le narcissisme », *Dialogue*, n° 122, 1993.
« Un travail d'ermite. Des mythes familiaux à la relation d'objet », *Le divan familial*, n° 4, 2000.

DEFORES M.-C., *La croissance humaine est une lente incarnation : l'image inconsciente du corps peut-elle en rendre compte ?*, Gallimard, Paris, 1999.

DOLTO F.

L'Évangile au risque de la psychanalyse, Seuil, Paris, 1982.
L'image inconsciente du corps, Seuil, Paris, 1984.

DOZE A., *Joseph, l'ombre du Père*, Éditions des Béatitudes, Paris,1989.

EIGUER A. (*et al.*), *La thérapie psychanalytique du couple*, Dunod, Paris, 1984.

EIGUER A., « Le tissu effiloché, ou les complicités perverses du toxicomane et de sa famille », *Dialogue*, n° 99, 1988.

FERENCZI S.

Psychanalyse, Œuvres complètes, volumes I à IV, Payot, Paris, 1982.
Journal clinique, Payot, Paris, 1990.

FERRIÈRES-PESTUREAU S., « L'abandon comme révélation de la passion et de la fragilité narcissique », *Dialogue*, n° 129, 1995.

FRÉJAVILLE A., « Une métaphore polythéiste : la fonction paternelle et ses avatars », *Dialogue*, n° 107, 1990.

FREUD S.

Abrégé de psychanalyse, PUF, Paris, 1951.
Essais de psychanalyse, Payot, Paris, 1951.

Cinq leçons sur la psychanalyse, Payot, Paris, 1966.
Psychopathologie de la vie quotidienne, Payot, Paris, 1967.
La vie sexuelle, PUF, Paris, 1985.
L'inquiétante étrangeté et autres essais, Gallimard, Paris, 1985.
Trois essais sur la théorie de la sexualité, Gallimard, Paris, 1987.
La naissance de la psychanalyse, PUF, Paris, 1996.
L'interprétation du rêve, PUF, Paris, 2002.

GRAVES R., *Les mythes grecs*, Fayard, Paris, 1967.

GREEN A.

Narcissisme de vie, narcissisme de mort, Éditions de Minuit, Paris, 1983.
La folie privée. Psychanalyse des cas-limites, Gallimard, Paris, 1990.

GRANJON E.

« Traces sans mémoire et liens généalogiques dans la constitution du groupe familial », *Dialogue*, n° 98, 1987.
« Alliance et aliénation : ou les avatars de la transmission psychique inter-générationnelle », *Dialogue*, n° 108, 1990.
« Mythopoïèse et souffrance familiale », *Le divan familial*, n° 4, 2000.

HERFRAY C., « États de violence, actes de violence : un rapport subtil », *Dialogue*, n° 117, 1992.

JOUBERT C., « Du sacrifice pour la famille à la famille sacrifiée. Un nouveau mythe, l'individualisme anti-individualité », *Le divan familial*, n° 4, 2000.

JUNG C. G., *L'homme et ses symboles*, Robert Laffont, Paris, 1983.

KAËS R.

L'appareil psychique groupal, Dunod, Paris, 1976.
Le groupe et le sujet du groupe, Dunod, Paris, 1993.

KHAN M., *Le soi caché*, Gallimard, Paris, 1976.

KLEIN M. et RIVIÈRE J., *L'amour et la haine*, Petite bibliothèque Payot, Paris, 2001.

LACAN J., *Écrits*, Le Seuil, Paris, 1966.

LAPLANCHE J. et PONTALIS J.-B., *Vocabulaire de la psychanalyse*, PUF, Paris, 1984.

LEMAIRE J.-G.
Le couple : sa vie, sa mort, Payot, Paris, 1986.
« Du Je au Nous ou du Nous au Je ? Il n'y a pas de sujet tout constitué », *Dialogue*, n° 102, 1988.
« Le petit ami de la mère peut-il faire un père ? », *Dialogue*, n° 107, 1990.

LENAU, *Don Juan*, Aubier, Paris, 1931.

McDOUGALL J., *Plaidoyer pour une certaine anormalité*, Gallimard, Paris, 1978.

MIJOLLA (de) A., *Les visiteurs du Moi*, Les Belles Lettres, Paris, 1986.

MILOSZ O.V. de L., *Don Juan. Drame en six tableaux*, Éditions André Silvaire, 1988.

MOLIÈRE, *Dom Juan*, Petits Classiques Larousse, Paris, 2001.

MOREL D.
« Choix du partenaire et généalogie », *Dialogue*, n° 89, 1985.
« Présence de pères absents », *Dialogue*, n° 107, 1990.

PODGUSZER C. et TOMASELLA S., *Personne n'est parfait ! Accepter ses différences*, Eyrolles, Paris, 2005.

RACAMIER P.-C., « Perversion narcissique dans la famille du psychotique », *Dialogue*, n° 99, 1988.

RAND N., *Quelle psychanalyse pour demain ? Voies ouvertes par Nicolas Abraham et Maria Torok*, Érès, Toulouse, 2001.

RANK O., *Don Juan et le double*, Petite bibliothèque Payot, Paris, 2001.

RÉFABERT P., « Faux témoignages – Le témoignage dans la cure », *Épisto-lettre*, n° 25, 2003.

ROUSTANG F., *La fin de la plainte*, Odile Jacob, Paris, 2001.

SCHNEIDER M.
« Le père interdit », *Dialogue*, n° 104, 1989.
« Le trauma et son impact sur le "creux de la mère" », in *La psychanalyse avec Nicolas Abraham et Maria Torok*, ouvrage collectif sous la direction de J.-C. Rouchy, Érès, Toulouse, 2001.

SOULIÉ M., « Du sacrifice de la pensée à la pensée du sacrifice », *Dialogue*, n° 116, 1992.

TISSERON S.
Tintin et les secrets de famille, Séguier, Paris, 1990.
La honte, psychanalyse d'un lien social, Dunod, Paris, 1992.
Secrets de famille, mode d'emploi, Ramsay, Paris, 1996.
« Les secrets de famille, la honte, leurs images et leurs objets » in *La psychanalyse avec Nicolas Abraham et Maria Torok*, *op. cit.*
« À quoi nous servent nos enfants ? », *Dialogue*, n° 125, 1994.

TOMASELLA S.
Faire la paix avec soi-même, Eyrolles, Paris, 2004.
« De l'image inconsciente du corps à l'image consciente du cœur », *Psychanalyse magazine*, novembre 2003.

TOMASELLA S. et PHO G., *Vivre en relation. S'ouvrir et rencontrer l'autre*, Eyrolles, Paris, 2006.

WINNICOTT (Woods) D.
Processus de maturation chez l'enfant, Payot, Paris, 1970.
L'enfant et sa famille, Payot, Paris, 1971.
Jeu et réalité, l'espace potentiel, Payot, Paris, 1975.
La nature humaine, Gallimard, Paris, 1990.
De la pédiatrie à la psychanalyse, Payot, Paris, 1992.
Le bébé et sa mère, Payot, Paris, 1992.
La crainte de l'effondrement, Gallimard, Paris, 2000.

www.ingramcontent.com/pod-product-compliance
Lightning Source LLC
Chambersburg PA
CBHW061000280326
41935CB00009B/779